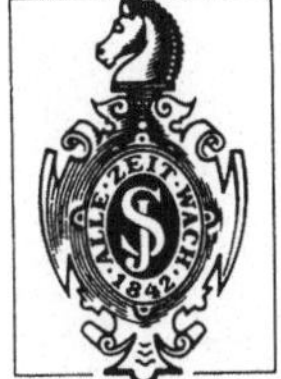

Aktuelle Therapie des Magenkarzinoms

Herausgegeben von
H. Bünte P. Langhans H.-J. Meyer R. Pichlmayr

Mit 84 Abbildungen und 121 Tabellen

Springer-Verlag
Berlin Heidelberg New York Tokyo

Prof. Dr. med. H. Bünte

Prof. Dr. med. P. Langhans

Chirurgische Klinik und Poliklinik der Universität Münster,
Jungeblodtplatz 1, 4400 Münster

Priv.-Doz. Dr. med. H.-J. Meyer

Prof. Dr. med. R. Pichlmayr

Klinik für Abdominal- und Transplantationschirurgie, Zentrum Chirurgie,
Medizinische Hochschule Hannover, Konstanty-Gutschow-Straße 8, 3000 Hannover 61

ISBN-13:978-3-642-70508-3 e-ISBN-13:978-3-642-70507-6
DOI: 10.1007/978-3-642-70507-6

CIP-Kurztitelaufnahme der Deutschen Bibliothek. Aktuelle Therapie des Magenkarzinoms / hrsg. von H. Bünte ... – Berlin ; Heidelberg ; New York ; Tokyo : Springer, 1985.
ISBN-13:978-3-642-70508-3

NE: Bünte, Hermann [Hrsg.]

2127/3140-543210

Vorwort

Die Chirurgie des Magenkarzinoms zielte in der Pionierzeit allein auf eine Beseitigung des Passagehindernisses, und die Operation galt schon als gelungen, wenn der Patient den Eingriff und die frühe postoperative Phase überlebte.
Eine radikale chirurgische Therapie des Magenkarzinoms wurde erst im Verlauf dieses Jahrhunderts durch Einführung subtiler präoperativer diagnostischer Verfahren, Verfeinerungen und Standardisierung chirurgischer Techniken und nicht zuletzt auch durch die Fortschritte von Anästhesie und Intensivmedizin möglich.
In Anbetracht der noch enttäuschenden Überlebensraten muß es heute unser Anliegen sein, in interdisziplinärer Zusammenarbeit auf eine Verbesserung der Langzeitprognose hinzuarbeiten.
Ein erster Schritt in diese Richtung gelang nach Einführung der Fiberendoskopie. Hierdurch wurde es zum einen möglich, die prognostisch günstigen Magenfrühkarzinome zu erkennen, aber auch beim fortgeschrittenen Karzinom eine Strategie chirurgischer Behandlung zu entwickeln.
Bei manifesten Magenkarzinomen konkurrieren augenblicklich zwei Behandlungsprinzipien, nämlich die stadiengerechte Chirurgie und die Gastrektomie als Regeloperation, eventuell ergänzt durch eine systematische Lymphadenektomie.
Damit sind zunächst die chirurgischen Behandlungsmöglichkeiten erschöpft. Eine Überlegenheit des einen oder anderen Konzeptes ist gegenwärtig noch nicht durch gesicherte Resultate belegt.
Möglicherweise kann eine Verbesserung der Prognose durch die adjuvante und palliative Chemotherapie erreicht werden. Therapieergebnisse größerer Kollektive fehlen jedoch auch hier noch. Dennoch darf eine Resignation nicht aufkommen.
Das Anliegen der Herausgeber ist es, mit diesem Buch durch eine Standortbestimmung der Diagnostik und chirurgischen Therapie, sowie Chemotherapie und Prophylaxe des Magenkarzinoms Impulse zu weiterer intensiver Forschung zu geben.

Münster, im April 1985

H. Bünte
P. Langhans
H.-J. Meyer
R. Pichlmayr

Inhaltsverzeichnis

Mitarbeiterverzeichnis

BECK, I., Dr. med.
Chirurgische Klinik der Universität Heidelberg,
Im Neuenheimer Feld 110, 6900 Heidelberg

BÖTTCHER, K., Dr. med.
Chirurgische Klinik und Poliklinik der Universität Münster,
Jungeblodtplatz 1, 4400 Münster

BÜNTE, H., Prof. Dr. med.
Chirurgische Klinik und Poliklinik der Universität Münster,
Jungeblodtplatz 1, 4400 Münster

BUHL, K., Dr. med.
Chirurgische Klinik der Universität Heidelberg, Sektion für Chirurgische Onkologie,
Im Neuenheimer Feld 110, 6900 Heidelberg 1

DAHM, K., Prof. Dr. med.
Chirurgische Abteilung des Krankenhauses Tabea,
Kösterbergstraße 32, 2000 Hamburg 55

DIAS WICKRAMANAYAKE, P., Dr. med.
Medizinische Universitätsklinik Köln-Lindenthal,
Joseph-Stelzmann-Straße 9, 5000 Köln 41

DÖHRING, W., Dr. med.
Abteilung Diagnostische Radiologie, Zentrum Radiologie,
Medizinische Hochschule Hannover,
Konstanty-Gutschow-Straße 8, 3000 Hannover 61

FUCHS, K.-H., Dr. med.
Abteilung Allgemeine Chirurgie, Chirurgische Universitätsklinik Kiel,
Hospitalstraße 40, 2300 Kiel 1

GEERLINGS, H., Dipl.-Math.
Zentrum Biometrie, Medizinische Informatik und Medizintechnik,
Abteilung I: Biometrie, Medizinische Hochschule Hannover,
Konstanty-Gutschow-Straße 8, 3000 Hannover 61

GROTE, R., Dr. med.
Abteilung für Diagnostische Radiologie, Zentrum Radiologie,
Medizinische Hochschule Hannover,
Konstanty-Gutschow-Straße 8, 3000 Hannover 61

GRUNDMANN, E., Prof. Dr. med.
Gerhard-Domagk-Institut für Pathologie der Universität Münster,
Domagkstraße 17, 4400 Münster

HAMELMANN, H., Prof. Dr. med.
Abteilung Allgemeine Chirurgie, Chirurgische Universitätsklinik Kiel,
Hospitalstraße 40, 2300 Kiel 1

HEINICKE, A., Dr. med.
Institut für Medizinische Informatik und Biomathematik der Universität Münster,
Hüfferstraße 75, 4400 Münster

HÖLSCHER, A. H., Dr. med.
Chirurgische Klinik und Poliklinik, Klinikum rechts der Isar,
Technische Universität München, Ismaninger Straße 22, 8000 München 80

HUCHZERMEYER, H., Prof. Dr. med.
Medizinische Klinik, Klinikum Minden, Friedrichstraße 17, 4950 Minden

JUNGINGER, TH., Prof. Dr. med.
Chirurgische Universitätsklinik Köln-Lindenthal,
Joseph-Stelzmann-Straße 9, 5000 Köln 41

KIENINGER, G., Prof. Dr. med.
Chirurgische Klinik, Krankenhaus Bad Cannstatt,
Theodor-Veiel-Straße 90, 7000 Stuttgart 50

KLEIN, H. O., Prof. Dr. med.
Medizinische Universitätsklinik Köln-Lindenthal,
Joseph-Stelzmann-Straße 9, 5000 Köln 41

LANGHANS, P., Prof. Dr. med.
Chirurgische Klinik und Poliklinik der Universität Münster,
Jungeblodtplatz 1, 4400 Münster

MAYER, R., Dr. med.
Chirurgische Klinik, Krankenhaus Bad Cannstatt,
Theodor-Veiel-Straße 90, 7000 Stuttgart 50

MEYER, H.-J., Priv.-Doz. Dr. med.
Klinik für Abdominal- und Transplantationschirurgie, Zentrum Chirurgie,
Medizinische Hochschule Hannover,
Konstanty-Gutschow-Straße 8, 3000 Hannover 61

PICHLMAYR, R., Prof. Dr. med.
Klinik für Abdominal- und Transplantationschirurgie, Zentrum Chirurgie, Medizinische Hochschule Hannover, Konstanty-Gutschow-Straße 8, 3000 Hannover 61

QUENTMEIER, A., Dr. med.
Chirurgische Klinik der Universität Heidelberg, Sektion für Chirurgische Onkologie, Im Neuenheimer Feld 110, 6900 Heidelberg 1

RAAB, M., Dr. med.
Chirurgische Universitätsklinik Köln-Lindenthal, Joseph-Stelzmann-Straße 9, 5000 Köln 41

RAGUSE, T., Prof. Dr. med.
Abteilung Chirurgie, Medizinische Fakultät der RWTH Aachen, Pauwelsstraße 5100 Aachen

RIESENER, K., Dr. med.
Abteilung Chirurgie, Medizinische Fakultät der RWTH Aachen, Pauwelsstraße, 5100 Aachen

RÖSCH, W., Prof. Dr. med.
Medizinische Klinik am Krankenhaus Nordwest der Stiftung Hospital zum Heiligen Geist, Steinbacher Hohl 2–26, 6000 Frankfurt/Main 90

SASSE, W., Prof. Dr. med.
Abteilung für Chirurgische Onkologie, Chirurgische Klinik und Poliklinik der Universität Münster, Jungeblodtplatz 1, 4400 Münster

SCHLAG, P., Prof. Dr. med.
Chirurgische Klinik der Universität Heidelberg, Sektion für Chirurgische Onkologie, Im Neuenheimer Feld 110, 6900 Heidelberg 1

SCHLAKE, W., Prof. Dr. med.
Pathologisches und Gewebepathologisches Institut Gelsenkirchen, Zeppelinallee 4–6, 4650 Gelsenkirchen

SCHMIEDT, W., Dr. med.
Klinik für Abdominal- und Transplantationschirurgie, Zentrum Chirurgie, Medizinische Hochschule Hannover, Konstanty-Gutschow-Straße 9, 3000 Hannover 61

SCHREIBER, H. W., Prof. Dr. med.
Chirurgische Klinik und Poliklinik, Abteilung für Allgemeinchirurgie, Universitäts-Krankenhaus Eppendorf, Martinistraße 52, 2000 Hamburg 20

SCHUMPELICK, V., Prof. Dr. med.
Chirurgische Klinik und Poliklinik, Abteilung für Allgemeinchirurgie, Universitäts-Krankenhaus Eppendorf, Martinistraße 52, 2000 Hamburg 20

SCHWAMBERGER, K., Prof. Dr. med.
II. Universitätsklinik für Chirurgie, Anichstraße 35, A-6020 Innsbruck

SEUFERT, R. M., Priv.-Doz. Dr. med.
Abteilung für Allgemein- und Abdominalchirurgie, Zentrum der Chirurgie, Universitätsklinik Frankfurt, Theodor-Stern-Kai 7, 6000 Frankfurt/Main 70

SIEWERT, J. R., Prof. Dr. med.
Chirurgische Klinik und Poliklinik, Klinikum rechts der Isar, Technische Universität München, Ismaninger Straße 22, 8000 München 80

SIMON, D.
Abteilung Chirurgie, Medizinische Fakultät der RWTH Aachen, Pauwelsstraße, 5100 Aachen

STENDER, H.-ST., Prof. Dr. med.
Abteilung für Diagnostische Radiologie, Zentrum Radiologie, Medizinische Hochschule Hannover, Konstanty-Gutschow-Straße 8, 3000 Hannover 61

STOLTE, M., Prof. Dr. med.
Pathologisches Institut, Städt. Krankenanstalten Bayreuth, Kulmbacher Straße 23, 8580 Bayreuth

STRÖBELE-MÜLLER, R., Dr. med.
Abteilung Chirurgie, Medizinische Fakultät der RWTH Aachen, Pauwelsstraße, 5100 Aachen

STÜTZER, H., Dipl.-Math.
Institut für Medizinische Dokumentation und Statistik (Lindenburg), Universität Köln, Joseph-Stelzmann-Straße 9, 5000 Köln 41

THIEDE, A., Prof. Dr. med.
Abteilung für Allgemeine Chirurgie, Chirurgische Universitätsklinik Kiel, Hospitalstraße 40, 2300 Kiel 1

ULRICH, B., Prof. Dr. med.
Chirurgische Klinik A, Medizinische Einrichtungen der Universität Düsseldorf, Moorenstraße 5, 4000 Düsseldorf

WALGENBACH, S., Dr. med.
Chirurgische Universitätsklinik Köln-Lindenthal, Joseph-Stelzmann-Straße 9, 5000 Köln 41

WENISCH, H. J. C., Dr. med.
Universitätsklinik Frankfurt, Zentrum der Chirurgie, Abteilung für Allgemein- und Abdominalchirurgie, Theodor-Stern-Kai 7, 6000 Frankfurt/Main 70

WINTER, H. H.
Chirurgische Universitätsklinik Köln-Lindenthal,
Joseph-Stelzmann-Straße 9, 5000 Köln 41

WINTER, J., Dr. med.
Chirurgische Klinik A, Medizinische Einrichtungen der Universität Düsseldorf,
Moorenstraße 5, 4000 Düsseldorf 1

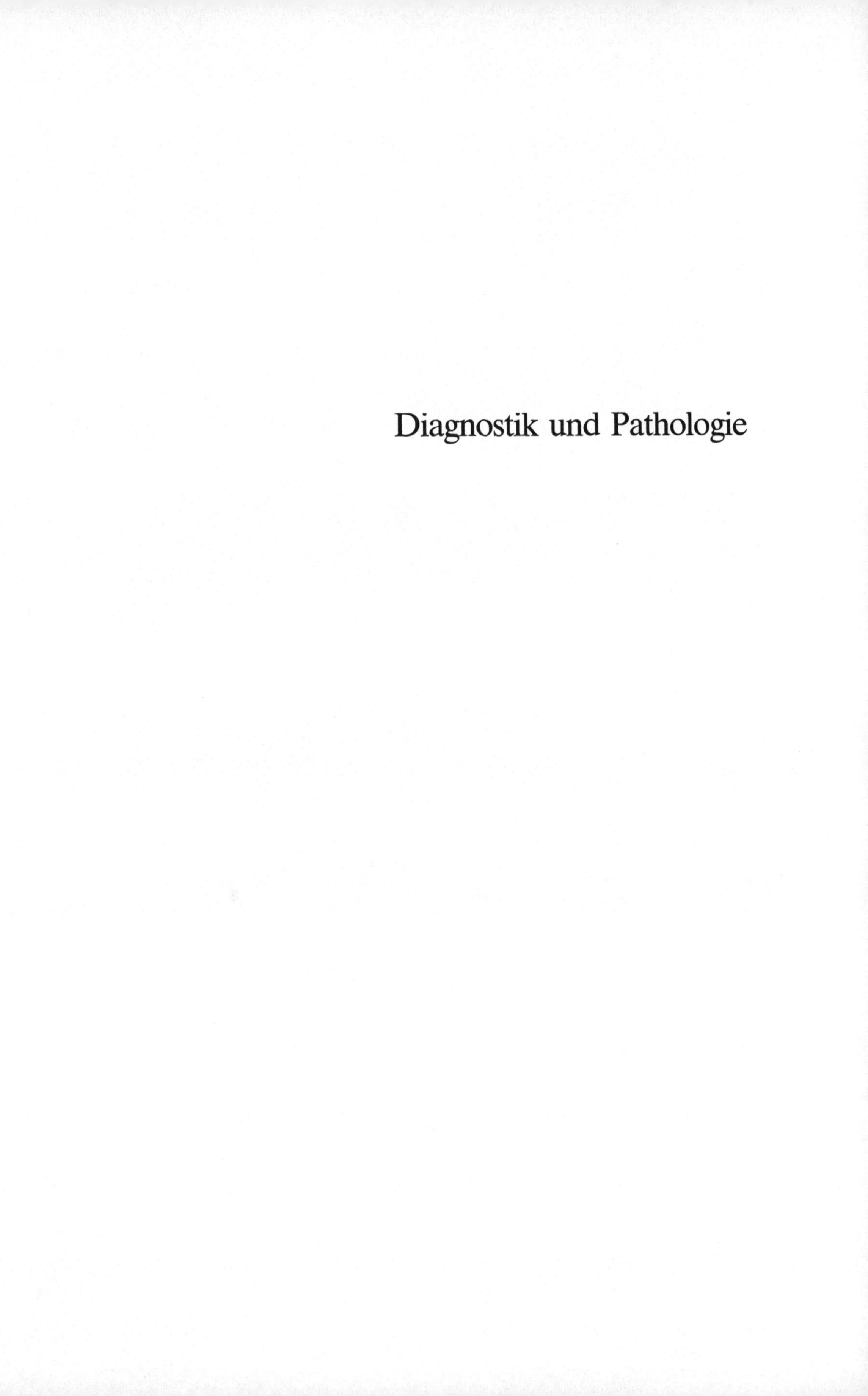

Diagnostik und Pathologie

Radiologische Diagnostik des Magenkarzinoms

W. DÖHRING, R. GROTE, H.-ST. STENDER

In der radiologischen Diagnostik des Magenkarzinoms wird heutzutage neben konventionellen Röntgenverfahren ergänzend die Computertomographie eingesetzt [1–10].

Mit Hilfe der konventionellen Kontrastmitteluntersuchung läßt sich das Magenkarzinom bereits im Frühstadium darstellen [11, 12, 13, 14]. Das Ziel dieser Untersuchung ist die frühzeitige Erkennung dezenter Oberflächenveränderungen und ihrer Begrenzung zur Umgebung. Flache Erhabenheiten und Einsenkungen sollen mit den umgebenden Schleimhautstrukturen abgebildet werden. Wichtig ist die Erfassung der Randzone des Tumors, besonders seines Übergreifens von der Kardia auf den Ösophagus sowie vom Pylorus auf das Duodenum. Die Wandbeweglichkeit und ihr Verhalten im Ablauf der Peristaltik ermöglichen die Erkennung infiltrierender Tumoren mit nur gering veränderter Oberfläche und geben Hinweise auf die Tiefenausbreitung.

Die Computertomographie vermag ebenfalls Veränderungen der Magenwand darzustellen; sie ermöglicht darüber hinaus, einen Durchbruch der Serosa, eine kontinuierliche Tumorausbreitung in benachbarte Organe, regionale Metastasen und Fernmetastasen zu erkennen.

Die konventionelle Röntgenuntersuchung des Magens

Die Kontrastmitteluntersuchung mit Bariumsulfat erfordert eine integrierte Untersuchungstechnik mit Darstellung der Schleimhautoberfläche im Doppelkontrast und mit gezielter Kompression. Das Kontrastmittel soll eine hohe Dichte und gute Benetzungsfähigkeit besitzen. Alle Magenabschnitte müssen gut entfaltet sein und einen ausreichend dichten und gleichmäßigen Kontrastmittelbeschlag zeigen. Ihre Darstellung erfolgt in mehreren Projektionen. Radiographische Details ab 1 bis 2 mm Größe sollen erkennbar sein. Wichtig ist die Abbildung feiner Einsenkungen und Erhabenheiten an der Oberfläche, die vor allem im Doppelkontrast und bei Hypotonie gut zu erfassen sind. Die Darstellung der Areae gastricae ist ein gutes Qualitätskriterium (Abb. 1). Zur Beurteilung der Elastizität einzelner Wandabschnitte kann die Beobachtung und stufenweise Dokumentation des Bewegungsablaufes der Peristaltik zusätzlich wichtig sein (Abb. 2). Während die induzierte Hypotonie (Glucagon, Buscopan) eine bessere Beurteilung der Schleimhautoberfläche ermöglicht, gibt die Beobachtung der Magenperistaltik ergänzende Hinweise

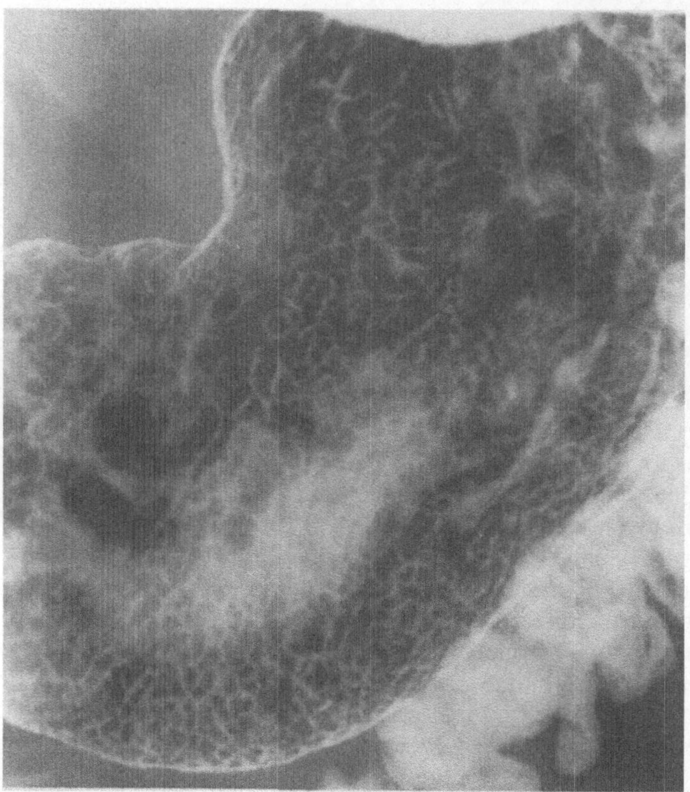

Abb. 1. Darstellung der Areae gastricae. Im proximalen Antrum zwei flache ineinander übergehende Erhabenheiten bei Frühkarzinom Typ IIa

auf die Tiefenausdehnung eines Wandprozesses. Zur scharfen Abbildung der Feinstrukturen sind kurze Expositionszeiten (weniger als 60 ms) notwendig. Diese werden heute durch leistungsfähige Generatoren, hohe Spannungen (über 100 kV) und hochverstärkende Film-Foliensysteme (relative Empfindlichkeit 200 bis 400) erreicht.

Die verschiedenen Formen des Frühkarzinoms zeigen im Doppelkontrastbild kleine polyploide Veränderungen, flache Erhabenheiten, oberflächliche Einsenkungen mit unregelmäßigen Faltenabbrüchen, deutliche Nischen mit teils aufgeworfenen Rändern oder Faltendeformierungen (Abb. 3). Da eine Dignitätsbeurteilung aufgrund der radiographischen Phänomene nicht verbindlich möglich ist, muß bei jeder noch so kleinen Veränderung eine endoskopisch-bioptische Klärung herbeigeführt werden.

Karzinome, deren Oberflächendurchmesser mehr als 2 bis 3 mm betragen, sind mit Struktur- und Wandverhalten gut darzustellen. Bei Tumoren, die sich in das Lumen hinein entwickelt haben, sind die Grenzen der Oberflächenausbreitung an der veränderten Innenstruktur im Doppelkontrastbild nachzuweisen (Abb. 4). Bei oberflächlich erscheinenden Veränderungen weist eine Starre während des Peristaltikablaufes auf einen tiefer reichenden Wandprozeß hin.

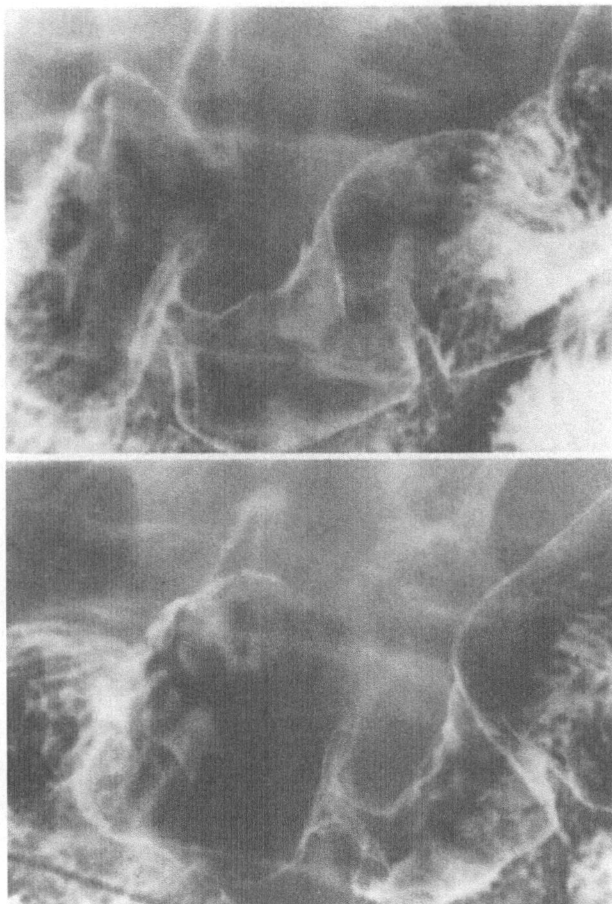

Abb. 2. Starrer Wandabschnitt im Praepylorus mit unregelmäßiger Kontur. Zwei Phasen im Ablauf der Peristaltik zur Darstellung der Wandstarre. Infiltrierendes Magenkarzinom

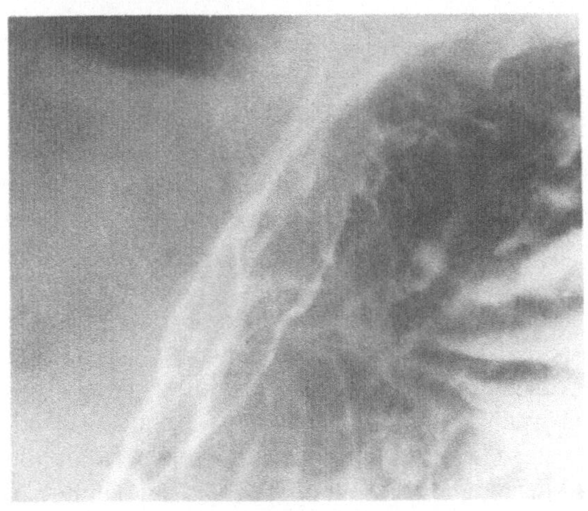

Abb. 3. Hochsitzend an der kleinen Magenkurvatur flache unregelmäßige Einsenkung mit abbrechenden Falten und kleiner warzenförmiger Erhabenheit. Frühkarzinom IIc + IIa

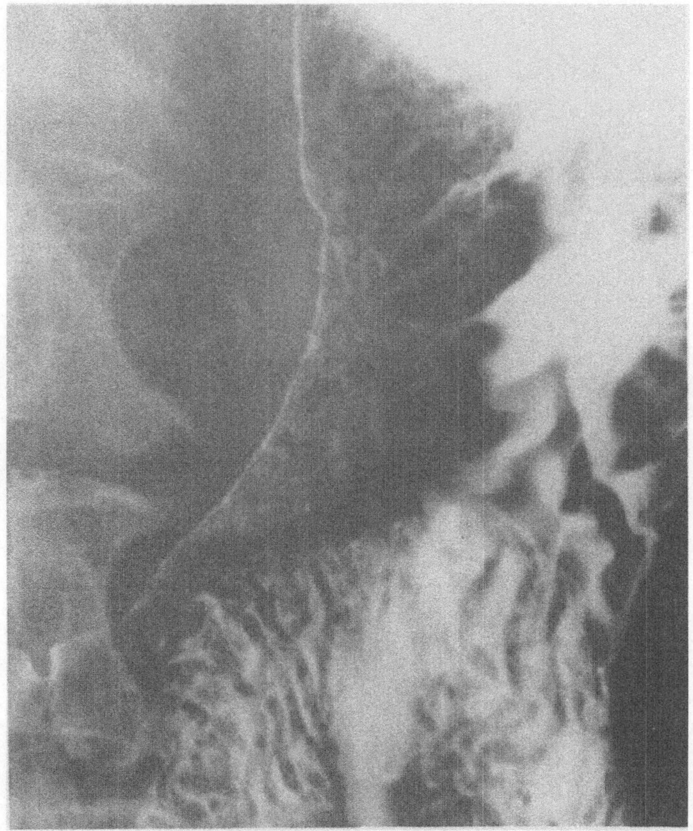

Abb. 4. Unregelmäßige Begrenzung der mittleren Abschnitte der kleinen Kurvatur, bohnengroße Erhabenheit, Faltendeformierung mit Zuspitzungen und Abbrüchen am Rand der Veränderung. Karzinom mit Magenwandinfiltration

Die Computertomographie des Magens

Die beurteilbare Darstellung der Magenwand und ihrer direkten Umgebung erfordert eine stärkere Auffüllung des Magenlumens mit einer Kontrastmittellösung. Wandverdickungen sind unter diesen Bedingungen besser zu beurteilen. Außerdem soll die Peristaltik zur Erzielung möglichst artefaktfreier Bilder weitgehend ausgeschaltet werden. Die Patienten nehmen vier Stunden vor der Untersuchung keine Nahrung mehr zu sich. Nach i. v. Injektion eines hypotonisierenden Medikamentes (Buscopan, Glucagon) erhält der Patient 800 ml einer 0,5%igen wäßrigen Hydroxyaethyl-Methylzellulose-Lösung zu trinken, die pro 200 ml 5 ml Gastrografin enthält. Ein nierengängiges Kontrastmittel wird intravenös verabreicht, wenn Gefäße von Lymphknoten unterschieden werden sollen oder Leberparenchymveränderungen es erfordern. Das Untersuchungsgebiet reicht von den Zwerchfellkuppen bis über den Magen und den unteren Leberrand hinaus. Zur übersichtlichen Darstellung der

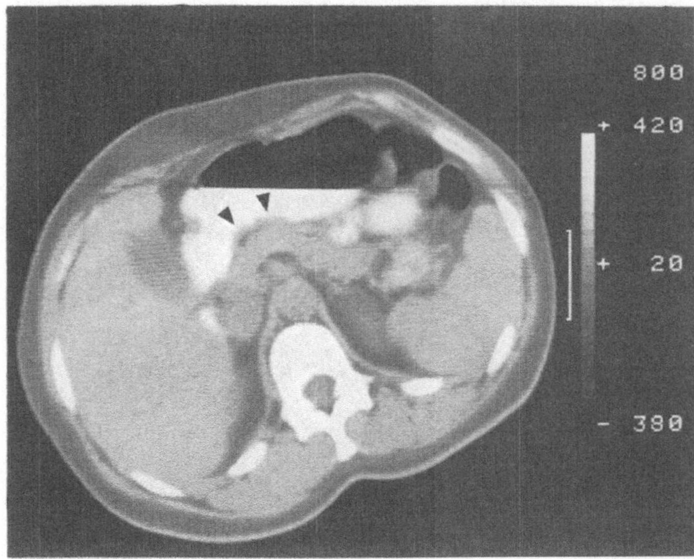

Abb. 5. Frühkarzinom (▶) an der Hinterwand des Antrums pT1/N0/M0

Wandpartien der einzelnen Magenabschnitte sollen unterschiedliche Körperlagen eingenommen werden. Karzinome im Bereich der Kardia, des Fundus und des kranialen Korpus bilden sich in Rückenlage gut ab. Die untere Korpushälfte und das Antrum sind in Rechtsseitenlage besser zu beurteilen. Die rechtsseitige Schräglage kann bei der Darstellung von Tumoren der Hinterwand (Abb. 5) und der kleinen Kurvatur von Vorteil sein.

Die voll entfaltete Magenwand tritt normalerweise nur als schmaler Streifen in Erscheinung, der insbesondere kardianah und im Antrum etwas kräftiger erscheinen kann. Unter pathologischen Bedingungen nimmt die Wandstärke meist ungleichmäßig zu, wobei Karzinome im Stadium pT 2 bis 4 eindeutig zu erkennen sind (Abb. 6). Im Stadium pT 1 ist der computertomographische Tumornachweis unsicher. Große Ulzerationen heben sich als Defekte ab.

Differentialdiagnostisch ist bei der computertomographischen Darstellung der Magenwand zu beachten, daß auch eine unvollständige Entfaltung des Magens, umschriebene Gastritiden und Faltenschwellungen Wandverdickungen hervorrufen können, die einem infiltrierenden und polypösen Tumorwachstum gleichen, und daß chronische Ulzerationen von ulzerierenden Tumoren oftmals nicht zu unterscheiden sind.

Mit Fortschreiten des Karzinoms treten in den Tumorstadien pT 3 und 4 unregelmäßige Außenkonturen und streifige Ausläufer der verdickten Magenwand auf. Die kontinuierliche Ausbreitung des Tumors in benachbarte Organstrukturen (Ösophagus, Duodenum, Pankreas, Quercolon, Zwerchfell, Leber, Milz) läßt sich computertomographisch erfassen (Abb. 7). Eine Fettschicht zwischen Magen und anliegenden Organen erleichtert die Abgrenzung.

Eine Vermehrung und Vergrößerung der regionalen Lymphknoten (Abb. 8) entlang der großen Oberbauchgefäße und dabei insbesondere in der Umgebung des Truncus

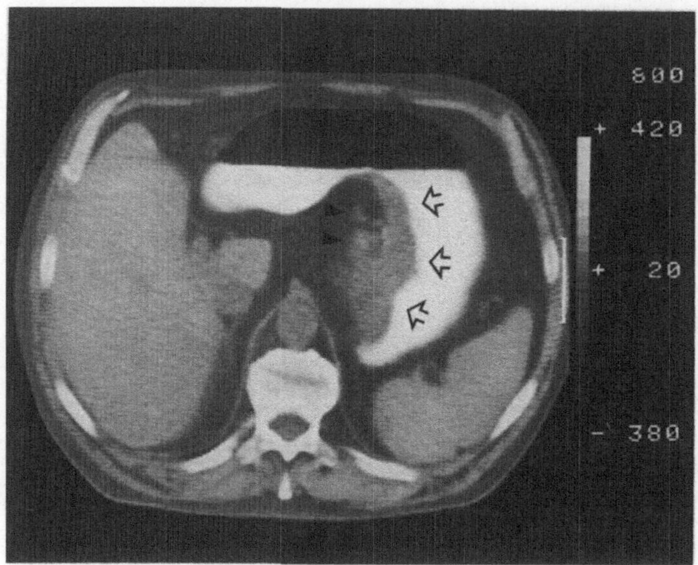

Abb. 6. Schleimbildendes Adenokarzinom an der kleinen Kurvatur (⇩) mit Lymphknoten in der Umgebung (▶) pT3/N2/M0

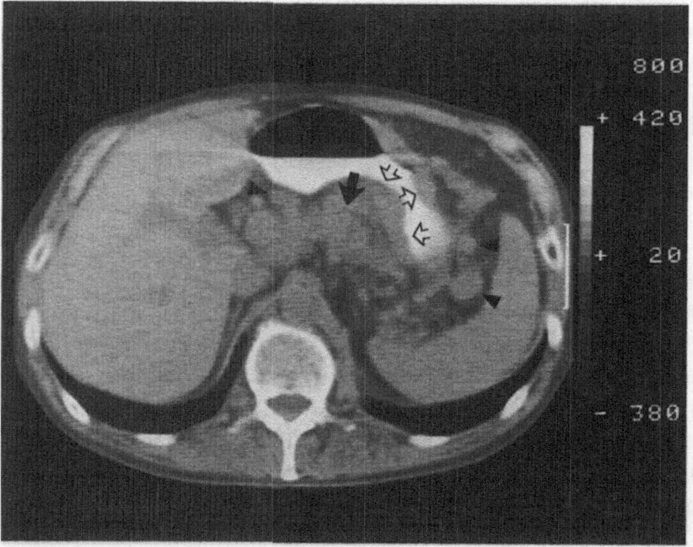

Abb. 7. Gering differenziertes ausgedehntes Adenokarzinom des Magens (⇩) mit Infiltration in das Pankreas (⬇) und zahlreichen Lymphknoten (▶) an der großen und kleinen Kurvatur und im Retroperitonealraum pT4/N3/M0

coeliacus, an den Zwerchfellschenkeln, im großen Netz, in der Mesenterialwurzel, im Milzhilus, im Leberhilus, peripankreatisch, paraaortal und im Mediastinum ließ sich computertomographisch nachweisen und operativ in einem hohen Prozentsatz bestätigen (Tabelle 1). Die Wahrscheinlichkeit, daß es sich bei vergrößert darge-

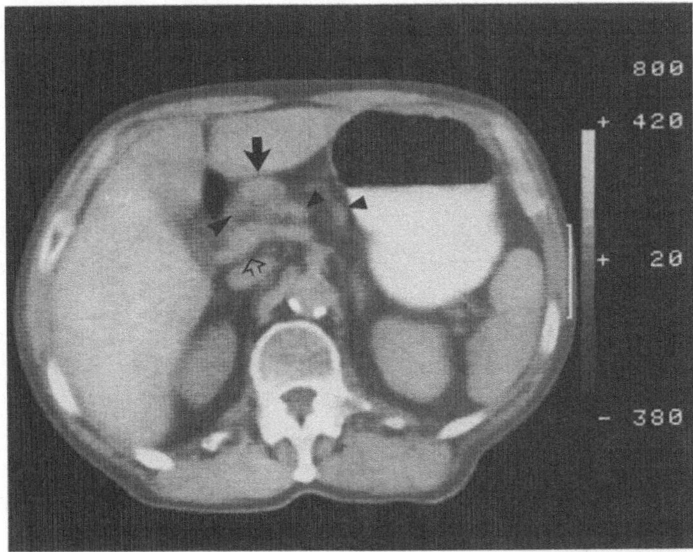

Abb. 8b

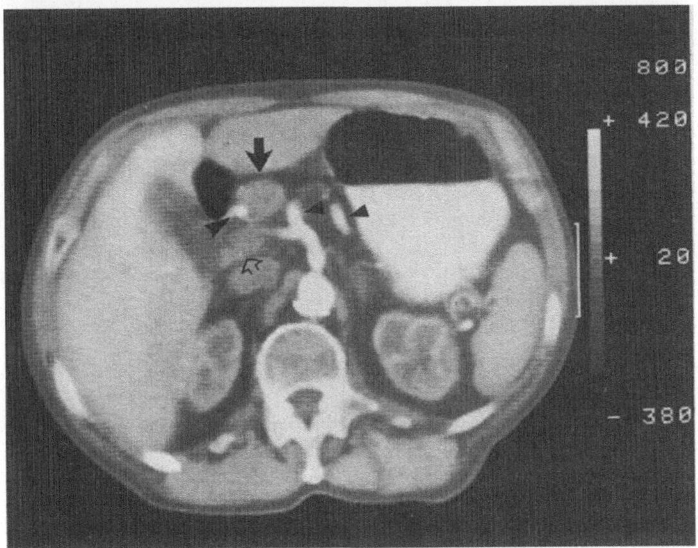

Abb. 8a

Abb. 8. Nativscan **a** und Kontrastscan **b** nach i. v. Bolusinjektion eines urographischen Kontrastmittels in Höhe des Truncus coeliacus bei einem gering differenzierten Adenokarzinom (nicht mit abgebildet) pT3/N3/M0. Lymphknoten im Lig. hepatoduodenale (⬇); A. hepatica (►), A. lienalis (►) und V. portae (⇩). Differenzierung Lymphknoten und Gefäße durch Kontrastscan

stellten Lymphknoten um Metastasen handelt, nimmt zu, wenn ihre Größe 1 cm überschreitet. Fernmetastasen sind computertomographisch insbesondere in der Leber, in den Lungen und im Peritoneum, aber auch im Skelett, in den Nieren, in den Nebennieren und in den Ovarien festzustellen. Das Ausmaß der Peritonealkarzinose wird in der Computertomographie häufig unterschätzt.

Tabelle 1. Gegenüberstellung der Lymphknotenstadien bei Karzinompatienten auf der Grundlage des Operationsbefundes (OP) und des Computer-Tomogramms (CT) (n = 39)

OP					
N3	–	–	1	10	
N2	–	1	11	–	
N1	2	2	1	–	
N0	8	2	1	–	
	N0	N1	N2	N3	CT

Eine sorgfältig durchgeführte Computertomographie vermag wesentlich zur zuverlässigen Stadieneinteilung des Magenkarzinoms beizutragen und somit auch die Therapieplanung entscheidend mitzubestimmen; dabei kann sie insbesondere für die Beurteilung der Operabilität und für Therapiekontrollen von großem Wert sein.

Literatur

1. Balfe DM, Koehler RE, Karstaedt N, Stanley RJ, Sagel SS (1981) Computed tomography of gastric neoplasms. Radiology 140:431–436
2. Freeny PC, Marks WM (1982) Adenocarcinoma of the gastroesophageal junction: Barium and CT-examination. AJR 138:1077–1084
3. Grote R, Döhring W, Meyer HJ, Schmied W, Löhlein D (1984) Computertomographie bei malignen Tumoren des Magens. RöFo 141 (im Druck)
4. Komaki S (1982) Normal and benign gastric wall thickening demonstrated by computed tomography. J Comp Assist Tomogr 6:1103–1107
5. Komaki S, Toyoshima S (1983) CT's capability in detecting advanced gastric cancer. Gastrointest Radiol 8:307–313
6. Lackner K, Weiand G, Köster O, Engel K (1981) Computertomographie bei Tumoren des Ösophagus und Magens. Fortschr Röntgenstr 134:364–370
7. Li DKB, Burhenne HJ (1983) Computed tomography of the stomach and duodenum: A review. Am J Gastroent. 78:36–41
8. Marks WM, Callen PW, Moss AA (1981) Gastroesophageal region: Source of confusion on CT. AJR 136:359–362
9. Moss AA, Schnyder P, Marks W, Margulis AR (1981) Gastric adenocarcinoma: A comparison of the accuracy and economics of staging by computed tomography and surgery. Gastroenterology 80:45–50
10. Moss AA (1982) Computed tomography in the staging of gastrointestinal carcinoma. Radiol Clin North Am 20:761–780
11. Shirakabe H (1972) Double contrast studies of the stomach. Georg Thieme Verlag Stuttgart
12. Stender HSt, Seifert E, Luska G, Wagner HH (1976) Aussagewert röntgenologischer und endoskopischer Untersuchungen beim Magenkarzinom. Fortschr Röntgenstr 124:330–335
13. Stender HSt, Seifert E (1977) Vergleich röntgenologischer und endoskopischer Untersuchungen beim Magenfrühkarzinom. Röntgenbl 30:332–337
14. Treichel J (1982) Doppelkontrastuntersuchungen des Magens. Georg Thieme Verlag Stuttgart

Endoskopische Diagnostik des Magenkarzinoms und seiner Risikoerkrankungen

W. Rösch

Auch wenn heute der Endoskopie als primärdiagnostischer Maßnahme bei Oberbauchbeschwerden das Wort geredet wird und auf das Röntgenverfahren vielerorts ganz, z. T. sogar prinzipiell verzichtet wird, so muß bereits einleitend betont werden, daß bei der Diagnostik des Magenkarzinoms und insbesondere bei der präoperativen Bestimmung der Tumorausdehnung auf eine Röntgenuntersuchung des Magens nicht verzichtet werden kann. Vor allem beim szirrhösen Magenkarzinom kann die histologische Sicherung, von der Diagnosestellung einmal abgesehen, auch für den erfahrenen Untersucher Schwierigkeiten bereiten.

Aufgabe der Endoskopie ist zunächst einmal die bioptische Verifizierung eines radiologisch, klinisch oder endoskopisch erhobenen Tumorverdachts. Da das operative Prozedere heute weitgehend von der Differenzierung des Tumors entsprechend der Laurèn-Klassifikation abhängt, kommt der Gastroskopie eine wesentliche Rolle für die weitere Prognose des Patienten zu, da das diffuse Karzinom nach einhelliger Meinung der Experten radikaler (Gastrektomie) therapiert werden muß als das Intestinalzellkarzinom. Wie wenig verläßlich dabei der makroskopische Aspekt ist, zeigt die Tabelle 1; ein Tumorverdacht sollte erst dann die Indikation für ein operatives Vorgehen darstellen, wenn dieser auch durch mehrfache, negative Biopsien anläßlich von Verlaufsbeobachtungen immer noch aufrecht erhalten werden muß.

Die Palette der differentialdiagnostischen Möglichkeiten bei radiologisch erhobenem Tumorverdacht reicht dabei vom Phytobezoar bis zum malignen Non-Hodgkin-Lymphom; über die Zangenbiopsie hinausgehende Maßnahmen zur Sicherung der Diagnose sind allenfalls bei polypoiden Veränderungen durch Schlingenbiopsie oder Ektomie erforderlich.

Tabelle 1. Makroskopischer Aspekt und histologischer Befund

1. Makroskopischer Aspekt maligne	(n = 210)
Malignität bestätigt	183 (87,2%)
benigne Läsion	27 (12,8%)
2. Suspekte Läsion	(n = 143)
Karzinom	53 (37%)
benigne Läsion	90 (63%)
3. Makroskopisch benigne Läsion	(n = 496)
benignes Ulkus	471 (95%)
Karzinom	25 (5%)

Eine zweite Aufgabe der Endoskopie ist eine Abschätzung der Tumorausdehnung. Dies ist jedoch nur beschränkt und in erster Linie beim Intestinalzellkrebs möglich, dessen Tumorgrenzen einigermaßen verläßlich zu bestimmen sind [5]. Von japanischen Autoren ist wiederholt auf die enge Korrelation zwischen horizontaler und vertikaler Ausdehnung des Magenkarzinoms im Stadium des „early cancer" hingewiesen worden, doch würden wir davor warnen, sich insbesondere beim Siegelringkrebs mit der fast immer nachweisbaren diskontinuierlichen Tumorausbreitung auf endoskopische Angaben über die Tumorausdehnung zu verlassen. Auch die Behauptung von Gonvers et al. [1], daß bei einem Durchmesser eines Karzinoms von unter 2 cm Durchmesser praktisch immer Operabilität gegeben ist, bedarf einer kritischen Überprüfung.

Bei dem geringen Durchmesser vieler Magenfrühkarzinome, insbesondere dem „minute early cancer" der Japaner mit einem Durchmesser unter 5 mm [4], die z. T. nur durch spezielle Intravitalfärbungen oder durch dyescattering in ihrer gesamten Ausdehnung erkannt werden können [9], ist der Chirurg auf eine exakte Lokalisationsangabe durch den Endoskopiker angewiesen, da sich viele dieser Tumoren radiologisch nicht darstellen lassen. Eine Tuschemarkierung des Tumorrands kann dabei die Arbeit des Operateurs erleichtern (Abb. 1).

Von Kobayashi und Watanabe [3] wurden Kriterien angegeben, die beim kardianahen Magenkarzinom ein Übergreifen des Tumorgeschehens auf den Ösophagus wahrscheinlich machen sollen. Auch hier ist unseres Erachtens die Endoskopie überfordert, zeigen uns doch Verlaufskontrollen magenoperierter Patienten nicht selten Tumorrezidive im Anastomosenbereich, obwohl die histologische Untersuchung der Abtragungsränder tumorfreie Schleimhäute ergeben hat.

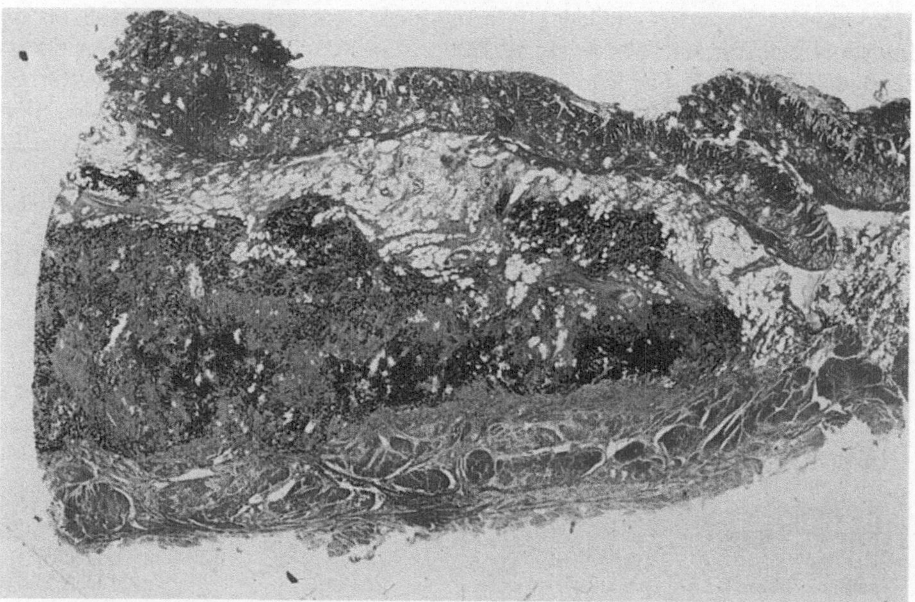

Abb. 1. Nachweis der Tuschemarkierung eines Frühkarzinoms im histologischen Präparat nach endoskopischer Abtragung eines Magenfrühkarzinoms im Rahmen der diagnostischen Polypektomie

Eine dritte wichtige Aufgabe ist somit die postoperative Überwachung teilresezierter oder gastrektomierter Patienten, auch wenn betont werden muß, daß endoskopisch nur eine Mukosadiagnostik möglich ist und daß ein Lokalrezidiv mit vorwiegend extragastrischer Manifestation unerkannt bleiben kann. Von Groitl et al. [2] wurde eine sehr umfangreiche Studie an über 200 operierten Patienten vorgelegt, wobei durch Routinebiopsien aus dem Anastomosenbereich in regelmäßigen Intervallen in über 10% Karzinomrezidive gefunden werden konnten, die in keinem Fall radiologisch erfaßt worden waren. Leider ist nur ein kleiner Teil der so erfaßten Lokalrezidive einer operativen (kurativen) Behandlung noch zugänglich. Seitdem jedoch an der Erlanger Chirurgischen Universitätsklinik prinzipiell beim diffusen Karzinom gastrektomiert wird, ist die Zahl der Lokalrezidive drastisch zurückgegangen, während wir an unserer Klinik in den letzten 18 Monaten doch noch 14 Lokalrezidive endoskopisch erfassen konnten.

Die vierte Aufgabe der Endoskopie im Rahmen der Magenkarzinomdiagnostik ist die Überwachung sogenannter Risikogruppen, auch wenn diese nicht sehr präzise definiert sind und z. T., wie z. B. der operierte Magen, hinsichtlich ihrer Zugehörigkeit zu den präkanzerösen Konditionen in Frage gestellt werden [7]. Unterzieht man zudem eine Kosten-Nutzen-Analyse einer kritischen Betrachtung, so wird leicht ersichtlich, daß ein allzu breit angelegtes Screening wenig Karzinomfälle zutage zu fördern vermag. Perniziosa, M. Ménétrier und Acanthosis nigricans sind so selten, daß hier ein umfangreiches Zahlenmaterial nicht vorgelegt werden kann. Auf der anderen Seite sind Risikokonditionen wie der polypentragende Magen durch neuere Langzeitergebnisse, wie sie von Seifert et al. [8] gesammelt werden konnten, wieder in den Hintergrund getreten, nachdem kein erhöhtes Krebsrisiko gefunden werden konnte.

Man wird sicher einen Patienten, der zu den sogenannten Risikogruppen für ein Magenkarzinom gerechnet werden muß, einer endoskopischen Untersuchung unterziehen, auch wenn er keinerlei abdominelle Symptome aufweist; die Probleme ergeben sich bei der Nachsorge, die möglichst weitmaschig gewählt werden muß, um ein Abspringen des Patienten nach mehreren negativen Untersuchungen zu verhindern. Der theoretischen Chance, durch Verlaufsbeobachtungen eine Präkanzerose oder ein Magenfrühkarzinom zu entdecken, läuft die menschliche Natur zuwider, die sich mit mehreren negativen Ergebnissen beruhigen läßt.

Die fünfte Aufgabe der Endoskopie schließlich umfaßt die echten Präkanzerosen, das Adenom und die „borderline lesion" oder schwere Atypie als mehr oder weniger obligate Vorstufen des Magenkrebses, wo der Übergang in ein infiltrierendes Wachstum vorprogrammiert ist und in den nächsten Monaten oder Jahren zu erwarten ist. Nicht immer ist es dabei möglich, durch lokale endoskopische oder chirurgische Maßnahmen [6] eine Sanierung zu erreichen. Multizentrisches Wachstum und die offensichtliche Tendenz der Mukosa, an anderer Stelle ähnliche Veränderungen zu entwickeln, machen ein engmaschiges Überwachungsprogramm erforderlich, wenn man sich nicht zu einem resezierenden Eingriff bei den häufig recht alten Patienten entschließen kann.

Ein besonderes Problem stellt dabei der suspekte oder zytologisch eindeutige Befund in Biopsien aus makroskopisch unauffälliger Schleimhaut dar, wie dies z. B. im operierten Magen nicht selten beobachtet wird. Hier muß das Risiko abgewogen werden, das z. B. in einer abwartenden Haltung liegt, bis endoskopisch eindeutige erkennbare Veränderungen auftauchen, vorausgesetzt, der histologische Befund ist reproduzierbar.

Man wird heute, nicht zuletzt unter dem Aspekt der Früherkennung des Magenkarzinoms, bei einem Patienten mit länger als 2 oder 3 Wochen bestehender Magensymptomatik zu einer endoskopischen Untersuchung raten, hat sich doch gezeigt, daß dieses Verfahren, einen erfahrenen Untersucher vorausgesetzt, hinsichtlich der diagnostischen Aussagekraft von keiner anderen Methode übertroffen wird. Auf die Bedeutung der Differenzierung des Ulcus ventriculi vom exulzerierten Karzinom kann abschließend nur noch einmal hingewiesen werden. In einer unlängst publizierten Studie von Trump et al. [10] erwiesen sich 25 (7,6%) von 329 endoskopisch als benigne eingestuften Magengeschwüren als Karzinome. 24% aller malignen Ulzera waren Frühkarzinome, was die alte Forderung unterstreicht, nach einem Standardschema routinemäßig bei allen Geschwüren zu biopsieren, und die alte Hypothese unterstützt, daß die konsequente Biopsie aller Magengeschwüre das billigste Verfahren zur Diagnose des Magenfrühkrebses darstellt.

Die Diagnose des Magenkarzinoms ist durch die endoskopische Biopsie auf eine sichere morphologische Grundlage gestellt worden; der Differenzierung zwischen diffusem Karzinom und dem Intestinalzellkrebs kommt dabei für das geplante operative Vorgehen eine entscheidende Bedeutung zu. Aber auch nach einer kurativen Operation ist der Endoskopiker noch nicht aus der Pflicht genommen. Nachsorgeuntersuchungen in zunächst 3monatigem, später 6- bis 12monatigem Intervall dienen der Erkennung eines Lokalrezidives, das durchaus noch angehbar sein kann. Ob die endoskopische Überwachung von Krebsrisikopatienten sinnvoll ist, muß noch unter den Gesichtspunkten einer Kosten-Nutzen-Analyse ausdiskutiert werden, an dem Sinn regelmäßiger endoskopischer Kontrollen von Patienten mit präkanzerösen Läsionen der Magenschleimhaut besteht kein Zweifel.

Literatur

1. Gonvers JJ, Realini S, Arnold J et al (1977) Valeur prognostique du status endoscopique dans le cancer gastrique. Schweiz Rundschau Med (Praxis) 66:1585
2. Groitl H, Jensch R, Hager Th (1978) Die Bedeutung endoskopischer Nachsorgeuntersuchungen beim Magenkarzinom-operierten Patienten. akt gastrologie 7:481
3. Kobayashi S, Watanabe H (1976) Endoscopic identification of esophageal involvement by carcinoma of the stomach. Amer J Gastroenterol 65:416
4. Oohara T (1979) Clinico-pathology of microcarcinoma. Gastric cancer less than 5 mm in the greater diameter. Stomach Intest 14:1037
5. Rösch W (1980) Endoskopische Bestimmung der Tumorausdehnung im Magen. In Beger HG, Bergemann W, Oshima H Das Magenkarzinom. Frühdiagnose und Therapie. Thieme Stuttgart New York
6. Rösch W, Frühmorgen P (1980) Endoscopic treatment of precanceroses and early gastric cancer. Endoscopy 12:109
7. Schafer LW, Larson DE, Melton LJ, Higgins JA, Ilstrup DM (1983) The risk of gastric carcinoma after surgical treatment for benign ulcer disease. N Engl J Med 309:1210
8. Seifert E, Gail K, Weismüller J (1983) Gastric polypectomy. Long-term results (survey of 23 centres in Germany). Endoscopy 15:8
9. Tatsuta M, Okuda S, Taniguchi H (1983) Diagnosis of minute cancers by the endoscopic congo red – methylene blue test. Endoscopy 15:252
10. Trump F, Schönekäs H, Grau R, Wild I (1984) Häufigkeit von Malignomen in endoskopisch unverdächtigen Ulcera ventriculi. Therapiewoche 57:505

Präkanzeröse Läsionen der Magenschleimhaut

E. Grundmann, W. Schlake

Kein Karzinom entsteht aus ,,heiler Haut".
Diese allgemeine Erkenntnis gilt auch für das Magenkarzinom. Nach der multiphasischen Karzinogenese-Lehre treffen initiierende Agentien auf eine möglicherweise genetisch programmierte Zelle, transformieren ihr Genom, und während einer Latenzphase, die beim Menschen in der Regel 20 bis 40 Jahre dauert, entsteht schließlich der Primärtumor, aus dem sich – wiederum erst nach einiger Zeit – das klinisch manifeste Karzinom und damit die Tumorkrankheit entwickeln.
Das sich aus diesem Ablauf ergebende ärztliche Handeln hat Rotkin [18] gültig eingeteilt in die *Prävention*, welche die Initiierung verhindern kann, in das ärztliche Intervenieren während der Latenzphase, und schließlich in Erkennung und Behandlung nach Beginn des manifesten bösartigen Tumors.
Während der Latenzphase laufen in nahezu allen daraufhin untersuchten Geweben bestimmte Vorstadien nach bestimmten Gesetzmäßigkeiten ab. Wir nennen sie nach dem Beispiel der Plattenepithelveränderungen in der Cervix uteri *Dysplasien*, gliedern sie in drei Dysplasiegrade und nehmen – vereinfacht – an, daß die Schritte der einfachen, mittleren und schweren Dysplasie nacheinander durchlaufen werden und in vielen Fällen in ein Karzinom übergehen. Nach kritischen Untersuchungen ist dieser Übergang der schweren Dysplasie in das Karzinom nur in weniger als 50% der Fälle gesichert [4]. Trotzdem bedingt die Feststellung einer schweren Dysplasie etwa an der Cervix uteri die Einordnung der betreffenden Frau als eine Risikopatientin für Zervixkrebs. Das Analoge gilt für die Mund-, Larynx- und Bronchialschleimhaut und – das sei vorweggenommen – auch für das Drüsenepithel des Magens, des Dickdarms, des Endometriums usw.
Aber was ist eine Dysplasie? In einer WHO-Gruppe [13] haben wir uns darauf festgelegt, daß die wichtigsten histologischen und zytologischen Kriterien einer epithelialen Dysplasie sind: Die zelluläre Atypie, die abnorme Differenzierung und die gestörte Gewebsarchitektur.
Die *zelluläre Atypie* wiederum ist charakterisiert durch einen Kern-Pleomorphismus, eine Hyperchromasie, vielfach eine Kernstreckung, eine Zunahme der Kernplasma-Relation und manchmal eine zytoplasmatische Basophilie bei Verlust der zellulären und nukleären Polarität. Die Zytodiagnostik in allen Geweben benutzt inzwischen diese Kriterien.
Die Frage, ob diese Kriterien auch auf die Magenschleimhaut zu übertragen sind, haben wir zunächst experimentell geprüft [19]. Bei der Ratte entstehen experimentelle Magenkarzinome nach partieller Gastrektomie (Billroth I) und unter Einwir-

kung von N-methyl-N'-nitro-N-nitrosoguanidin (MNNG) zuerst und bevorzugt unmittelbar im Bereich der Anastomose. Beginnend in der 25. Woche nach Gastrektomie und MNNG-Gabe treten im Bereich der Anastomosenregion unregelmäßige Drüsenschläuche auf, und zwar beginnend im Bereich der Drüsenhälse. Dies ist die normale Proliferationszone der Drüsenschläuche bei Mensch und Tier. Im Bereich dieser unregelmäßig angeordneten Drüsenschläuche mit Zellatypien verbreitert sich die Proliferationszone zur Basis und zum Lumen hin und nimmt an Intensität zu. Das normale Proliferationsgleichgewicht der Magenschleimhaut wird also gestört durch Zunahme der DNA-synthetisierenden Zellen, durch eine „Auflösung" der Regenerationszone des Drüsenhalsbereiches und durch eine Verlagerung der zur Proliferation befähigten Zellen. Durch histochemische Untersuchungen am gleichen Untersuchungsgut konnten Schlake und Nomura [19] feststellen, daß durch Reduktion der kontinuierlichen, oberflächlichen Schleimbildung und durch eine in einzelnen Zellen feststellbare Ausschleusungsstörung von Schleim eine Schädigung der mukoepithelialen Schutzschicht resultiert. Mit der Zunahme der DNA-synthetisierenden Zellen verbreitert sich die Schleimhaut; es entsteht eine Anastomosenhyperplasie und -dysplasie, die schließlich in Adenokarzinome übergeht.
Fußend auf diesen experimentellen Untersuchungen war es möglich, die Charakteristika der epithelialen Dysplasie der Magenschleimhaut zunächst für die Ratte festzulegen: Die zellulären Atypien entsprechen den oben genannten beim Menschen. Hinzu kommen eine gesteigerte Mitoserate als Folge der gesteigerten DNA-Synthese, eine abnorme Differenzierung mit sekretorischen Veränderungen und vor allem eine Störung der Drüsenstruktur als Ausdruck der gestörten Gewebsarchitektur, wie wir oben die Dysplasie charakterisierten.
Durch Seriierung histologischer Befunde an der Magenschleimhaut waren schon vorher analoge Befunde beim Menschen erhoben worden [1, 3, 11, 17]. Eine ähnliche Seriierung war von japanischen Autoren [14] bereits vorgenommen und als „borderline lesions" bezeichnet worden. Inzwischen ist auch in Japan der Dysplasie-Charakterisierung der Vorzug gegeben worden [15].

Die *leichte* Dysplasie (Grad I) ist durch 5 Kriterien charakterisiert:
1. verlängerte Epithelzellkerne,
2. palisadenförmige Anordnung der relativ einförmigen Epithelkerne,
3. die Kerne liegen im wesentlichen in der basalen Hälfte der Epithelzellen,
4. Zunahme der Mitosen,
5. Verlängerung der oft geschlängelten Drüsen.

Diese Zellen fallen auch durch eine relative Hyperchromasie ihrer Zellkerne auf (Abb. 1). Eine intestinale Metaplasie gehört regelhaft *nicht* zu dieser Veränderung; sie wird als Sonderform noch zu behandeln sein (s. u.).

Die *mittelgradige* Dysplasie (Grad II) ist durch 6 Eigenschaften charakterisiert:
1. zunehmende Polymorphie der Kerne in unregelmäßiger Anordnung,
2. Verschiebung zahlreicher Kerne zum apikalen Zellpol,
3. die verlängerten Kerne liegen in mehreren, aber noch regelmäßigen Reihen übereinander,
4. Reduktion der Sekretionserscheinungen am apikalen Zellpol,
5. oft starke Verzweigung der Drüsenschläuche,
6. weitere Zunahme der mitotischen Aktivität.

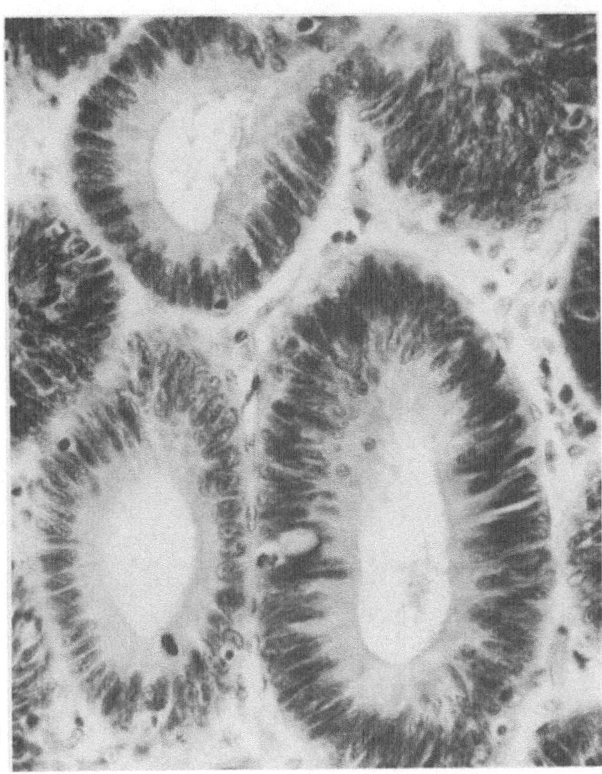

Abb. 1. Nebeneinander leichte (links) und mittlere (rechts) Dysplasien der Magenschleimhaut (Biopsie). (HE, x 300)

Durch diese Charakteristika lassen sich diese Veränderungen ohne Schwierigkeiten von der leichten Dysplasie unterscheiden (Abb. 1), wenngleich es natürlich viele Übergangsformen gibt und vor allem beide Dysplasieformen nebeneinander vorkommen.

Die *schwere* Dysplasie (Grad III) hat 7 Charakteristika:

1. starke Kernpolymorphie,
2. viele Mitosen, darunter auch atypische Formen,
3. Kerne sind unregelmäßig angeordnet,
4. Einfaltungen und Einsprossungen der Zellen in die Drüsenschläuche,
5. weitere Verlängerung der Drüsenschläuche,
6. Lumina sind oft unterschiedlich groß,
7. Drüsenschläuche liegen oft dicht nebeneinander, allerdings ohne komplette Rücken-an-Rücken-Stellung.

Auch diese Dysplasieform ist gut zu diagnostizieren (Abb. 2), wenngleich auch hier Übergangsformen zur mittelgradigen Dysplasie und gelegentlich auch zum Karzinom vorkommen. Daß die schwere Dysplasie mit einer stärkeren Proliferation einhergeht, konnten wir durch in vitro-Inkubation in tritiummarkiertem Thymidin belegen (vgl. auch [5]).

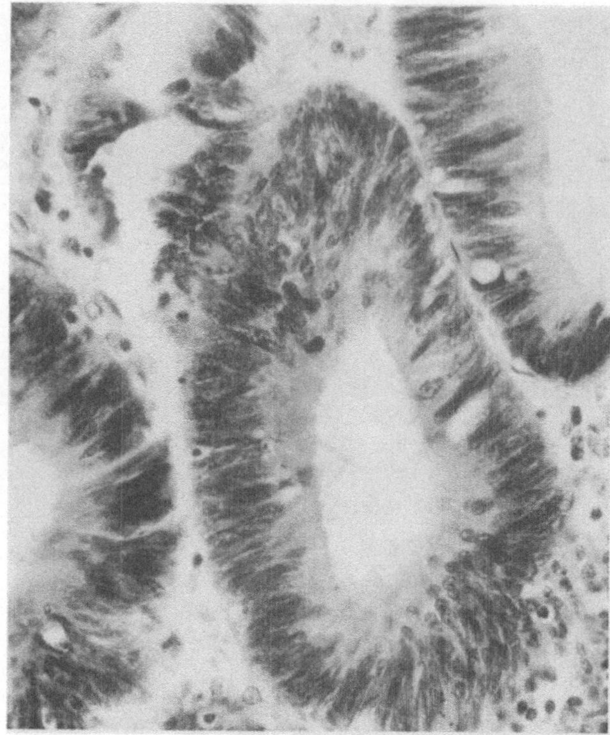

Abb. 2. Schwere Dysplasie der Magenschleimhaut (Biopsie). (HE, x 300)

Wichtig ist die Abgrenzung dieser Dysplasien von entzündlich-regeneratorischen Veränderungen. 5 Charakteristika haben sich uns hier bewährt:

1. deutlicher Kern-Pleomorphismus,
2. erhöhte Mitoserate,
3. verstärkte sekretorische Zellaktivität,
4. Erhöhung der Kern/Plasma-Relation,
5. unregelmäßig geformte Drüsenschläuche mit oft starker Schlängelung (Abb. 3).

Es ist nicht zu leugnen, daß im Einzelfall Schwierigkeiten auftreten können, diese entzündlich-regeneratorischen Veränderungen von den Dysplasien abzutrennen. Sie sind obendrein wesentlich häufiger als die letzteren.

Daß die intestinale Metaplasie zumindest in den Regionen mit hoher Karzinominzidenz eine potentielle präkanzeröse Läsion sein kann, ist vielfach beschrieben worden [7, 12 u. a.]. Die intestinale Metaplasie kann aber ihrerseits mit schweren Dyskaryosen und sogar Kernatypien einhergehen [6], weswegen Jass [8] zwei Typen von Dysplasie-Reihen postulierte: Die eine Reihe entspricht den bisher dargelegten Dysplasieformen, die zweite ist mit einer intestinalen Metaplasie vergesellschaftet: Man findet Becherzellen mit entsprechenden Kern-Atypien, und es läßt sich leicht eine entsprechende Dysplasie-Reihe mit Grad I, II und III aufstellen. Möglicherweise spielt diese intestinal-dysplastische Form in Gegenden mit hohem Magenkrebsrisiko eine wichtige Rolle [2].

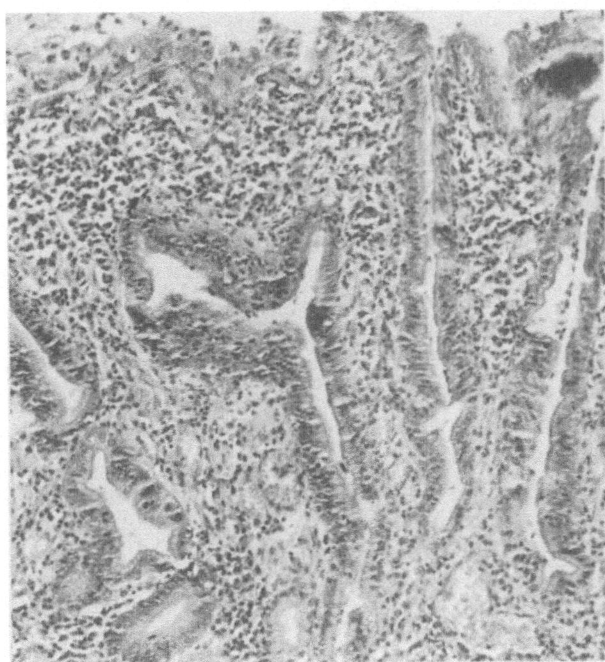

Abb. 3. Entzündlich-regenerative Veränderung der Magenschleimhaut (Biopsie). (HE, x 120)

In diesem Zusammenhang sind die Studien von Wurster und Rapp [20] von Interesse: Diese Autoren haben CEA-Marker in den Zellen der Magenschleimhaut dargestellt und eine direkte Beziehung zu den Dysplasie-Stufen gefunden: Bei leichter Dysplasie enthalten die Magenzellen CEA in der basalen Zellhälfte, bei den mittelgradigen und schweren Dysplasien in der gesamten Zelle. Auch die Studien von Wurster und Rapp [20] betreffen vorwiegend Dysplasieformen mit intestinaler Metaplasie.

Über die Bedeutung der intestinalen Metaplasie und der Dysplasieformen haben Meister et al. [10] erste, gültige Untersuchungen vorgelegt. Sie untersuchten Magenpräparate mit Duodenal- und Magengeschwür, frühem und fortgeschrittenem Magenkarzinom. Leichte und mittelschwere Epitheldysplasien fanden sich bei Patienten mit und ohne Magenkrebs in etwa gleicher Häufigkeit. Schwere Dysplasien waren jedoch fast immer bei frühen und fortgeschrittenen Magenkarzinomen zu finden. Beim Frühkarzinom war in 70% eine schwere Dysplasie in direkter Nachbarschaft des Tumors festzustellen, und nur in 30% im Abstand von mehr als 2 cm. In 90% der fortgeschrittenen Magenkarzinome fanden sich schwere Dysplasien unmittelbar neben dem Tumor. Diese Beobachtung bestätigt die zuerst an der Kehlkopfschleimhaut sehr pointierte Feststellung, daß die Dysplasien „Vorläufer, Mitläufer und Ausläufer“ eines Karzinoms sein können.

Um weitere Angaben über die prognostische Bedeutung der Dysplasien zu erhalten, haben wir in einer retrospektiven Studie alle Fälle mit schweren Dysplasien unseres Eingangsgutes aus den Jahren 1978 bis 1980 katamnestisch verfolgt. Aus diesen

Jahren standen über 42 000 Magenbiopsien zur Verfügung. Darunter war 450mal die Diagnose „schwere Magenschleimhaut-Dysplasie" gestellt worden. Die Einsender dieser Biopsien, die aus Münster und der weiteren Umgebung Westfalens und Niedersachsens kamen, wurden brieflich über das Schicksal ihrer Patienten befragt. Bei 181 der 450 Patienten konnten hinreichend genaue Verlaufsdaten ermittelt werden. Die Ergebnisse: 21 Patienten (=11,6%) waren zwischenzeitlich an einem Magenkarzinom verstorben. 2 Patienten (1,1%) waren klinisch unter Verdacht auf ein Magenkarzinom gestorben; es war aber keine Autopsie vorgenommen worden. 20 Patienten (11,1%) waren mit anderen Todesursachen verstorben, 138 Patienten (76,2%) waren klinisch unauffällig geblieben.

Nimmt man die 2 Patienten hinzu, bei denen das Magenkarzinom als Todesursache vermutet, aber nicht gesichert werden konnte, so betrug die Häufigkeit innerhalb der ersten 5 Jahre nach Diagnosestellung der Dysplasie also 12,7%. Von Interesse ist, daß bei 8 der 21 Fälle, die an Magenkarzinom gestorben waren, der Tumor unmittelbar nach der ersten Probeexzision durch eine zweite PE festgestellt worden war. Das bedeutet: Zum Zeitpunkt der Diagnose einer schweren Dysplasie lag in der Nachbarschaft bereits ein manifestes Karzinom vor; die Dysplasie war also „Ausläufer" des Karzinoms.

Um das Gewicht dieser Daten feststellen zu können, wurde eine Vergleichsgruppe von 180 Patienten aus dem gleichen Untersuchungszeitraum gewählt, die ebenfalls bestimmte Risikofaktoren aufwiesen. Die Patienten hatten entweder Magenschleimhautpolypen, eine chronisch-atrophische Gastritis, intestinale Metaplasien, Magenstümpfe mit leichten oder mittelgradigen Dysplasien, oder eine chronische Gastritis, Duodenitis, Magen- oder Duodenalgeschwüre. In dieser Gruppe fand sich bei drei Fällen (=1,7%) ein Magenkarzinom. Der Unterschied zwischen 1,7% bei dieser Kontrollgruppe und 12,7% bei den Fällen mit schweren Magenschleimhautdysplasien ist signifikant.

Die bei uns in der Magenschleimhaut gefundenen Zahlen lassen sich gut einordnen in Erfahrungen über die prospektive Bedeutung der Dysplasien der Cervix uteri [16]: Bis etwa 14% aller Dysplasien gehen nach diesen Studien in ein Karzinom über. Die übrigen neigen zur Regression oder zur lebenslangen Persistenz.

Obgleich es notwendig ist, weitere und ausführlichere Studien über die Bedeutung der Dysplasien, auch die Bedeutung der leichten und mittelschweren Dysplasien der Magenschleimhaut fortzuführen, muß nach den von uns vorgelegten Untersuchungen [9] zumindest die schwere Dysplasie als eine sichere potentielle Präkanzerose der Magenschleimhaut angesehen werden.

Literatur

1. Cuello C, Correa P, Zarama G, Lopez J, Murray J, Gordillo G (1979) Histopathology of gastric dysplasias. Correlations with gastric juice chemistry. Am J Surg Pathol 3:491–500
2. Duarte I, Fonk ML, Llanos O, Guzmán S (1984) Intestinal metaplasia of the gastric mucosa in autopsies of Chilean adults. Path Res Pract 178:538–542
3. Grundmann E (1975) Histologic types and possible initial stages in early gastric carcinoma. Beitr Pathol 154:256–280
4. Grundmann E (1976) Precancer histology – trends and prospects. Z Krebsforsch 85:1–11

5. Hattori T, Fujita S (1979) Tritiated thymidine autoradiographic study on histogenesis and spreading of intestinal metaplasia in human stomach. Path Res Pract 164:224–237
6. Heilmann KL, Höpker WW (1979) Loss of differentiation in intestinal metaplasia in cancerous stomachs. A comparative morphologic study. Path Res Pract 164:249–258
7. Järvi O, Laurén P (1951) On the role of heterotopias of the intestinal epithelium in the pathogenesis of gastric cancer. Acta pathol microbiol Scand 29:26–44
8. Jass JR (1983) A classification of gastric dysplasia. Histopathology 7:181–193
9. Jesper A, Grundmann E (1984) Die Häufigkeit von Magenkarzinomen nach schweren Dysplasien – eine retrospektive Studie. Verh Dtsch Ges Path 68 (im Druck)
10. Meister H, Holubarsch C, Haferkamp O, Schlag P, Herfarth C (1979) Gastritis, intestinal metaplasia and dysplasia versus benign ulcer in stomach and duodenum and gastric carcinoma. A histotopographical study. Path Res Pract 164:259–269
11. Ming SC (1979) Dysplasia of gastric epithelium. Front gastrointest Res 4:164–172
12. Morson BC (1955) Carcinoma arising from areas of intestinal metaplasia in the gastric mucosa. Brit J Cancer 9:377–385
13. Morson BC, Sobin LH, Grundmann E, Johansen A, Nagayo T, Serck-Hanssen A (1980) Precancerous conditions and epithelial dysplasia in the stomach. J Clin Pathol 33:711–721
14. Nagayo T (1971) histological diagnosis of biopsied gastric mucosa with special reference to that of borderline lesions. Gann Monogr Cancer Res 11:245–256
15. Nagayo T (1983) Precancerous changes of the stomach from the aspect of dysplasia of the gastric mucosa – histological study. In: Precancerous Lesions of the Gastrointestinal Tract (eds) Sherlock P, Morson BC, Barbara L, Veronesi U p 115–126. Raven Press New York
16. Nieburgs HE (1971) Tissue and cell pathology of the uterine cervix, dysplasias and carcinoma in situ. Acta Cytol 15:513–521
17. Oehlert W, Keller P, Henke M, Strauch M (1975) Die Dysplasien der Magenschleimhaut. Dtsch med Wochenschr 100:1950–1959
18. Rotkin ID (1982) Origins and development of cervical cancer. In: Geographical Pathology in Cancer Epidemiology (eds) Grundmann E, Clemmesen J, Muir CS Cancer Campaign Vol 6, p 239–248
19. Schlake W, Nomura K (1979) Histogenesis of carcinoma in the glandular stomach of the rat after B I resection. Current Topics in Pathology Vol 67:1–67. Springer Berlin Heidelberg New York.

Klassifikation des Magenkarzinoms

M. Stolte

Einleitung

Die Klassifikation des Magenkarzinoms war für Pathologen noch vor etwa 25 Jahren ein „Kinderspiel". Man konnte sich beschränken auf die Lokalisation und die makroskopische Wuchsform und begnügte sich zumeist mit einer „individuellen" deskriptiven Histologie-Klassifikation. Lymphknoten wurden noch nicht subtil präpariert und in Stufen aufgearbeitet, in der Regel wurden nur makroskopisch verdächtige Lymphknoten histologisch untersucht. Gegen diese alte Klassifikation ist prinzipiell nichts einzuwenden. Sie spiegelt im Grunde nur die Situation der zu spät gestellten Diagnose zur damaligen Zeit wider. Frühkarzinome wurden als japanische Spezialität angesehen, obwohl die erste Beschreibung eines Magenfrühkarzinoms von deutschen Pathologen stammt [8, 9, 21] und der deutsche Chirurg Konjetzny [13] schon in den dreißiger Jahren Mukosakarzinome des Magens beschrieben hatte.

Die von Borrmann [2] vorgeschlagene Typisierung der Magenkarzinome in 4 makroskopische Formen (Tabelle 1) wurde nur vereinzelt angewandt, obwohl sie der Vorläufer der japanischen Klassifikation der Magenfrühkarzinome war.

Heute wird von den Pathologen mehr verlangt. Ihre Rolle hat sich entscheidend gewandelt. Sie sind nicht mehr vorwiegend im Sektionssaal verankert, ihr Platz ist heute mehr neben dem Endoskopie- und Operationstisch.

Die Rolle des Pathologen bei der Klassifikation der Magenkarzinome läßt sich chronologisch unterteilen in

- präoperative,
- intraoperative und
- postoperative Aufgaben.

Tabelle 1. Makroskopische Tumortypen nach Borrmann

I	=	Polypös
II	=	Ulzerös, scharfer Rand
III	=	Ulzerös-infiltrierend
IV	=	Diffus

Präoperative Aufgaben des Pathologen

Die präoperative Hauptaufgabe des Pathologen ist die Untersuchung von Zangenbiopsaten, Makropartikeln und Schlingenbiopsaten des gastroenterologischen Endoskopikers. Hierbei kommt es aber nicht nur darauf an, an den Biopsaten „Tumor" oder „kein Tumor" zu sagen und bei positivem Befund den Tumor histologisch zu klassifizieren, genauso wichtig ist die Kenntnis des exakten endoskopischen Befundes, damit der Pathologe bei „negativer" Histologie auf die Art der Materialgewinnung Einfluß nehmen kann. Denn nur wenn der Endoskopiker an der richtigen Stelle ausreichend Material entnimmt, kann die histologische Diagnose repräsentativ sein.

Zu den „Spielregeln" zwischen Endoskopie und Pathologie gehört, daß aus einem Ulkus mindestens 7 bis 10 Biopsate aus dem Grund und dem Rand entnommen werden müssen, um so die diagnostische Aussagekraft hinsichtlich der Dignität dieses Ulkus zu erhöhen. Jedes Ulkus sollte auch in der Abheilungsphase und nach Abheilung gastrobioptisch untersucht werden, denn auch ein ulzeriertes Magenfrühkarzinom kann scheinbar abheilen [3].

Nur wenn der Pathologe den endoskopischen Befund kennt, kann er die richtigen diagnostischen Weichen stellen, also z. B. bei Riesenfalten nach negativem Befund im Zangenbiopsat die Indikation zur Schlingenbiopsie empfehlen.

Etwas komplizierter sind die „Spielregeln", die sich aus dem endoskopischen Befund „Polyp" ergeben. Die Zangenbiopsie reicht vielfach aus, um eine Artdiagnose zu stellen und die Dignität zu bestimmen. Bei unklarem Befund und bei epithelialen Polypen bestimmt das Ergebnis der Schlingenbiopsie das weitere therapeutische Vorgehen [19].

Grundsätzlich gilt, daß Patienten mit länger als 4 Wochen anhaltenden Oberbauchbeschwerden gastroskopiert werden sollten [4, 17] und daß dabei flach erhabene, polypöse, eingesunkene, erodierte und ulzerierte Veränderungen der Magenschleimhaut biopsiert werden müssen. Nur so kann es gelingen, die Rate der diagnostizierten Frühkarzinome auf den japanischen Level von ca. 40% anzuheben [18].

Zurück zum eigentlichen Thema: Die Klassifikation der Magenkarzinome gehört auch schon zu den präoperativen Aufgaben des Pathologen. An den Biopsaten erfolgt die für die Art der chirurgischen Therapie wichtige Typisierung und Graduierung nach WHO und nach Laurén [14].

Die WHO [16] hat vor 7 Jahren eine international einheitliche histologische Klassifikation der Magenkarzinome vorgeschlagen, die sich heute allgemein durchgesetzt hat (Tabelle 2). Der größte Teil der Magenkarzinome sind Adenokarzinome, Siegelringzellkarzinome und undifferenzierte Karzinome. Adenosquamöse Karzinome und Plattenepithelkarzinome sind im Magen Raritäten.

Schon am Biopsat erfolgt das „grading", das später am Operationspräparat überprüft werden muß. Diese Graduierung (Tabelle 3) gibt es aber nur für Adenokarzinome des Magens [10].

Der klinisch bedeutsamste Fortschritt der letzten Jahre in der Pathologie der Magenkarzinome ist die Erkenntnis, daß diese Karzinome in zwei klinisch-biologische Entitäten zu unterscheiden sind [11], in das Intestinalzellkarzinom und das Karzinom vom diffusen Typ nach Laurén [14].

Tabelle 2. Histologische Klassifikation der Magenkarzinome

8260 =	Adenokarzinom, papillär
8211 =	Adenokarzinom, tubulär
8480 =	Adenokarzinom, muzinös
8490 =	Siegelringzellkarzinom
8020 =	Undifferenziertes Karzinom
8560 =	Adenosquamöses Karzinom
8070 =	Plattenepithelkarzinom
8000 =	Unklassifizierter mal. Tumor

Tabelle 3. Differenzierungsgrade der Magen-Adenokarzinome nach WHO

1 =	gut differenziert
2 =	mäßig differenziert
3 =	schlecht differenziert

Diese „Laurén-Klassifikation" orientiert sich an strukturellen und zytologischen Kriterien und am Wachstumstyp.

Die Struktur des intestinalen Typs wird bestimmt von Drüsen mit scharf begrenzten Lumina, während die Zellen beim diffusen Typ in Nestern und Strängen oder einzeln liegen (Tabelle 4).

Der Zelltyp des intestinalen Karzinoms ähnelt intestinalen Zylinderepithelien, beim diffusen Typ sind die Zellen kleiner, rund oder polygonal (Tabelle 5).

Hinsichtlich des unterschiedlichen Wachstumsverhaltens gilt, daß das Intestinalzellkarzinom meist gut begrenzt ist, während das diffuse Karzinom unscharf begrenzt diffus infiltrativ wächst (Tabelle 6).

Der Vergleich der beiden Laurén-Typen hat gezeigt, daß das diffuse Karzinom zum Zeitpunkt der Operation meist ein ungünstigeres Stadium hat, da es häufiger und ausgedehnter metastasiert und eine größere horizontale und vertikale Tumorausdehnung als das Intestinalzellkarzinom hat und deshalb die Prognose statistisch signifikant schlechter ist [11] (Tabelle 7). Die etwa gleich häufige prozentuale Verteilung der beiden Typen an unseren 580 Magenfrühkarzinomen zeigt, daß diese Typen schon von vornherein unterschiedlich sind [5, 6].

Tabelle 4. Strukturunterschiede der Intestinalzellkarzinome und der diffusen Karzinome nach Laurén

Intestinal	– Drüsen, Lumen scharf begrenzt
Diffus	– Zellen in Nestern, Strängen, einzeln

Tabelle 5. Zytologische Unterschiede der Intestinalzellkarzinome und diffusen Karzinome nach Laurén

Intestinal	– ähnlich intestinalen Zylinderzellen
Diffus	– kleiner, rund oder polygonal, z. T. Siegelringzellen

Tabelle 6. Unterschiede im Wachstumstyp der Intestinalzellkarzinome und diffusen Karzinome nach Laurén

Intestinal	– Meist gut begrenzt, kompakt Expansiv
Diffus	– Unscharf begrenzt Weithin verstreute Tumorzellen Infiltrativ

Der Unterschied der horizontalen Ausbreitung ist eminent wichtig für die Art der chirurgischen Therapie: Während beim begrenzten Intestinalzelltyp ein Sicherheitsabstand von 4–5 cm in situ ausreicht, muß dieser beim diffusen Typ in situ 8–10 cm betragen, was am frischen Operationspräparat 4–5 cm entspricht [7].

Intraoperative Aufgaben des Pathologen

Damit sind wir bei der intraoperativen Rolle des Pathologen. Durch Schnellschnittuntersuchung erfolgt zunächst ein intraoperatives „staging", also die Untersuchung von evtl. vorhandenen Fernmetastasen in Leber, Peritoneum und großem Netz und die Untersuchung von Lymphknotenmetastasen am Tripus Halleri, an der Kardia, paraaortal und im Dünndarmmesenterium sowie der Nachweis des Befalls von Nachbarorganen. Kritisch sei hier angemerkt, daß immer noch Mägen – gerade bei Verdacht auf Frühkarzinom – intraoperativ durchgetastet und aufgeschnitten und endoskopische und präoperative histologische Befunde durch Schnellschnitt „überprüft" werden. Gerade bei sehr kleinen Karzinomen ergibt sich hieraus die Gefahr, daß das Karzinom in seiner Flächen- und Tiefenausdehnung durch diese Technik nicht mehr sicher beurteilt werden kann. Wir meinen deshalb, daß der eigentliche Tumor nicht im Schnellschnitt untersucht werden sollte. Falls während der Operation Unklarheiten über die exakte Lokalisation bestehen sollten, empfehlen wir die intraoperative Endoskopie zur Bestimmung der Lokalisation des präoperativ gastrobioptisch diagnostizierten Herdes und zur Bestimmung der Sicherheitsabstände.
Die Überprüfung der Radikalität des Eingriffs sollte aber intraoperativ erfolgen. Falls kein Pathologe für diese Untersuchung zur Verfügung steht, sollte der Operateur das Resektat an der großen Kurvatur aufschneiden, sich davon überzeugen, daß der Tumor im Präparat enthalten ist, und die Sicherheitsabstände messen. Wenn die Klinik mit einem pathologischen Institut zusammenarbeitet, so ist die Radikalitätsprüfung Aufgabe des Pathologen, der dann auch die Resektionslinien im Schnellschnitt überprüft.

Postoperative Aufgaben des Pathologen

Die Hauptaufgabe des Pathologen in der postoperativen Phase ist das „staging". Voraussetzung für eine exakte Untersuchung des Operationspräparates ist dessen

Tabelle 7. Differenzierung der Lokalisation der Magenkarzinome

1. Unteres Drittel	5. 2 + 3
2. Mittleres Drittel	6. Ganzer Magen
3. Oberes Drittel	7. Magenstumpf
4. 1 + 2	

Tabelle 8. Differenzierung der Lokalisation der Magenkarzinome

1. Kleine Kurvatur	4. Hinterwand
2. Große Kurvatur	5. Zirkulär
3. Vorderwand	6. Kombinationen

fachgerechte Fixation. Wenn das Operationspräparat in der Klinik fixiert und später an den Pathologen verschickt wird, sind deshalb Regeln der Zusammenarbeit zwischen Klinik und Pathologie zu beachten. Das Resektat darf nicht unaufgeschnitten in ein kleines Glas mit wenig Formalin gezwängt werden. An der autolytischen fixationsdeformierten Schleimhaut nach einem kleinen Karzinom zu suchen, ist für den Pathologen frustran und frustrierend zugleich. Der Magen muß an der großen Kurvatur aufgeschnitten, auf einer Korkplatte aufgespannt und in 10%igem Formalin fixiert werden.

Die pathologische Begutachtung in der postoperativen Phase beginnt mit der Bestimmung der Lokalisation des Tumors. Bei der Lokalisationsangabe sollen nicht nur die befallenen Magendrittel (Tabelle 8), sondern auch die Beziehung des Tumors zur großen und kleinen Kurvatur und zur Vorder- und Hinterwand des Magens angegeben werden (Tabelle 9).

Der nächste Schritt der makroskopischen Begutachtung ist die Bestimmung der Tumorgröße. Der makroskopische Tumortyp sollte bei fortgeschrittenen Karzinomen nach dem Schema von Borrmann (Tabelle 1) und bei Frühkarzinomen nach der japanischen Klassifikation erfolgen.

Tabelle 9. Heutige abschließende pathologisch-anatomische Klassifikation eines Magenkarzinoms am Beispiel eines Frühkarzinoms

Magenfrühkarzinom vom Typ IIc
Tiefeninfiltration bis in die Submucosa (sm-Typ)
WHO-Klassifikation: Siegelringkarzinom (ICD-0-8490)
Laurén-Klassifikation: Diffuser Typ
Ming-Klassifikation: Infiltrativer Typ
Lokalisation: Unteres Drittel, kleine Kurvatur (ICD-0-151,2)
Lymphogene Metastasierung: Solitäre tumornahe (innerhalb 3 cm)
Mikrometastase an kleiner Kurvatur. Übrige Lymphknoten incl. Grenzlymphknoten tumorfrei.
Resektionslinien: Tumorfrei
Oraler Sicherheitsabstand: 8 cm
Begleitende Läsion: keine
Tumorferne Gastritis: keine
Intestinale Metaplasie: keine
UICC-Klassifikation: pT 1, pN 1, MX, R0
Absolut kurative Resektion; gute Prognose

Immer sollte der Pathologe die Sicherheitsabstände, also die Entfernung des Tumors von der oralen und aboralen Resektionslinie bestimmen und dabei jeweils angeben, ob diese am frischen Präparat oder am fixierten Präparat ausgemessen worden sind.
Durch die anschließende histologische Untersuchung erfolgt die
- Typisierung
- Graduierung und
- Stadieneinteilung.

Wie schon am Biopsat wird der Tumortyp nach WHO-Klassifikation und der Laurén-Klassifikation angegeben und – bei Adenokarzinom – graduiert. Zusätzlich kann die Klassifikation nach Ming [15] in „infiltrativen" und „expansiven" Typ erfolgen.
Voraussetzung für das „staging" ist die pTNM-Klassifikation nach UICC [20] und die R-Klassifikation nach AJC [1].
Die lokale Tiefeninfiltration des Magenkarzinoms in der Magenwandung wird durch die pT-Klassifikation angegeben:
pT 1: Tiefeninfiltration bis maximal in die Submukosa,
pT 2: Tiefeninfiltration maximal bis zum Subserosa,
pT 3: Tiefeninfiltration bis in die Serosa,
pT 4: Tiefeninfiltration bis in die Nachbarorgane.

Ob die Gruppe pT 2 unterteilt werden sollte, muß diskutiert werden, denn Untersuchungen von Giedl und Hermanek [7] haben ergeben, daß die Prognose bei Tiefeninfiltration bis in die Muscularis propria statistisch signifikant günstiger ist als bei Tiefeninfiltration bis in die Subserosa.
Die subtile Aufarbeitung der Lymphknoten ist der nächste Schritt der Klassifizierung. Angegeben werden sollten die Zahl der entfernten Lymphknoten und die Anzahl der metastatisch befallenen Lymphknoten in den verschiedenen Regionen. Untersucht werden müssen nicht nur makroskopisch verdächtige Lymphknoten, es müssen vielmehr alle Lymphknoten aus den verschiedenen Abflußgebieten getrennt freipräpariert, lamelliert, total eingebettet und in Stufen untersucht werden. Nur so ist eine exakte pN-Klassifikation möglich.

Unterschieden werden folgende pN-Gruppen:
pN 0: Keine Lymphknotenmetastasen,
pN 1: Metastasen in Lymphknoten bis 3 cm vom Primärtumor entfernt an der großen und kleinen Kurvatur,
pN 2: Metastasen in Lymphknoten, die mehr als 3 cm vom Primärtumor entfernt sind, einschließlich der Lymphknoten an der Arteria gastrica sinistra, Arteria hepatica communis, Arteria lienalis und am Truncus coeliacus,
pN 3: Metastasen in paraaortalen, hepatoduodenalem und/oder anderen intraabdominalen Lymphknoten.

Die Unterscheidung in pN 2 und pN 3 kann wahrscheinlich in Zukunft aufgegeben werden, da sich die Prognose dieser beiden Gruppen nicht unterscheidet [7].
Einfacher ist die M-Klassifikation, M 0 bedeutet keine Fernmetastasen, während die Fälle mit Fernmetastasen als M 1 klassifiziert werden.

Die R-Klassifikation nach AJC [1] erfordert eine enge Kooperation zwischen Chirurgen und Pathologen. Unterschieden werden 3 Gruppen:
R 0: Kein Residualtumor,
R 1: Histologisch Residualtumor,
R 2: Makroskopisch Residualtumor.

Aus dieser R-Klassifikation geht hervor, ob der Tumor kurativ oder palliativ entfernt worden ist.

Aus den T-, N-, M- und R-Mosaiksteinen ergibt sich die abschließende Einteilung des Magenkarzinoms in 4 Stadien [1, 20]:

Stadium IV: Nicht kurativ entfernt (R 1, R 2) und/oder Fernmetastasen (pM 1).

Stadium III: Kurativ entfernt (R 0) und keine Fernmetastasen (pM 0), aber abdominale Lymphknotenmetastasen.

Stadium II: Kurativ entfernt (R 0) und keine Fernmetastasen (pM 0), keine Lymphknotenmetastasen, Infiltrationstiefe weiter als Submukosa.

Stadium I: Kurativ entfernt (R 0), keine Fernmetastasen (pM 0), keine abdominalen Lymphknotenmetastasen, Infiltrationstiefe maximal bis Submukosa.

Diese 4 Stadien unterscheiden sich prognostisch signifikant voneinander [10].
Aus dieser Stadieneinteilung wird auch klar, daß die Magenfrühkarzinome entweder zum Stadium I – ohne Lymphknotenmetastasen – oder zum Stadium III – mit Lymphknotenmetastasen – gehören. Magenfrühkarzinome mit Lymphknotenmetastasen haben aber eine bessere Prognose als tiefer infiltrierende Karzinome im Stadium III und sollten deshalb nach wie vor als gesonderte Gruppe aufgeführt werden.
Die abschließende Begutachtung eines Magenoperationspräparates mit Karzinomen wird vervollständigt durch die Suche nach begleitenden Läsionen der Magenschleimhaut (Polypen, Ulzera usw.) und die Untersuchung der tumorfernen Magenschleimhaut (Korpus, Antrum) auf die Existenz einer intestinalen Metaplasie und die Existenz und den Grad der Gastritis. So sind Aussagen über möglicherweise vorhandene präkanzeröse Konditionen und Läsionen möglich [6].
Die abschließende pathologisch-anatomische Diagnose und Begutachtung eines Magenkarzinoms ist also heute sehr viel umfangreicher als noch vor 10 Jahren (Beispiel Tabelle 9). Diese ausführliche Klassifikation ist zur Charakterisierung des Krankengutes, zur Beurteilung der Therapieergebnisse und der Prognose – also für die optimale Behandlung der Patienten mit Magenkrebs – dringend notwendig. Sie zeigt zugleich die wachsende Bedeutung der Rolle des Pathologen in der intravitalen Diagnostik.
Da für diese Klassifikation ein höherer Zeitaufwand erforderlich ist – was hier beispielhaft für das Magenkarzinom gesagt worden ist, gilt heute ja auch für alle anderen „Krebse" –, sei hier abschließend betont, daß ein pathologisches Institut apparativ und personell entsprechend eingerichtet werden muß, um diese aufwendigen Aufgaben erfüllen zu können.

Literatur

1. American Joint Commitee für Cancer Staging and End-Results Reporting (AJC). Manual für staging of cancer. AJC, Chicago 1977
2. Borrmann R (1926) Geschwülste des Magens. In: Handbuch der speziellen pathologischen Anatomie und Histologie, Band IV/1 (Hrsg.) Henke-Lubarsch, Spring, Berlin
3. Eidt H (1983) Ulzeröse Prozesse des Magens. Leber-Magen-Darm 13:201–205
4. Elster K, Seifert E (1979) Magenfrühkarzinom. In: Das gastroenterologische Kompendium, Bd. 7 (Hrsg.) Gheorghiu Th, Witzstrock, Baden-Baden
5. Elster K (1983) Das Risiko des Magenkarzinoms. In: Fortschritte der gastroenterologischen Endoskopie, Bd. 12 (Hrsg.) H. Henning, Gräfelfing
6. Elster K, Stolte M, Carson W, Eidt H (1984) Metaplasia, Dysplasia and Early Gastric Cancer. In: Precursors of Gastric Cancer, Ed. Ming S-Ch, Praeger, New York
7. Giedl J, Hermanek P (1984) Der Einfluß histopathologischer Befunde auf die Wahl der chirurgischen Therapiemethode und die Überlebenszeiten beim Magenkarzinomkranken. In: Das Magenkarzinom (Hrsg.) Rohde H und Troidl H, Thieme, Stuttgart
8. Hauser G (1890) Das Cylinderepithel-Carcinom des Magens und des Dickdarms. Fischer Gustav, Jena
9. Hauser G (1984) Zur Histogenese des Krebses. Virchows Arch path Anat 138:482
10. Hermanek P (1982 a) Pathohistologische Begutachtung von Tumoren. Permined, Erlangen
11. Hermanek P (1982 b) Chirurgische Pathologie – TNM-System. Langenbecks Arch Chir (Kongreßbericht) 358:57–63
12. Hermanek P (1983) Pathologie des Magenkarzinoms. Med Klinik 78:547–550
13. Konjetzny GE (1938) Der Magenkrebs. Enke, Stuttgart
14. Laurén P (1965) The two histological main types of gastric carcinoma: diffuse and so-called intestinal-type carcinoma. Acta path microbiol scand 64:31
15. Ming S-Ch (1977) Gastric carcinoma. A pathobiological classification. Cancer 39:2475
16. Oota K, Sobin LH (1977) Histological typing of gastric and oesophageal tumours. International Histological Classification of Tumours No. 18 WHO, Geneva
17. Rösch W (1983) Das Magenfrühkarzinom. Inform. Arzt 11, 4:11
18. Shimamoto K, Nakajima M, Tanaka Y, Imaoka W, Yasuda K, Yamaguchi K, Misaki F, Kawai K (1984) Das Magenfrühkarzinom – aktuelle Entwicklung in Japan. Leber-Magen-Darm 14:1–7
19. Stolte M (1984) Krebsrisikoerkrankungen des Magens aus pathologisch-anatomischer Sicht. In: Therapie des Magenkarzinoms (Hrsg.) Häring R, Edition Medicin, Weinheim
20. UICC (1978) TNM classification of malignant tumours. Ed. Harmer, 3rd ed. UICC, Geneva
21. Versé M (1903) Zur Histogenese der Schleimhautkarzinome. Leipzig

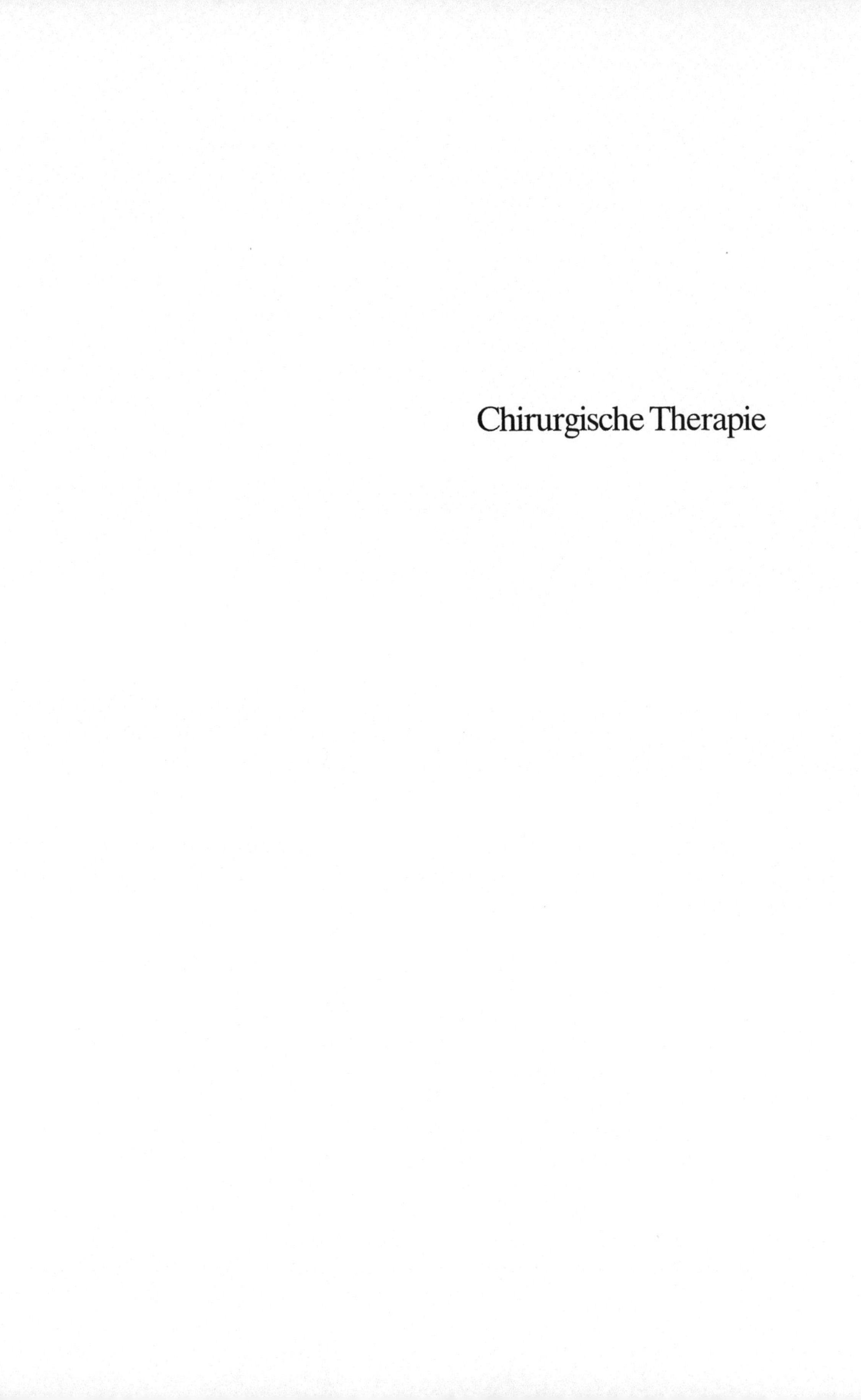

Chirurgische Therapie

Entwicklung der Chirurgie des Magenkarzinoms

V. SCHUMPELICK, H. W. SCHREIBER

Chirurgie des Magens, das war in der Anfangszeit gleichbedeutend mit der Chirurgie des Magenkarzinoms. Auch hundert Jahre später ist die Geschichte noch nicht abgeschlossen, fehlt dem Betrachter die objektive Distanz, da er subjektiv involviert ist, muß somit die Bilanz vorläufig bleiben.

Das Zeitprofil ist reich an Beispielen für Fortschritt und Stillstand, Begeisterung und Depression. Vorwärts ging es immer, wenn Chirurgen interessiert, engagiert und wenn Technik, Taktik und das psychologische Verständnis aufeinander abgestimmt waren. Bremsend wirkten demgegenüber Dogmen, Vorurteile, Modetrends und schlichte Resignation.

Unverändert blieb über all die Jahre die pathologische Herausforderung des Magenkrebses: Das heißt, eine umschriebene Erkrankung der Magenschleimhaut, die uni- oder multizentrisch beginnen kann. Sie dehnt sich mit unterschiedlichem Tempo aus, dringt in die Wandschichten des Magens ein und bildet örtliche oder ferne Tochtergeschwülste. Unbehandelt führt der Magenkrebs, wie bereits von Kroenlein 1902 erkannt, nach durchschnittlich 5–30 Monaten zum Tod [16, 29, 58, 59].

Gelingt die Entfernung der Geschwulst noch in der Phase der umschriebenen Ausdehnung, ist der Patient geheilt. Dies ist die Basis jeglicher chirurgischer Therapie des Magenkarzinoms, sie gilt heute unverändert wie vor hundert Jahren.

Tabelle 1. Historisches zur Pylorusresektion

Merrem	1810	Erste Pylorusresektion an drei Hunden mit Erfolg
Torelli	1865	Tierversuche zur Pylorusresektion
Kußmaul	1869	Forderung nach chirurgischer Beseitigung der Pylorusstenose
Billroth	1876	Gewißheit geäußert, daß die Pylorusresektion gelingen muß
Gussenbauer und Winiwarter	1876	Versuche zur Pylorusresektion am Hund und an Leichen – termino-terminale Gastro-Duodenostomia superior
Kaiser/Czerny	1878	Fortführung der Tierversuche in der Billrothschen Klinik
Péan	9. 4. 1879	Erste Pylorusresektion am Menschen, termino-terminale Gastroduodenostomie 5 Tage überlebt
Rydygier	16. 11. 1880	Resektion eines Pyloruskarzinoms, termino-terminale Gastroduodenostomie, Patient überlebt 12 Stunden
Billroth	29. 1. 1881	Resektion eines Pyloruskarzinoms, termino-terminale Gastroduodenstomia superior 4 Monate überlebt

Die Entwicklung begann geradezu stürmisch. Noch vor der ersten klinischen Pylorusresektion durch Péan 1879, Rydygier 1880 und Billroth 1881 hatten Merrem 1810, Gussenbauer und Winiwarter 1876 und Kaiser und Czerny 1878 bereits erfolgreiche Tierversuche zur Pylorusresektion vorgenommen (Tabelle 1). Der klinische Erfolg aber war Billroth vorbehalten, der am 29. 1. 1881 die erste Magenresektion beim Karzinom durchführte. Bei der exzellenten Vorbereitung des Patienten war die Durchführung unproblematisch, nach 1½ Stunden Narkosezeit und unter Verwendung von über 50 Einzelknopfnähten zur Anastomosierung war

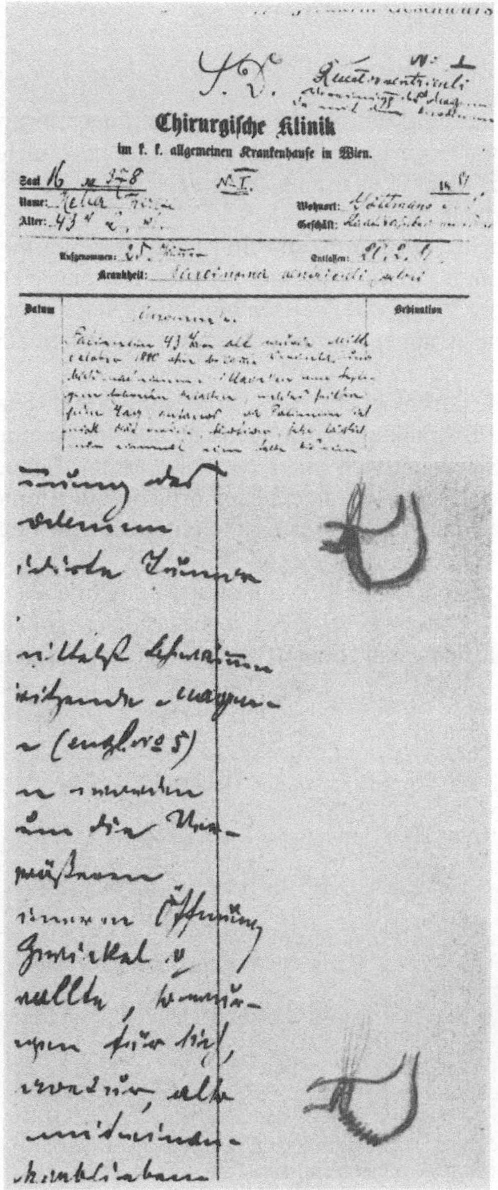

Chirurgische Klinik

im k. k. allgemeinen Krankenhause in Wien.

Saal

Name:

Alter:

Wohnort:

Geschäft:

Aufgenommen:

Entlassen:

Krankheit:

Datum

Ordination

Abb. 1. Originalzeichnung Th. Billroths zur ersten Magenresektion wegen Magenkarzinom

ein Kapitel Geschichte geschrieben. Billroth selbst sah seinen Erfolg als das Ergebnis nüchterner Planung an, in der gleichen Woche schreibt er an seinen Freund Hanslick: „Mein Magen hat mir manch schlaflose Nacht bereitet, doch wer die Natur studiert, den belügt sie nicht" (Abb. 1).

Allerdings war der Erfolg nur von kurzer Dauer, die Patientin wurde zwar nach 3 Wochen entlassen, starb aber im 4. Monat an den Folgen diffuser Metastasierung. Die nachfolgenden Eingriffe waren nicht vom gleichen Erfolg gekrönt, so starben die nächsten drei Patienten Billroths an den Folgen der Operation. Dennoch war gezeigt worden, daß das Prinzip der Pylorusresektion ein gangbarer Weg war, wenngleich doch zu einem hohen Preis. Die Letalität des Eingriffes lag in den ersten zwei Jahren bei 77%. Dies war auch der Grund für die zurückhaltende Einstellung mancher Kollegen gegenüber dem neuen Verfahren, über das sich, wie Billroth selbst sagte, „das Urteil, zumal der internen Kliniker, erst klären mußte" [8, 12, 17, 19, 51, 52, 62, 63, 72].

Voraussetzung rationaler Magenchirurgie war und ist die präoperative Diagnostik (Tabelle 2). Zwar war die Gastroskopie durch Kußmaul bereits beschrieben und hatte Mikulicz ein starres Gastroskop im gleichen Jahre eingeführt, doch verbot sich wegen der technischen Schwierigkeiten die breite Anwendung. So waren die Chirurgen im wesentlichen auf Auskultation von Passagegeräuschen, Palpation oder Gastro-Diaphanoskopie angewiesen. Erst mit Einführung des Magen-Röntgens durch Becher, Cannon 1898 und schließlich Holzknecht 1902 wurde die Magendiagnostik auf rationale Füße gestellt. Doch auch zu diesem Zeitpunkt war die Röntgenuntersuchung des Magens noch mit erheblicher Unsicherheit belastet, wie diese Röntgenaufnahmen von 1905 aus unserer Klinik dies zeigen (Abb. 2).

In der Zwischenzeit war das Verfahren der Wahl in der Behandlung des stenosierenden Magenkrebses, und nur dieser wurde behandelt, die Gastroenterostomie. Von Wölfler 1881 beschrieben, erfuhr sie in den nächsten Jahren eine außerordentliche Methodensprossung. Ob in vorderer, hinterer, antekolischer oder retrokolischer Form, die Gastroenterostomie wurde zum Standardverfahren in der Behandlung des Magenkrebses (Abb. 3, Tabelle 3).

Hieraus abgeleitet führte Billroth 1885 seine zweite Resektionsform ein, die sich vor allem bei großen resektablen Magentumoren bewähren sollte. Komplikationen der

Tabelle 2. Historische Entwicklung der Magendiagnostik

Kußmaul	1869	Erste Gastroskopie beim Menschen, Magenpumpe zur Magenentleerung
Ewald und Boas	1879	Testfrühstück mit diagnostischer Magenausheberung
von Mikulicz-Radecki	1881	Starres Gastroskop mit elektrischer Lichtquelle nach Leiter (1880)
Einhorn	1889	Gastrodiaphonoskopie
Toepfer	1894	Magensafttitration
Becher	1896	Magenröntgen mit Bleilösung beim Meerschweinchen
Cannon	1898	Magenröntgen mit Wismuthbrei beim Menschen
Kilian	1900	Über die Gastroskopie
Holzknecht	1902	Einführung des Magenröntgens in Deutschland

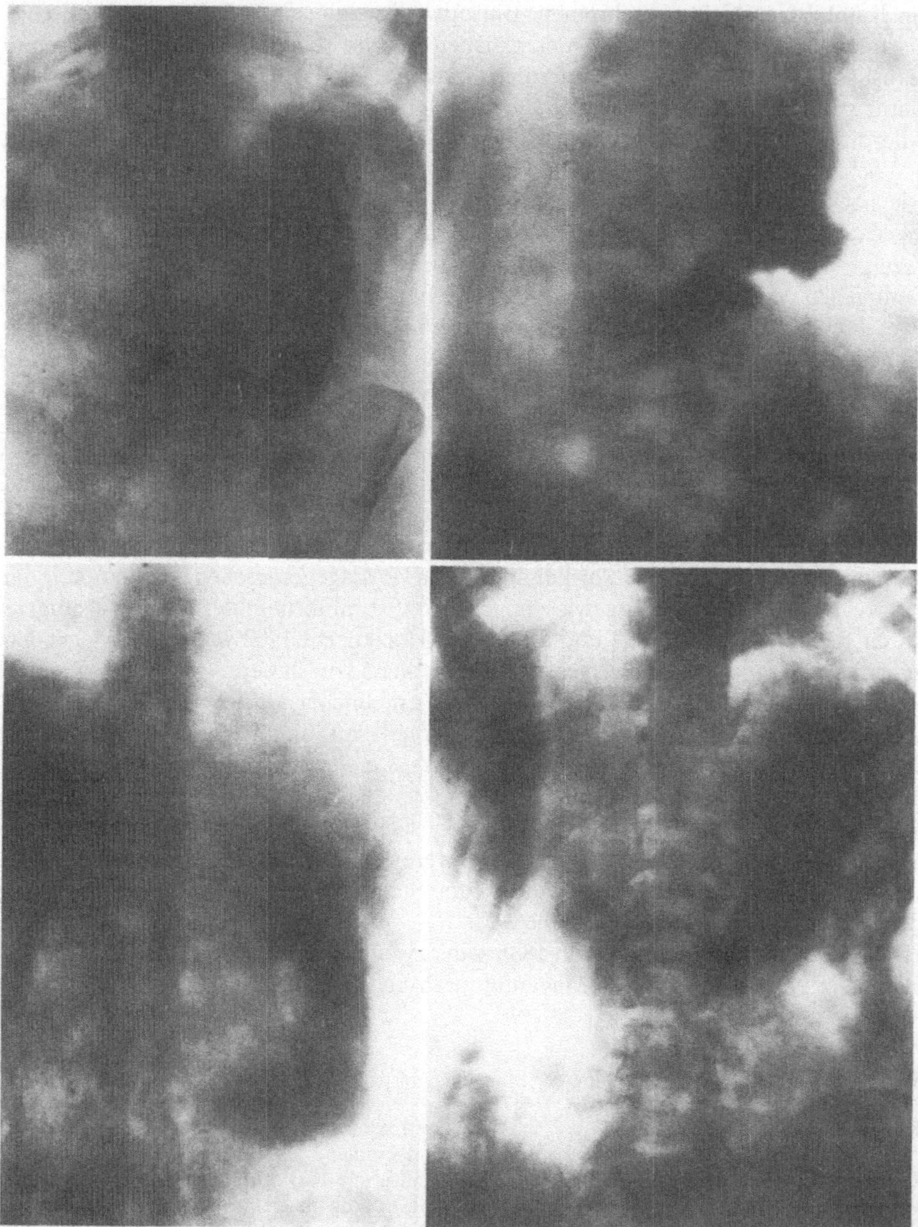

Abb. 2. Röntgenbilder von Magenkarzinomen am Allg. Krankenhaus Eppendorf 1905, F. Holzammer. Links oben: Pyrolus-Ca; rechts oben: Ca der großen Kurvatur; links unten: Ca der kleinen Kurvatur; rechts unten: Ca der Magenvorderwand

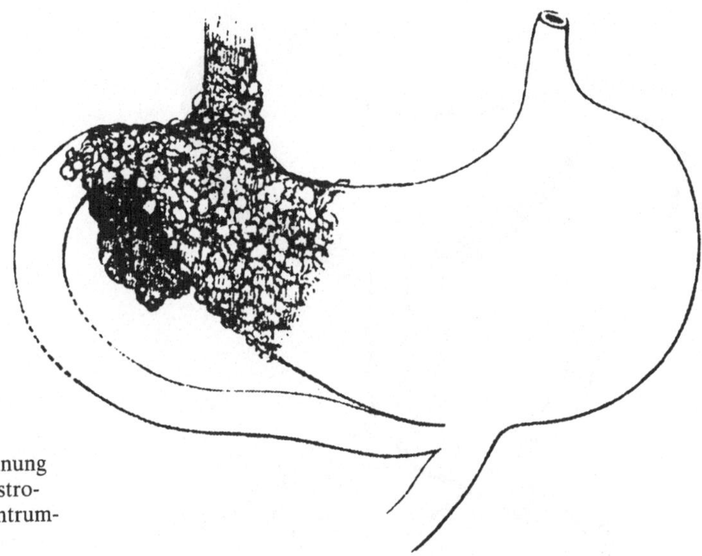

Abb. 3. Originalzeichnung Wölflers zur ersten Gastroenterostomie wegen Antrum-Karzinom

Tabelle 3. Historisches zur Gastroenterostomie ohne Resektion

Wölfler	28. 9. 1881	Auf Rat Nicoladonis bei inoperablem Antrum-Ca. Vordere antekolische GE
Lücke	1881–1884	2. erfolgreiche vordere antekolische GE
Courvoisier	1883	1. hintere retrokolische GE, ohne Erfolg
Lauenstein	1883	Bericht über Kompression des Kolons durch antekolische GE
Rydygier	13. 3. 1884	1. vordere antekolische GE bei stenosierendem Ulkus
v. Hacker	1885	1. erfolgreiche hintere retrokolische transmesokolische GE
Rockwitz	1886	Weiterentwicklung der Wölflerschen GE
Wölfler	1887	Hinweis auf eine ausreichend große Öffnung bei GE
Lauenstein	1891	Vorschlag einer Enteroanastomose
Braun	1892	Enteroanastomose zur Vermeidung des Duodenalrefluxes mit GE kombiniert

Gastroenterostomie, wie der gefürchtete Circulus vitiosus, veranlaßten Braun 1898 zur Propagierung der Enteroanastomose (Abb. 4).

Auch die Risiken des Verfahrens waren den Chirurgen der damaligen Zeit wohl vertraut, so die Wahl der falschen Schlinge in Form einer Gastro-Ileostomie, hier in einer Darstellung von Lauenstein. Zur Vermeidung des gefürchteten Nahtbruches empfahl Crède noch 1900 eine, wie er sich ausdrückte, Methode zur Vereinfachung der Gastroenterostomie durch Verwendung von Silberplatten zur Anastomosierung zwischen Magen und Darm.

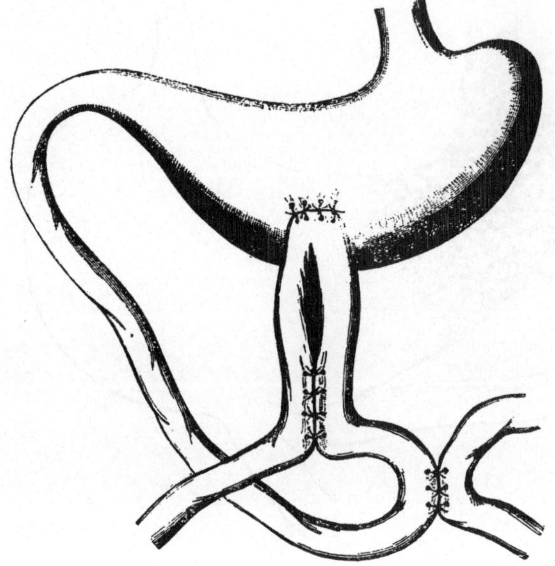

Abb. 4. Originalzeichnung Brauns zur Entero-Enteroanastomose nach GE

Tabelle 4. Historisches zur Keil- oder Segmentresektion

Billroth	1887	Erste Segmentresektion bei Ca.
v. Mikulicz	1897	Erste Segmentresektion bei Ulkus
Riedel	1904	Segment- und Querresektion bei Ulcus ventriculi
Payr	1910	Querresektion bei Ulkus
Clairmont	1916	Querresektion nach Riedel ist die beste Therapie des Ulcus ventriculi
Keppler/Erkes	1919	Empfehlung der Segmentresektion
Brütt/Kümmell	1921	Segmentresektion als Verfahren der Wahl bei Ulcus ventriculi

Für weniger riskant als die Pylorusresektion wurde die Segment- oder Keilresektion des Magens angesehen. 1887 bereits führte sie Billroth bei einem Karzinom an der kleinen Kurvatur durch, später wurde das Verfahren vor allem bei Ulcus ventriculi verwandt. Gesichtspunkte der Radikalität allerdings ließen die Keilresektion ausschließlich als Palliativverfahren gelten (Tabelle 4).

Ein weiteres Palliativverfahren, die Fistelung, sollte in den gleichen Jahren erstmals breitere Anwendung finden. Das bislang ungelöste Problem der Hautmazeration durch austretendes Magensekret führte zu zahlreichen, meist frustranen Versuchen einer künstlichen Ventilbildung. Zwar konnte Kaiser bereits 1878 über 30 Patienten mit einem Gastrostoma wegen Karzinom berichten, doch war das weitere Schicksal der Patienten aufgrund des unkontrollierten Magensaftverlustes desolat. Erst die von Witzel beschriebene Fistelung mit horizontalem Kanal gestattete eine breitere Anwendung der Magenfistel, zumal beim Kardiakarzinom (Tabelle 5).

Tabelle 5. Historisches zur Magenfistel

Schönborn	1877	Erfolgreiche Fistelanlage, Patient starb 3 Monate später an Verschluß-Schwierigkeiten
Trendelenburg	1878	Erfolgreiche Fistel beim Kinde mit lebenslanger Ernährung über Magenschlauch
Kaiser	1878	Statistik über 30 Fälle bei Karzinom
v. Hacker	1886	Versuch des Fistelverschlusses durch M. rectus
Girard	1888	Fistelverschluß durch Rektus-Kreuzung
Hahn	1890	Fistelverschluß durch Hinausleitung aus Interkostalraum
Witzel	1891	Fistelverschluß durch horizontalen Kanal

Tabelle 6. Vier Phasen der Karzinomchirurgie des Magens

	Op.quote	Letalität	5 JH (abs.)	5 JH (rel.)
1881–1930 „Pionier"	80%	30%	2%	7%
1931–1948 „Erprobung"	50%	23%	6%	16%
1949–1964 „Systematisierung"	70%	20%	10%	29%
1965 bis heute „Verfeinerung"	90%	16%	12%	34%

Resümiert man diese erste Pionierphase der Chirurgie des Magenkarzinoms, so ergibt sich folgende Bilanz (Tabelle 6):
Zwischen 1879 und 1897 wurden 92 Patienten operiert mit 56% Letalität. Zwischen 1888 und 1896 waren es bereits 173 Patienten bei einer Letalität von nur 21%. – Betrachtet man die Überlebensraten, so liegen bis 1896 gesicherte Angaben über 24 Patienten vor. 14 lebten 2–4 Jahre, drei 4 Jahre, fünf über 5 Jahre und zwei über 8 Jahre nach der Magenresektion. Damit hatte die Magenchirurgie innerhalb von 15 Jahren bereits bedeutende Fortschritte erzielt, offene Probleme blieben die Gastrektomie und die Kardiaresektion.
Trotz zahlreicher Tierversuche und eines ersten klinischen Versuchs am Menschen durch Connor 1884 galt die Gastrektomie bis 1896 gewissermaßen als Quadratur des Kreises. Ein magenloser Zustand wurde schlichtweg als nicht lebensfähig angesehen, und in der Tat war bei den Patienten von Langenbuch (1894) und Schuchardt (1895) trotz vermeintlich radikaler Resektion noch immer ein Stück Magen nachweisbar. – Die Entfernung des gesamten Magens sollte erst am 6. 9. 1897 durch Karl Schlatter in der Züricher Klinik gelingen (Tabelle 7).
Hierbei lag die Sensation weniger in der Anastomosierung als in der Tatsache eines lebensfähigen Zustandes mit der Möglichkeit der enteralen Ernährung und der regelrechten Verdauung nach Gastrektomie. – Die Rekonstruktion erfolgte als termino-laterale Ösophago-Jejunostomie in der auch heute noch gültigen Technik.

Tabelle 7. Historisches zur Gastrektomie

Kaiser	1876	Subtotale Gastrektomie am Hund, 5 Jahre Überlebenszeit
Connor	1884	erster erfolgloser Versuch am Menschen
Nicoladoni	1887	Idee der Kolonzwischenschaltung als Magenersatz
Monari/de Filippi	1892	Tierversuche zur Gastrektomie
Pachon, Carvallo	1893	Tierversuche zur Gastrektomie
Langenbuch	1894	Erfolgreiche subtotale Gastrektomie
Schuchardt	1895	Erfolgreiche subtotale Gastrektomie
Schlatter	6. 9. 1897	Erste erfolgreiche totale Gastrektomie mit antekolischer terminolateraler Ösophago-Jejunostomie

Tabelle 8. Nachbehandlung nach Gastrektomie (Schlatter, 1897)

6. 9.	Operation abends Cognac-Klysma mit 2 Eiern
7. 9.	Milch- und Cognac-Klysmen morgens / Tee und Milch abends per os
8. 9.	½ Glas Bordeaux per os
9. 9.	zweistündlich Milch, Eier, Wein
13. 9.	geschabtes Fleisch
26. 9.	halbes Poulet und 100 g Malaga

Besondere Sorgfalt verwandte Schlatter aber auf die Nachbehandlung seines Patienten. Dieser Eingriff, den er relativ eigenmächtig in Abwesenheit seines Chefs durchführte, mußte ein Erfolg werden. Ganz wesentliche Voraussetzung hierfür war nach seiner Auffassung der postoperative Nahrungsaufbau, der dem Verlust an Reservoirfunktion, an Salzsäure und Pepsin und proportionierter Entleerung Rechnung tragen sollte. In diesem Bemühen machte er seinen Patienten fast zum Alkoholiker. Bereits am Operationstag wurde mit Cognac-Klysmen begonnen, die am nächsten Tag fortgesetzt und am 2. Tag durch Bordeaux ersetzt wurden. Am 3. Tag wurde die Weinsorte gewechselt und Milch und Eier oral zugeführt, ein Regime, das sich an den folgenden Tagen fortsetzte. Noch in der dritten Woche achtete Schlatter sorgfältig auf die Einhaltung des kalorischen Intakes durch die Verabreichung eines halben Poulets und von 100 g Malaga (Tabelle 8).

Dieses sorgfältige Ernährungsregime führte dazu, daß der Patient innerhalb weniger Wochen mehrere Kilo zunahm und im besten Befinden nach Hause ging. Um so enttäuschter war Schlatter, als der Kranke nach eineinhalb Jahren infolge diffuser Metastasierung an hochgradiger Kachexie verstarb. Auch in seinem Schlußbericht sieht sich Schlatter veranlaßt, darauf hinzuweisen, daß dieser Zustand Folge der Tumorkachexie und nicht einer mangelhaften Ernährungssituation ist.

Die letzte große Station in der Chirurgie des Magenkrebses blieb die Resektion der Kardia. Nach Vorversuchen an Leichen und Hunden durch Levy 1894 gelang 1908 Voelker erstmals die erfolgreiche Kardiaresektion über einen abdominellen Zugang. Hierbei erfolgte die postoperative Ernährung über eine Witzel-Fistel. Die transpleurale transperitoneale Kardiaresektion gelang dann erstmals 1916 Zaaijer in

Tabelle 9. Historisches zur Kardiaresektion

Levy	1894	Kardiaresektion an Leichen und Hunden
v. Mikulicz	1896	Erste erfolglose Versuche einer Kardiaresektion am Menschen mit abdominellem Zugang
Wendel	1907	Erfolgloser Versuch des transthorakalen Vorgehens mit Murphy-Knopf
Voelker	1908	Erste erfolgreiche Kardiaresektion mit abdominellem Zugang Kombination mit Witzel-Fistel
Kümmell	1909	Zweite erfolgreiche Kardiaresektion
Zaaijer	1913	Transpleurale transperitoneale Kardiaresektion mit Gastrostomie und axillärem Ösophagostoma
Heyrowsky	1913	Umgehungs-Ösophago-Gastrostomie

Leiden mit einem zweizeitigen Vorgehen, auch wiederum mit Magen- und Ösophagusfistelung (Tabelle 9). Damit waren die Grundlagen der Chirurgie des Magenkrebses gelegt. Die Pionierphase ging ihrem Ende entgegen, um 1930 in der ersten direkten transthorakalen Ösophago-Gastrostomie durch Ohsawa und 2 Jahre später Sauerbruch endgültig abgeschlossen zu sein.

100 Jahre Chirurgie des Magenkarzinoms lassen sich cum grano salis einteilen in 4 Phasen: Die Pionierzeit 1881–1930, die Erprobung 1930–1948, die Systematisierung 1949–1964 und die Verfeinerung ab 1965. Betrachtet man in dieser Pionierphase die Operationsquote (Tabelle 10) des Magenkarzinoms, so liegt sie bei 80%, die Letalität bei 30%, die absolute 5-Jahres-Heilung bei 2% und die relative 5-Jahres-Heilung bei 7%. Dieser Phase schloß sich an die Erprobung der neuen Prinzipien mit einer Reduktion der Operationsquote auf 50%, einer Senkung der Letalität, einer Besserung der 5-Jahres-Heilung sowohl absolut als auch relativ auf 6 bzw. 10%. Mit Ende der vierziger Jahre begann dann die Systematisierung der Operationsprinzipien. Hierbei wurde die Operationsquote wieder gesteigert, die Letalität nahm weiter ab, die 5-Jahres-Heilung sowohl absolut als auch relativ besserte sich auf 10 bzw. 29%. Seit 1965 schließlich befinden wir uns in einer Phase der operationstechnischen Verfeinerung mit einer weiteren Zunahme der Operationsquote, einer Senkung der Letalität und Besserung des 5-Jahres-Ergebnisses sowohl absolut als auch relativ gesehen. Wenn man diese hundert Jahre zusammenfaßt, so kann man sagen, daß die Operationsquote nach einem vorübergehenden Rückgang in der Phase der Erprobung wieder auf den Ausgangswert zurückgekommen ist, die Letalität sich praktisch halbiert hat, die 5-Jahres-Heilung sich aber vervielfacht hat [5, 6, 12, 13, 18, 19, 20, 32, 47, 58, 59, 72].

Fortschritte lagen und liegen vor allem im technischen Detail, so wie z. B. die Jejunum-Interposition nach Longmire als operativ-taktische Maßnahme, in der Anästhesie, im Nahtmaterial, in der Verwendung von Nahtgeräten, in Fortschritten der Asepsis und Antisepsis, um nur das Wichtigste zu erwähnen [11, 16, 19, 41, 49, 59, 63, 66, 69, 71].

Dies drückt sich auch aus in der Resektionsquote, die von anfänglich durchschnittlich 85% auf 64% in der Erprobungsphase, auf 55% in der Phase der Systematisierung zurückgefallen war. Heute hat die Resektionsquote wieder absolut zugenom-

Tabelle 10. Resektionsquote bei Magenkarzinom

	Zeitraum	Patienten	%
1881–1930			
Schönholzer	1881–1903	214	81,1
Stich	1889–1903	133	83,7
Horst	1912–1919	162	77,9
Pack, McNeer	1910–1930	272	97,1
Abrahamson	1919–1938	444	94,6
			ca. 85%
1931–1948			
Oppolzer	1926–1934	859	63,3
State, Wangensteen	1936–1945	586	47,8
Haeffner	1936–1948	1473	45,6
Pack, McNeer	1937–1941	278	73,7
Welch	1927–1941	1066	67,9
			ca. 65%
1949–1964			
Denck	1933–1955	1429	56,8
Olsson	1937–1951	464	56,7
Ungeheuer	1949–1956	656	60,2
Welch	1947–1956	637	52,6
Spath	1946–1960	947	57,9
			ca. 55%
1965 bis heute			
Pichlmayr	1968–1972	282	66,3
Pichlmayr	1973–1977	506	70,4
Feifel	1971–1977	763	52,0
Gall	1949–1964	1165	46,7
Gall	1969–1976	853	53,5
Gall	1977–1981	647	62,0
			165% und zunehmend

men, wie sich dies in den Angaben vieler Kliniken [14a, 48, 59] eindeutig nachweisen läßt. Aber auch das Spektrum der kurativen Eingriffe unterliegt einem Wandlungsprozeß. Lag in großen Kliniken mit umfangreichem Patientengut noch zwischen 1949 und 1964 der Anteil der distalen Resektion bei knapp 64%, so betrug er 1977–1981 nur noch 33,3% [14a]. Gleichzeitig hat sich die Zahl der Gastrektomien mehr als verzweifacht. Auch der Sekundäreingriff am operierten Karzinom-Magen zeigt eine zunehmende Tendenz. Zusätzlich wird die Tendenz offensichtlich, daß sich prinzipielle „Gastrektomisten" mit den „Resektionisten" bei einem realistischen Mittelwert von ca. ⅔ Gastrektomieanteil treffen [49]. Das Rationale dieser Entwicklung ist nicht zuletzt die Tatsache, daß in allen Kliniken die Letalität der resezierenden Karzinom-Chirurgie am Magen deutlich abnimmt. Dies betrifft relativ gleichförmig alle Kliniken, und zwar sowohl die distale Resektion, die Kardiaresektion als auch die Gastrektomie. Die Letalitätsquote der resezierenden Maßnahmen hat sich innerhalb von 30 Jahren mehr als halbiert (Tabelle 6) [1, 15, 16, 19, 20, 24, 30, 37, 41, 48, 71].

Diese Tendenz läßt sich in allen Kliniken beobachten, vor allem natürlich dort, wo große Erfahrungen vorliegen mit der Möglichkeit zur Systematisierung der Operationstechnik. Von zunehmender Bedeutung sind hierbei auch die präoperative Hyperalimentation, die Verwendung resorbierbarer Fäden oder von Nahtapparaten, die Antibiotika-Prophylaxe sowie verbesserte Anästhesie und Nachsorge [1, 24, 27, 30, 41, 42, 43, 48, 62, 65, 71]. Dieser allgemeine Trend ist die Begründung für die großzügige Anwendung resezierender Operationstechniken beim Magenkarzinom auch als Palliativmaßnahme. Häring und Mitarbeiter konnten zeigen, daß derartige „ultima ratio-Eingriffe" durchaus eine bessere Überlebenswahrscheinlichkeit haben können als die vom Operationsrisiko gleichwertigen Palliativmaßnahmen.

Diese Zahlen sind Ausdruck einer Neuorientierung in der Chirurgie des Magenkarzinoms. Sie war notwendig, um die Stagnation und Resignation in der Mitte der 60er Jahre zu überwinden. Neue Orientierungspunkte waren die pathologisch-anatomische Klassifikation nach Laurén in den diffusen und den intestinalen Typ (1965) mit dem Nachweis einer prognostischen Relevanz. – Auch wurde die außerordentliche Bedeutung des Frühkarzinoms erkannt mit bis dahin unglaublich guten 5- und 10-Jahres-Ergebnissen [47, 68, 70, 73]. Damit wurde eine alte Forderung Billroths erfüllt [68, 70], die Endoskopie leistete hierbei Patenstellung.

Ein weiterer Schritt war die Entwicklung von Tumormarken (CEA) wie auch große kontrollierte multizentrische Studien zur adjuvanten Chemotherapie. Beides war vom Konzept her verheißungsvoll, in der Praxis aber bis auf einige Kasuistiken eher enttäuschend [3, 14, 16, 53, 55].

Von hervorragender Bedeutung aber wurde die Erkenntnis von der Bedeutung der perigastralen Lymphknoten und dem prognostischen Gewinn einer systematischen Lymphadenektomie [1, 20, 22, 28, 44, 49, 54, 58, 62, 66]. Die traditionelle Fokussierung auf das Magenorgan wich einer Gesamtsicht, die TNM-Klassifikation objektivierte die naive Erfahrung [22]. – Wir sollten bei der Diskussion all dieser Fakten aber auch einen Sachverhalt nicht vergessen, der ebenso entscheidend die Chirurgie des Magenkarzinoms verändert hat. Schon lange behandeln wir nicht mehr die gleichen Patienten wie Billroth. Lag die durchschnittliche Lebenserwartung der deutschen Bevölkerung bis 1900 noch bei 40 Jahren, so hat sie sich bis heute annähernd verdoppelt. Operierte Billroth noch überwiegend um 40jährige Patienten, so ist das Hauptkontingent unserer Patienten nunmehr über 60 Jahre alt. Die allgemeine Abnahme der Inzidenz des Magenkarzinoms betrifft damit vor allem die unter 60jährigen. Durch zunehmende Überalterung nimmt die absolute Sterblichkeit bei den über 60jährigen in den letzten 25 Jahren nur sehr viel geringer ab [13].

Tabelle 11. Prämissen der Karzinomchirurgie am Magen (Billroth und Winiwarter, 1889)

- präoperative roborierende Vorbereitung
- Frühdiagnose
- hist. Klassifizierung jeden Magentumors
- Resektion im Gesunden
- definierte Sicherheitszonen
- Entfernung aller regionären LK (auch wenn nicht vergrößert)
- langfristige Dokumentation der Befunde

Anders ausgedrückt, hat sich z. B. an unserer Klinik seit 1952 der Anteil der unter 60jährigen mit einem Magenkarzinom halbiert, die Chirurgie des Magenkarzinoms ist immer mehr zur Alterschirurgie geworden [13]. Gerade für diese Gruppen sollten jene Prämissen gelten, die Billroth und Winiwarter 1889 bereits aufstellten (Tabelle 11).

Literatur

1. Allgöwer M, Neff U (1982) Operative Verfahrenswahl beim fortgeschrittenen Magenkarzinom. Langenbecks Klin Chir 358:79
2. Anschütz W (1928) Aussicht der palliativen Resektion des Magenkarzinoms. Zbl Chir 55: 2827
3. Barber KW jr, Remine WH, Priestly JT, Gage RP (1963) A critical evaluation of total gastrectomy. Arch Surg 87:23–34
4. Bartsch WM, Schreiber HW (1967) Magenresektion und Eiweißstoffwechsel. Langenbecks Arch Klin Chir 319:281
5. Beatson GT (1926) Carcinoma of the stomach after gastrojejunostomy. Brit med J I:15
6. Berkson J Statistical Summary. In Remine WH, Priestly JT, Berkson J (1964) Cancer of the stomach. p 228 Philadelphia and London Saunders WB Comp
7. Berndt H (1963) Die Pathogenese der agastrischen Dystrophie. Chirurg 34:298
8. Billroth TH, Winiwarter A von (1896) Die allgemeine chirurgische Pathologie und Therapie. Reimer G Berlin, 10. Auflage 923
9. Borrmann R (1901) Das Wachstum und die Verbreitungswege des Magenkarzinoms. Mitt Grenz geb Med Chir Suppl 13:331
10. Borrmann R (1926) Geschwülste des Magens und Duodenums. In: Hdb d spez pathol Anatomie und Histologie, Bd IV, hsg von Henke F, Lubarsch O; Springer Berlin
11. Brunschwig A (1948) Pancreato-total gastrectomy and splenectomy for advanced carcinoma of the stomach. Cancer (Philadelphia) 1:427
12. Czerny V (1884) Demonstration von Magenresektionspräparaten. Verh Dtsch Ges Chir 13:II 215
13. Effenberger TH, Schumpelick V (1984) Magenchirurgie im Alter. Zbl Chirurgie 109:338–346
14. Fölsch E, Winter C (1980) Chemotherapie des fortgeschrittenen Magenkarzinoms. In ,,Das Magencarcinom" Hrsg Beger HG et al, Thieme

14.a Gall FP, Altendorf A, Hermanek P, Gentsch HH (1982) Chirurgische Therapie des Magenkrebses. Stagnation oder Fortschritte. Fortschr Med 100:1876–1882

15 Gütgemann A, Schreiber HW, Bernhard A (1963) Erfahrungen mit der totalen Gastrektomie. Langenbecks Arch Klin Chir 303:73–93

16. Gütgemann A, Schreiber HW (1964) Das Magenkardia-Karzinom. Enke F Stuttgart (weiterführende Literatur)
17. Gussenbauer C, Winiwarter A (1876) Die partielle Magenresektion. Arch Klin Chir 19:347
18. Häring R (1964) Chirurgie der kardianahen Magenkarzinome, Ergebnisse. Chir Orthop 46:1
19. Häring R, Karavias Th, Konradt J (1980) Resignation oder ,,ultima ratio Eingriffe beim fortgeschrittenen Magenkarzinom?" In: Das Magencarcinom, Hrsg Beger HG et al, Thieme
20. Herfarth CH, Merkle P, Schlag P (1981) Magenkarzinom. Chirurg 52:193
21. Hermanek P (1973) Frühdiagnose und Frühbehandlung des Magenkrebses. Münch Med Wschr 115:1509
22. Hermanek P (1982) Chirurgische Pathologie – TNM-System. Langenbecks Arch Klin Chir 358:57
23. Hoffmann V (1922) Eine Methode des ,,plastischen Magenersatzes" Zbl Chir 49:1477
24. Kieninger G, Koslowski L, Kummer D (1981) Magenersatz durch isoantiperistaltische Jejuninterposition. Chirurg 52:585
25. Kirschner M (1920) Ein neues Verfahren der Ösophagusplastik. Verh Dtsch Ges Chir 20 (II):116
26. Konjetzny GE (1938) Der Magenkrebs. Enke F Stuttgart

27. Kümmell H (1896) Über die Anwendung des Murphyschen Knopfes bei der Operation des Magenkarzinomes und über Frühoperation desselben. Verh Dtsch Ges Chir 25 (II):145
28. Kümmerle F (1982) Allgemeine und taktisch technische Prinzipien. Langenbecks Arch Klin Chir 358:65
29. Kroenlein R (1902) Über den Verlauf des Magenkarzinomes bei operativer und nicht operativer Behandlung. Eine Bilanzrechnung. Verh Dtsch Ges Chir 31 (II):88
30. Lahey FH (1949) Total gastrectomy. Surg Clin N Am 29:739
31. Lauren P (1965) The two histological main types of gastric carcinoma: diffuse and so-called intentinal-type carcinoma. Acta path microbiol scand 64:31
32. Lefèvre H (1947) Cancer de ventre et ganglion perioesophagien gastrectomie totals. Mèm Acad Chir 73:226
33. Lefèvre H, Lortat-Jacob JL (1950) Indications et résultats de la gastrectomie totale dans le cancer de l'estomac. Rapp 53, Congr Franc Chir, Paris
34. Levy W (1898) Versuche über die Resektion der Kardia. Langenbecks Arch Klin Chir 56:4
35. Longmire WP jr (1947) Total gastrectomy for carcinoma of the stomach. Surg Gyn Obstetr 84:21
36. Longmire WP jr, Beal JM (1952) Construction of a substitute gastric reservoir following total gastrectomy. Ann Surg 158:637
37. Longmire WP jr (1977) Gewandelte Aspekte des Magenkarzinoms. Münch Med Wschr 119:613
38. Marshall SF, Brown LH (1947) Total gastrectomy. Surg Clin N Amer 27:671
39. Mikulicz J v (1898) Beiträge zur Technik der Operation des Magen-Carcinoms. Verh Dtsch Ges Chir 27 (II):252
40. Mikulicz J v (1901) Chirurgische Erfahrungen über Magen-Carcinome. Ref Verh Dtsch Naturforscher u. Ärzte, Hamburg
41. Nakayama K (1958) Die Geschichte der totalen Magenresektion beim Magenkarzinom. Chirurg 29:1
42. Nissen R (1937) Die transpleurale Resektion der Kardia. Dtsch Z Chir 249:311
43. Nissen R (1956) Eine einfache Operation zur Beeinflussung der Refluxösophagitis. Schweiz Med Wschr 86:590
44. Nissen R (1965) Eingriffe an Magen und Duodenum. In: Intra- und postoperative Zwischenfälle. Bd II, Thieme Stuttgart 51
45. Pack GT, Mc Neer G (1943) Total gastrectomy for cancer. Surg Gyn Obstetr 77:265
46. Peiper HJ, Siewert R (1978) Magenersatz. Chirurg 49:83
47. Pichlmayr R, Büttner D, Meyer HJ (1977) Das Magenkarzinom. Dtsch Ärztebl 42:2505
48. Pichlmayr R (1984) Gastrektomie beim Magencarcinom. Editorial Langenbecks Arch 362:75–77
49. Remine WH, Priestly JT, Berkson J (1964) Cancer of the stomach. Philadelphia London: WB Saunders Comp.
50. Roux C (1907) L'oesophago-jejuno-gastrostomose nouvelle operation pour retricement infrachissible de l'oesophage. Sém méd 27, Paris 37
51. Rydigier N (1901) Meine Erfahrungen über die von mir seit 1880 bis jetzt geführten Magenoperationen. Dtsch Z Chir 58:197
52. Schlatter C (1897) Über Ernährung und Verdauung nach vollständiger Entfernung des Magens beim Menschen – Oesophagoenterostomie. Bruns' Beitr Klin Chir 19:757
53. Schreiber HW, Bartsch WM (1959) Magenkarzinom und Blutgruppe. Bruns' Beitr Klin Chir 198:13
54. Schreiber HW, Bartsch WM (1963) Lymphozyten und Magenkrebs. Chirurg 34:71
55. Schreiber HW, Bartsch WM (1964) Anamnesedauer und Überlebenszeit beim Magenkarzinomkranken. Zbl Chir 89:460
56. Schreiber HW, Bartsch WM, Siedek M (1964) Serumeiweiß und Prognose beim Carcinom. Langenbecks Arch Klin Chir 307:355
57. Schreiber HW, Bartsch WM, Tippelmann W, Rüdig H (1965) Operationsdauer und Operationsrisiko. Langenbecks Arch Klin Chir 310:53
58. Schreiber HW (1971) Radikalität und pathophysiologische Gesichtspunkte bei der Resektion des Magenkarzinoms. Langenbecks Arch Chir 329:833

59. Schreiber HW, van Ackeren H, Kortmann KB, Schumpelick V (1978) Radikalitätsprinzipien in der Chirurgie des Magenkarzinoms. Langenbecks Arch Chir 347 (Kongreßbericht)
60. Schreiber HW, Eichfuß HP, Schumpelick V (1978) Magenersatz. Chirurg 49:72
61. Schreiber HW (1981) Was gibt es Neues in Diagnostik und Therapie des Ösophagus- und Kardiakarzinoms? Langenbecks Arch Chir 355:81
62. Schreiber HW (1982) Wo steht die Karzinomchirurgie des Magens 100 Jahre nach der ersten erfolgreichen Magenresektion durch Theodor Billroth? Langenbecks Arch Chir 358:53
63. Schumpelick V, Farthmann E, Schreiber HW (1976) Chirurgie des Magens – Historisches und Entwicklungstendenzen. Med Welt 27:2349 (Ausführliche weiterführende Literatur)
64. Schwemmle K (1980) Contra totale Gastrektomie beim Magenkarzinom. Therapiewoche 30:8557
65. Siewert JR, Peiper HJ, Jennewein MH, Waldeck F (1973) Oesophago-Jejunoplication. Chirurg 44:115
66. Tomoda M (1952) Technik der totalen Gastrektomie mit Ersatzmagen. Chirurg 23:264
67. Tomoda M (1959) Über die totale Gastrektomie. Chirurg 30:385
68. Versé M (1908) Über die Histogenese der Schleimhautcarcinome. Verh Dtsch Path Ges 12:95
69. Wachsmuth W (1955) Kritisches zur Frage der totalen Gastrektomie. Dtsch Med J 6:1
70. Wiendl HJ (1975) Zur Frühdiagnose des Magenkarzinomes. Enke F Stuttgart
71. Winkelbauer A (1959) Die chirurgische Therapie des Magenkarzinoms. Krebsarzt 14:436
72. Wölfler A (1896) Über Magen-Darm-Chirurgie. Zentralbl Chir 23:95
73. Yamada E, Nakazato H, Koike A, Suzuki K, Kato K, Kito T (1974) Surgical results for early gastric cancer. Intern Surg 59:7
74. Zaijer H (1913) Erfolgreiche transpleurale Resektion eines Kardiakarzinoms. Bruns' Beitr Klin Chir 83:416

Stadiengerechte Chirurgie: Magenresektion und Relation zur Lokalisation, dem Tumortyp und der Ausdehnung

H. HAMELMANN, A. THIEDE, K.-H. FUCHS

Einleitung

Die Kieler Arbeitsgruppe zur Behandlung der Magenkarzinome gehört aus Gründen des operativen Risikos, aber auch aus Gründen der postoperativen Lebensqualität zu den Verfechtern der Gastrektomie „de necessite". Die in den letzten Jahren zunehmenden Kenntnisse zur Tumorpathologie wie Lokalisation, Typing, Grading bei Adenokarzinomen und Staging werfen immer wieder die Frage auf, wann sind eingegrenzte Magenresektionsverfahren noch erlaubt und wann ist unter Einschluß des höheren operativen Risikos und der schlechteren Lebensqualität eine Gastrektomie erforderlich. Um in diesem Spannungsfeld Antworten und Konzepte zu finden, bedarf es der systematischen Analyse der einzelnen Parameter und einiger z. T. auch einfacher Definitionen.

Definition und historische Entwicklung

Die Magenresektion wird entweder total oder subtotal durchgeführt. Die totale Magenresektion entspricht dann der Gastrektomie, während bei der subtotalen Resektion zwei Möglichkeiten in Betracht zu ziehen sind, die proximale und die distale Magenresektion. Hierbei hat sich jedoch gezeigt, daß die funktionellen Folgen der proximalen Magenteilresektion so ungünstig sind, daß diese Form der Magenteilresektion praktisch verlassen worden ist. Es ist in diesen Fällen aus tumorpathologischen und aus funktionellen Gründen günstiger, eine totale Magenresektion durchzuführen, so daß in der Praxis nur noch die totale Magenresektion und die distale Magenteilresektion heute zum Einsatz kommen sollten. Die Abgrenzung dieser beiden Formen gegeneinander soll in dieser Arbeit vorgenommen werden.

Die distale Magenresektion ist schon zu Ende des letzten Jahrhunderts in die praktische Chirurgie, vor allem von Billroth, eingeführt worden. Durch Chirurgen des letzten Jahrhunderts wie Péan, Rydygier, Wölfler, Braun und Roux sind eigentlich alle Schritte der distalen Magenresektion klinisch etabliert worden und werden heute in der einen oder anderen Variante noch ausgeführt. Selbst die Bedeutung der Lymphabflußwege für die Metastasierung wurde bereits zu Beginn dieses Jahrhunderts entdeckt, jedoch von den Japanern in den 50er Jahren neu aufgegriffen und dann allerdings sehr systematisch untersucht.

Tabelle 1. Prädisponierung zum Magenkarzinom durch

Adenomatöse Magenpolypen (> 2 cm)	30%
Magengeschwür	5%
Perniziöse Anämie	10%
Achlorhydrie	10%
Chronisch-atropische Gastritis	?
Metaplasie	?

DUPONT: Current Problems Cancer 4, 25 (1980)

Prädispositionsfaktoren zum Magenkarzinom

Tabelle 1 zeigt eine Auflistung der Prädispositionsfaktoren zum Magenkarzinom. Adenomatöse Magenpolypen über 2 cm Größe werden in 30% zum Malignom. Magengeschwüre sind in 5% zu nennen, perniziöse Anämie in 10%, Achlorhydrie in 10%, während die genaue Beziehung zwischen chronisch-atrophischer Gastritis und der Metaplasie immer wieder diskutiert wird, aber bislang nicht ganz eindeutig geklärt ist [16].

Diagnostik

Die diagnostischen Verfahren und Schritte zur Erkennung und Präzisierung der Ausbreitung eines Magenkarzinoms haben in den letzten Jahren doch einen nicht unerheblichen Wandel erfahren. Nur die beiden wichtigsten diagnostischen Verfahren sollen hier aufgeführt werden. Magen-Darm-Passage und Doppelkontrast ermöglichen eine Treffsicherheit von 85%, Magen-Darm-Passage und Zytologie eine solche von 91%, Endoskopie und Mehrfachbiopsie jedoch eine Treffsicherheit von 98,8% [10, 11]. Auch wenn dies Einzelangaben aus hochspezialisierten Zentren sind, so ist auch ein eindeutiger Trend erkennbar, daß die Endoskopie mit der Mehrfachbiopsie den anderen Verfahren überlegen ist und heute an erster Stelle der Magenkarzinom-Diagnostik stehen sollte. Tabelle 2 zeigt eine Auflistung der wichtigen Informationen, die die moderne Diagnostik liefern muß.

Tabelle 2. Welche Information sollte die Diagnostik erbringen?

1. *Frühkarzinom* (definiert nach der Jap. Ges. f. Endoskopie)
   = Tiefenpenetration in Mukosa oder Submukosa (T_1), nur histologisch möglich
   Typen: I, IIa, b, c, III und Kombinationen
2. *Spätformen* (T_2 T_4) Borrmann-Klassifikation (Makrosk.)
   I polypös, II ulzeropolypös, III ulzerös, IV diffus infiltrierend
3. *Laurén-Klassifikation* { intestinaler Typ / diffuser Typ }
   histologisch definiert, biologisch und prognostisch relevant

Tumortyping beim Magenkarzinom makroskopisch – mikroskopisch

Was als Frühkarzinom zu bezeichnen ist, ist eine Frage der Definition. Wenn man nach den Definitionen der Japanischen Gesellschaft für Endoskopie vorgeht, so sind die Magenkarzinome als Frühkarzinome zu bezeichnen, die eine Tiefenpenetration in die Mukosa oder Submukosa aufweisen. Dies entspricht im TNM-Stadium der Bezeichnung T_1. Eine solche Klassifikation wird endoskopisch angestrebt, ist aber mit letzter Sicherheit natürlich nur histologisch möglich. Die einzelnen Typen sind folgendermaßen definiert:
Beim Typ I handelt es sich um eine Läsion, die lediglich eine Vorwölbung der Schleimhautoberfläche ohne Stiel beinhaltet. Typ II beinhaltet die flache, im Magenschleimhautniveau liegende Läsion und wird unterteilt in IIa, IIb, IIc, jeweils in Abhängigkeit zur Infiltration in die Submukosa. Beim Typ III schließlich handelt es sich um ulzeröse Läsionen, wobei die Defektbildung bis in die Submukosa reichen darf. Neben diesen Grundtypen sind weitere Kombinationen möglich.

Die Spätformen T_2 bis T_4 sind natürlich histologisch definiert, lassen sich aber auch makroskopisch durch die Borrmann-Klassifikation gliedern (Abb. 1). Dabei entspricht nach der Borrmann-Klassifikation Typ I dem polypösen Karzinom. Typ II

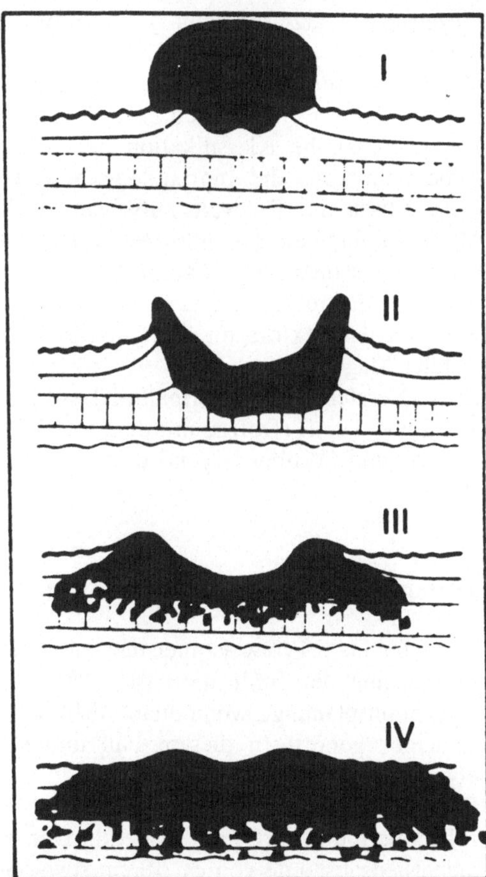

Abb. 1. Borrmann-Klassifikation
Typ I = polypöses Karzinom
Typ II = ulzeropolypöses Karzinom
Typ III = ulzeröses Karzinom
Typ IV = diffus infiltrierendes Karzinom

dem ulzeropolypösen, Typ III dem ulzerösen und Typ IV dem diffus infiltrierenden Karzinom. Diese rein makroskopisch definierte Klassifikation beinhaltet prognostisch und biologisch relevante Formationen. Je ulzeröser und stärker diffus infiltrierend ein Karzinom ist, desto schlechter ist die Prognose. Die makroskopische Borrmann-Klassifikation ist endoskopisch in den meisten Fällen durchführbar oder intraoperativ makroskopisch möglich.

Wenn man die WHO-Klassifikation (tubuläres, papilläres und muzinöses Adenokarzinom, Siegelringzell- und undifferenziertes Karzinom) zugrunde legt, so hat diese Klassifikation keine statistische Signifikanz für die lymphogene Metastasierung.

In dem Augenblick jedoch, wo die Laurén-Klassifikation, die Einteilung in intestinalen und diffusen Typ [9], verwendet wird, besteht eine Beziehung zwischen der Zahl der Lymphknotenmetastasen und den beiden Typen. Es handelt sich dabei einerseits um den Intestinalzelltyp. Hierbei finden sich gut ausgebildete Drüsen mit Zylinderepithel, die dem intestinalen Epithel ähneln. Der Tumor weist einen relativ kompakten Bau auf und hat eine scharfe Begrenzung gegenüber der Umgebung. Hier sind nach Gall und Hermanek [4] bei 57% aller Karzinomträger Lymphknoten-Metastasen vorhanden.

Vom Intestinalzelltyp zu differenzieren ist der diffuse Typ, zu dem auch das Siegelringzellkarzinom zählt. Beim diffusen Typ kommen Karzinomzellen in einzelnen Strängen oder kleinen Nestern vor, die sich diffus in der Magenwand ausbreiten. Beim diffusen Typ ist die Abgrenzung gegen die Umgebung unscharf. Lymphknoten-Metastasen kommen in 72% vor.

Die histologische Klassifikation nach Laurén hat den Vorteil, daß sie nur zwei Typen aufweist, die morphologisch klar definiert sind und die biologisch und prognostisch eine Relevanz aufweisen [4, 5]. In der Häufigkeit ist mit über 50% von Magenkarzinomen des intestinalen Typs, 30% des diffusen Typs und 15% Mischtypen zu rechnen. Die Laurén-Klassifikation hat vor allem an den Kliniken, die nicht die Gastrektomie aus prinzipiellen Gründen vornehmen, die Bedeutung eines wesentlichen Faktors für die Entscheidung zwischen Gastrektomie und subtotaler distaler Magenresektion.

Beim Vergleich der Borrmann-Klassifikation und der Laurén-Klassifikation sind Typ I und Typ II (Borrmann) dem intestinalen Typ zuzuordnen, während Borrmann Typ III und IV überwiegend diffus infiltrierende Karzinome histologisch repräsentieren.

Therapeutische Konsequenz des Typing

Der intestinale Typ weist meistens eine niedrigere TNM-Tumorausbreitung auf. Die Begrenzung der Infiltration ist relativ scharf. Dieses hat Konsequenzen für die Operationsplanung, wenn man nicht zu den Anhängern der Gastrektomie „de principe" gehört. In diesem Fall umfassen die notwendigen Sicherheitsabstände etwa 6 cm.

Beim diffusen Typ ist der TNM-Ausbreitungsgrad höher, die Begrenzung der Infiltration unscharf und fließend. Das erfordert bei Magenresektionen größere Sicherheitsabstände von ca. 10 cm sowie Schnellschnittkontrollen. Da diese Sicher-

Tabelle 3. Peritumorale Sicherheitszonen in cm

Autoren	Jahr	intestiner Typ		diffuser Typ	
		oral	aboral	oral	aboral
T. Billroth	1881			1	1
F. Baumgartl, K. Kremer, H. W. Schreiber	1969	4	2	10	2
Th. Junginger, H. Pichlmaier	1980	5		5	
M. Allgöwer, U. Neff	1982	5	3	10	10
F. Kümmerle	1982	6–8	6–8	> 10	> 10
H. J. Peiper, H. J. Castrup	1982	5	3	> 8	> 8
Ch. Herfarth	1983	6	6	> 6	> 6
Kieler Klinik, H. Hamelmann	1983	6–8	6–8	10	10
				+ Schnellschnitt-kontrolle der Resektionsränder	

heitsabstände in situ erzielt werden, folgt in Praxis sehr häufig daraus, daß beim diffusen Typ eine Gastrektomie erforderlich ist, da die ausreichenden Sicherheitsabstände nicht erreicht werden können.

Wie Tabelle 3 zeigt, haben mit zunehmender Präzisierung der pathologisch-anatomischen Kenntnisse über das Magenkarzinom auch die Sicherheitsabstände zugenommen. Während Billroth noch von einem Sicherheitsabstand von 1 cm ausging, sind 1969 schon im Standardwerk von Baumgartl, Kremer und Schreiber [3] Sicherheitsabstände von 4 und 2 cm beim intestinalen Typ und 10 und 2 cm beim diffusen Typ angegeben. Junginger und Pichlmayr erhöhten den Sicherheitsabstand beim intestinalen Typ auf 5 cm, Allgöwer und Neff [1] gaben 5 und 3 cm beim intestinalen Typ und 10 cm beim diffusen Typ an. Die Angaben in den letzten Jahren von Kümmerle [8], Peiper [12], Herfarth und aus unserem Hause zeigen eigentlich eindeutig, daß die Sicherheitsabstände sowohl beim intestinalen Typ wie beim diffusen Typ zunehmend größer geworden sind und beim diffusen Typ sogar durch Schnellschnittkontrollen der Resektionsränder ergänzt werden sollten.

Natürlich ist, wenn man diese Entwicklung sieht, die Frage berechtigt, ob es nicht viel einfacher ist, von vornherein eine Gastrektomie ,,de principe“ durchzuführen, denn dann erspart man die zeitaufwendigen und umständlichen Prozeduren der Schnellschnittdiagnostik und Verwertung. Hier ist für uns jedoch z. Zt. das Argument der wesentlich schlechteren Lebensqualität nach Gastrektomie die Begründung, warum wir bisher an der Gastrektomie ,,de necessite“ festhalten.

Die aufgezeigten und erforderlichen Sicherheitszonen determinieren eindeutig, bei welcher Karzinomlokalisation eine distale Magenresektion und bei welcher eine totale Magenresektion erforderlich ist. Nur bei Lokalisation des Karzinoms im unteren und angrenzenden mittleren Drittel ist eine distale Magenresektion erlaubt, da die zuvor angegebenen peritumoralen Sicherheitszonen eingehalten werden müssen.

Tabelle 4. Sicherheit der Stadieneinteilung nach den C-Kategorien (nach UICC)

C_1 = Stadium ausschließlich durch klinische Untersuchungen bestimmt
C_2 = Stadium durch spezielle diagnostische Methoden präzisiert wie z. B. Rö., Endoskopie, Sonographie, CT
C_3 = Stadium nach chirurgischer Exploration
C_4 = Stadium nach chirurgischer Resektion und histologischer Aufarbeitung
C_5 = Stadium nach Autopsie

Tabelle 5. Fünf Klassifikationsschritte nach AJCC

c TNM = clinical diagnostic staging
s TNM = surgical – evaluate staging
p TNM = postsurgical resection – pathologic staging
r TNM = retreatment staging
a TNM = autopsy staging

Stagingprobleme

Für die gezielte Indikationsstellung zur Gastrektomie oder subtotalen distalen Resektion muß eine relativ genaue Stadieneinteilung erreicht werden. Der Grad der Stadieneinteilung kann nach den C-Kategorien beschrieben werden. Tabelle 4 zeigt die Definition der C-Kategorien (nach UICC 1978).
Nach der AJCC gibt es in der Chronologie 5 Klassifikationsschritte, die z. T. den C-Kategorien entsprechen (Tabelle 5). c-TNM bedeutet clinical diagnostic staging, s-TNM entspricht surgical evaluate staging, p-TNM entspricht post surgical resection oder pathologic staging, r-TNM gleich retreatment staging und a-TNM gleich autopsy staging. Bis auf das r-TNM (retreatment staging) bei Karzinomrezidiven entsprechen die anderen 5 Klassifikationsschritte im Prinzip den C-Kategorien.
Rhode [13] hat nach den bisher vorliegenden Ergebnissen der Validisierungsstudie (Tabelle 6) die C-Kategorien in Bezug zum TNM-System gesetzt. Der Tumor selbst wird schon durch die klinische Untersuchung allein möglicherweise faßbar, präzisiert wird die Tumorlokalisation, Tumorgröße und Tumorausdehnung durch die Zuhilfenahme spezieller diagnostischer Methoden wie Röntgen und Endoskopie.

Tabelle 6. Welche C-Kategorie erreicht im TNM-System eine relativ hohe Sicherheit? (nach Rhode et al., 1984)

	C_1	C_2	C_3	C_4	C_5
T	+	+++	(+)+++	++++	++++
N	–	–	++	(+)+++	++++
M	(+)	+	(+)+	(+)+	++++
	chirurgisch noch verwertbar				–

– keine Information, + geringe Information, ++ gut verwertbare Anhaltspunkte, +++ ausreichende Information, ++++ maximal erreichbare biologische Wahrheit

Die chirurgische Exploration vermag gelegentlich noch die endoskopisch und radiologisch erzielten Daten des T-Stadiums zu präzisieren. Wirklich sicher ist man hinsichtlich der T-Infiltrationstiefe jedoch nur, wenn eine definierte chirurgische Therapie erfolgt ist und das karzinomtragende Präparat sorgfältig histologisch aufgearbeitet ist. Hier ist durch eine Autopsie keine bessere Information erreichbar. Anders sieht die Situation schon aus, wenn der Lymphknotenbefall beschrieben werden soll. Hier kann lediglich die chirurgische Exploration oder die radikale Operation eine ausreichende Information erbringen, aber auch nach chirurgischer Exploration sind die Autopsieergebnisse präziser und lassen die biologische Wahrheit relativ exakt erkennen. Bei den Fernmetastasen zeigt selbst die chirurgische Exploration und die chirurgische Therapie, d. h. die Operation des Oberbauches mit Resektion des Tumors, keine ausreichenden Informationen, so daß für die chirurgische Therapie verwertbar nur das T- und N-Stadium mit einigermaßen ausreichender Sicherheit zur Verfügung steht. Fernmetastasen sind eigentlich nur durch die Autopsie mit ausreichender Sicherheit feststellbar. Aber für die chirurgische Therapie verwertbar sind natürlich nur die C_1- bis C_4-Kategorien.

Diskussion der Operationsstrategie

Während heute relativ exakt die Beziehung zwischen Tumorgröße, Tumorlokalisation, Tumorinfiltrationstiefe und dem Ausmaß der Resektion konzeptual definiert ist, ist das Ausmaß der Lymphadenektomie mit vielen Fragezeichen behaftet. Am stärksten wird in Deutschland die systematische Lymphadenektomie von Troidl

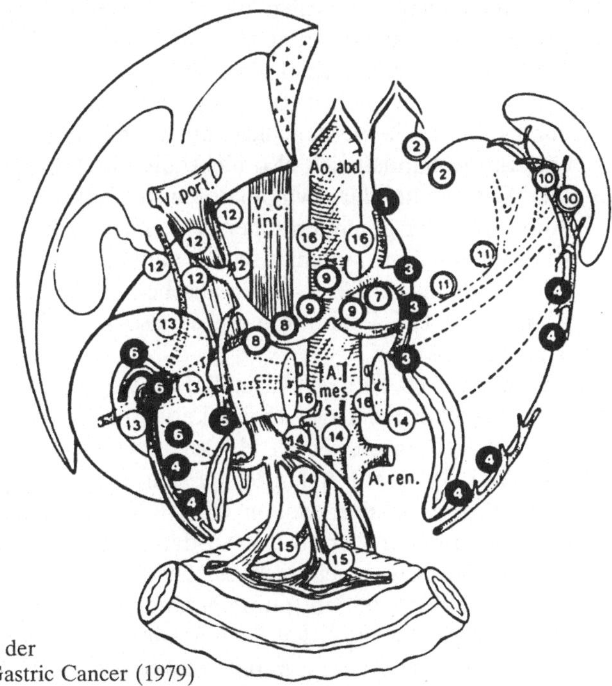

Abb. 2. Lymphknoten-Schema der Japanese Research Society for Gastric Cancer (1979)

[14, 15] gefordert, der sich den Ergebnissen und dem technischen Vorgehen der japanischen Chirurgen weitgehend verschrieben hat. Diese Vorschriften der Japanese Research Society for Gastric Cancer (1979) legen die Regeln für das chirurgische Vorgehen fest. In diesen Regeln sind im übrigen auch die Methoden veranschaulicht, mit denen die Pathologen das Resektat aufzuarbeiten haben, das der Chirurg entfernt hat (Abb. 2).
Jeder Lymphknoten hat eine Nummer und wird einer anatomischen Region zugeordnet. Der Lymphknoten Nr. 1 ist der rechte paracardiale, der Lymphknoten Nr. 2 der linke paracardiale. Alle Lymphknoten entlang der kleinen Kurvatur haben die Nr. 3, die neben der großen Kurvatur die Nr. 4. Lymphknoten Nr. 5 ist der suprapylorische und Lymphknoten Nr. 6 der intrapylorische. Für das praktische Vorgehen entscheidend wichtig ist, daß die Lymphknoten am Magen, die die Nr. 1 bis 6 tragen, der Gruppe I zugeordnet werden. Sie liegen alle dichter bzw. unmittelbar an der Magenwand und damit mehr am Primärtumor als die Lymphknoten der Gruppe II.
Die Lymphknoten der Gruppe II tragen die Nr. 7 bis 12. Die Lymphknoten der Gruppe III sind dann die weiter entfernten Lymphknoten vom Magen. Es sind die Lymphknoten Nr. 12 bis 16. Diese dritte Gruppe bildet also grob gesagt die Lymphknoten im Ligamentum hepatoduodenale, am Leberhilus und paraaortal.

Systematische Lymphadenektomie (Japanese-Typ)

Im Unterschied zu vielen anderen Ländern wird in Japan die Lymphknotenexstirpation mit folgenden Unterscheidungsmerkmalen durchgeführt:
1. Die Lymphknotenexstirpation wird systematisch durchgeführt. Sie betrifft die wesentlichen Abflußgebiete in Abhängigkeit vom Tumorsitz.
2. Sie wird von peripher in Richtung zum tumortragenden Organ hin präparatorisch durchgeführt. Es werden nicht nur auffallende oder verdächtige Lymphknoten entfernt, es handelt sich also nicht um eine Lymphknoten-Sampling.
3. Die Entfernung der Lymphknoten umfaßt etwa ⅗ des operativ technischen Aufwandes der gesamten Operation. Dies ist als Anhaltspunkt dafür zu werten, wie sorgfältig eine systematische Lymphadenektomie durchzuführen ist.
4. Die Ausdehnung dieser systematischen Entfernung der Lymphknoten wird bestimmt von der Penetrationstiefe, also dem T-Stadium des Tumors und der Tumorlokalisation.

Die Notwendigkeit und das Ausmaß der Lymphadenektomie läßt sich am besten aus dem Übersichtsschema des Lymphknotenbefalls in Abhängigkeit vom T-Stadium nach Tagaki, Iwanaga, Hioki ablesen, wie es von Troidl [15] kürzlich publiziert wurde (Abb. 3). In der ersten Spalte sieht man das japanische Staging in Bezug zur Infiltrationstiefe, in der zweiten die pT-Klassifikation, in der dritten die Infiltrationstiefe und in der vierten die Ausdehnung der systematischen Lymphknotenentfernung. Diese richtet sich nach der Inzidenz von Lymphknotenmetastasen, wie sie analog zur Tumortiefeninfiltration gefunden worden ist.
Im T_1-Stadium, solange der Tumor auf Mukosa und Submukosa begrenzt ist, kommt es nicht zu einem Lymphknotenbefall der N_3-Gruppe. Hier ist also nur die

Japan. Staging	TNM (1979)	Infiltrationstiefe	Ausdehnung der LK-Entfernung	Häufigkeit der Lymphknotenmetastasen in %			
				N_0	N_1	N_2	N_3
m	pT_1	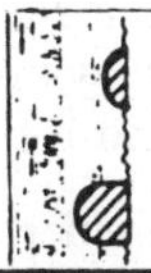	N_1 - N_2	88,2	8,8	2,9	-
sm			N_1 - N_2	78,3	17,4	4,3	-
ss	pT_2	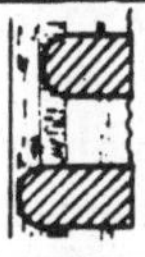	N_1	48,9	30,9	18,1	2,1
pm			N_2 - N_3				
s/se	pT_3	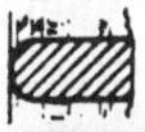	N_2 - N_3	24,8	31,9	33,3	4,7
si	pT_4	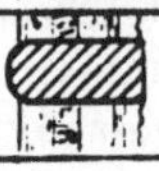	-.	23,5	17,6	58,8	-

Abb. 3. Lymphadenektomie, „Japanische Form", beim Magenkarzinom
Strategie: Tagaki, Iwanaga, Hioki (nach Troidl, 1983)

N_1- und N_2-Region zu entfernen. Im T_2-Stadium und erst recht im T_3-Stadium ist die N_3-Region in 2,1 bzw. 4,7% befallen, es ist also beim T_2- und T_3-Tumor in jedem Fall die N_3-Station mit zu erfassen.

Die intraoperative Abklärung der Lymphknoten durch Schnellschnittuntersuchungen ist nur zurückhaltend zu bewerten, da die Schnellschnittdiagnose in bis zu 50% fehlerhaft sein kann [6] und möglicherweise eine falsche operative Strategie einschlagen läßt.

Vor- und Nachteile der systematischen Lymphadenektomie

Nach Troidl [15] hat die systematische Lymphadenektomie folgende Vorteile:

1. Systematisches Staging (N-Information) möglich, Prognoseeinschätzung präzise.
2. Entfernung des gesamten tumortragenden Gewebes bei kurativ operablen Patienten.
3. Systematischere (gleich ,,bessere") Operation.

Dem stehen folgende, z. T. theoretisch zu diskutierende, z. T. aber auch klinisch relevante Argumente entgegen:

1. Eine Eröffnung der Lymphbahnen kann zu Lymphfisteln führen.
2. Die Operation ist zeitaufwendiger und risikoreicher, ⅗ der Operationszeit entfallen auf die Lymphadenektomie. Durch die ausgiebigere Oberbauchrevision mit Entfernung der vorderen Pankreaskapsel und Entfernung von Lymphknotengebieten im Leberhilusgebiet kann es zur Pankreatitis und zu Pfortaderkomplikationen kommen.

3. Die Entfernung des für die lokale Immunantwort zuständigen lymphatischen Kompartements kann bedingen, daß Mikrometastasen möglicherweise in verbliebenen Lymphknoten eine andere biologische Wertigkeit gewinnen als bei vorhandenem lymphatischen Kompartement im Oberbauch.
4. Die Irritation bzw. Entfernung des sympathischen bzw. parasympathischen Nerbengeflechts kann zu Motilitäts- und Resorptionsstörungen führen.

Gänzlich in Frage gestellt wird der Sinn der systematischen Lymphadenektomie durch eine Anmerkung Bakers [2]. Bei den Organen und Tumoren, bei denen eine prospektive klinische Studie zum Wert der systematischen Lymphadenektomie vorgenommen ist, d. h. beim Mammakarzinom und bei malignen Melanomen, hat sich der Wert der systematischen Lymphadenektomie nicht bestätigen lassen.

Die Kontroverse über die optimale Behandlung des Magenkarzinoms wird so lange anhalten, bis die radikale Lymphadenektomie mit einem nicht so ausgedehnten Eingriff im Rahmen einer prospektiven klinischen Studie ähnlich dem beim Mammakarzinom oder beim malignen Melanom verglichen wird. Sinnvoll ist es sicher, alle klinisch verdächtigen N_1-Lymphknoten und vielleicht auch die N_2-Lymphknoten zu entfernen. Dagegen ist die prophylaktische Entfernung benachbarter Organe wie des Pankreas oder der Milz, lediglich um Lymphknoten mit möglicherweise mikroskopisch nachweisbaren Metastasen zu entfernen, nicht sinnvoll, da dieser Eingriff die Morbidität und Letalität des Patienten erheblich erhöht. Nach Baker [2] gibt es bisher wenig Hinweise dafür, daß derart ausgedehnte Eingriffe die Überlebenszeit des Patienten verbessern.

Auch Junginger et al. [7] haben eindeutig auf die Gefahren und Grenzen der systematischen Lymphadenektomie beim Magenkarzinom hingewiesen:

1. Das Operationsrisiko mit Zeitverlängerung, Zunahme des Blutverlustes, Lymphfisteln, Motilitätsstörung und Resorptionsstörungen ist nicht unerheblich.
2. Die Folge von distalen Pankreasteilresektionen habe in 6% zu letalen Pankreasnekrosen und in 4% zu Pankreasfisteln geführt.
3. Als Folgen der Milzentfernung ist eine Veränderung der immunologischen Abwehr gegen Infekte und möglicherweise Tumorzellen vorhanden. Diese lokale Tumorabwehränderung als Folge der Entfernung des dafür zuständigen lymphatischen Kompartements im Oberbauch ist zusätzlich zu diskutieren.

Derzeitiges Gesamtkonzept

Versucht man ein Gesamtkonzept unserer derzeitigen Einstellung zur Resektionsbehandlung des Magenkarzinoms zu definieren, so können wir folgendes Konzept z. Zt. angeben (Tabelle 7):

Die generellen Regeln chirurgischer Strategie beim Magenkarzinom sind in Tabelle 7 aufgelistet. Dabei sind makroskopischer und mikroskopischer Tumortyp alternativ angegeben, da gelegentlich nur eine der Typisierungen verfügbar ist, obwohl unter den heutigen Gegebenheiten die mikroskopische Klassifikation nach Laurén vorhanden sein sollte. Diese ist wesentlich für die Entscheidung zwischen distaler Magenresektion und Gastrektomie. Bei der Lokalisation im unteren Drittel der makroskopischen Tumorform Borrmann I und II, die weitgehend dem intestinalen

Tabelle 7. Generelle Regeln chirurgischer Strategie beim Magenkarzinom. Makroskopischer und mikroskopischer Tumortyp alternativ angegeben

Lokalisation des Tumors	Tumortyp makroskopisch	Tumortyp mikroskopisch	chirurgische Strategie
unteres Magendrittel	Borrmann I und II	intestinaler Typ	⅘-Resektion + Lymphadenektomie in Abhängigkeit vom Tumortyp
	Borrmann I und II	diffuser Typ	
	Borrmann III und IV	beide Typen	Gastrektomie + Lymphadenektomie bis N_3 (+ Splenektomie) (+ evtl. Pankreasteilresektion)
mittleres Magendrittel	Borrmann I bis IV	beide Typen	Gastrektomie + Lymphadenektomie bis N_3 + Splenektomie + evtl. Pankreasteilresektion)
oberes Magendrittel	Borrmann I bis IV	beide Typen	Gastrektomie + Lymphadenektomie bis N_3 + Splenektomie + (evtl. Pankreasteilresektion)
Frühkarzinom			Gastrektomie „de necessite" Lymphadenektomie in Abhängigkeit zur Tumorlokalisation (ohne Milz- und Pankreasteilresektion)

Typ entspricht, ist die ⅘-Resektion mit Lymphadenektomie in Abhängigkeit vom Tumortyp bei uns Verfahren der Wahl. Die Rekonstruktion des oberen Gastrointestinaltraktes nach ⅘-Resektion geschieht zunehmend durch das Roux-Y-Verfahren. Bei Borrmann I und II und diffusem Typ, sowie bei Borrmann III und IV und beiden histologischen Typen, ist in jedem Fall eine Gastrektomie mit Lymphadenektomie bis N_3 erforderlich. Gleichzeitig ist die Splenektomie und evtl. Pankreasteilresektion ins Konzept einzubeziehen.

Liegen die Tumoren im mittleren oder oberen Magendrittel, so wird durch die Borrmann-Klassifikation oder Laurén-Klassifikation keine Differenzierung des praktischen Vorgehens bedingt, denn bei den makroskopischen Tumortypen Borrmann I bis IV und sowohl beim intestinalen wie diffusen Typ nach Laurén ist eine Gastrektomie mit Lymphadenektomie bis N_3 erforderlich. Ob eine Splenektomie und Pankreasteilresektion vorgenommen wird, richtet sich nach dem makroskopisch erkennbaren Lymphknotenbefall im Bereich der Milzgefäße bzw. bei direktem Kontakt des Tumors zum Pankreas.

In der sehr weitgehenden Strategie von Troidl wird beim diffusen Typ in jedem Fall eine Splenektomie und eine Pankreasteilresektion durchgeführt. Wenn man diese Strategie kritisch betrachtet, so ist sie bisher in den meisten Kliniken nicht akzeptiert. Dies ist sicher auch ein Diskussionspunkt, wenn man die Ergebnisse von Junginger et al. [7] berücksichtigt, die immerhin bei Pankreasteilresektionen eine 10%ige Komplikationsrate demonstrierten. Beim Frühkarzinom ist die Gastrektomie „de necessite“ mit Lymphadenektomie mit Abhängigkeit zur Lokalisation ohne Milz- und Pankreasteilresektion durchzuführen. Praktisch führt dies beim Frühkarzinom vom intestinalen Typ zu einer Magenteilresektion bei Lokalisation im unteren Drittel, aber auch noch in den unteren Anteil des mittleren Drittels. Beim Frühkarzinom vom diffusen Typ ist häufig schon eine Gastrektomie erforderlich, da die peritumoralen Sicherheitszonen nicht ausreichen, es sei denn, das Frühkarzinom vom diffusen Typ liegt sehr weit distal. Hier ist die individuelle Entscheidung des Operateurs erforderlich.

Die heutigen Kenntnisse zum Typing und Staging unter Berücksichtigung der Karzinomlokalisation am Magen haben zu einer differenzierten Strategie geführt. Bisher haben wir uns zur Gastrektomie „de principe“ wegen der höheren operativ technisch bedingten Komplikationsrate und der bislang verminderten Lebensqualität gegenüber Magenresezierten nicht entscheiden können. Ob dies sich ändert durch spezielle Techniken der Magenersatzbildung, bleibt abzuwarten. Erst kontrollierte Studien zu dieser Frage können weiterhelfen.

Literatur

1. Allgöwer M, Neff U (1982) Operative Methodenwahl beim fortgeschrittenen Magen-Carcinom. Langenbecks Arch Chir 358:79–83
2. Baker RR (1984) Argumente gegen die systematische Lymphadenektomie in der Behandlung von Patienten mit Magenkarzinom. Aus: Das Magenkarzinom, Hrsg Rohde H und Troidl H, Georg Thieme Verlag, 165–169
3. Baumgartl F, Kremer K, Schreiber HW (1969) Spezielle Chirurgie für die Praxis Band II, I, 298:306
4. Gall FP, Hermanek P (1984) Indikation für die systematische Lymphknotendissektion beim Magenkarzinom. Aus: Das Magenkarzinom, Hrsg Rohde H und Troidl H, Georg Thieme Verlag, 158–164
5. Giedl J, Hermanek P (1984) Der Einfluß histopathologischer Befunde auf die Wahl der chirurgischen Therapiemethode und die Überlebenszeiten beim Magenkarzinomkranken. Aus: Das Magenkarzinom, Hrsg Rohde H und Troidl H, Georg Thieme Verlag, 118–124
6. Grundmann E (September 1983) Diskussionsbemerkung auf dem internationalen Symposium „das Magenkarzinom“ in Köln
7. Junginger Th, Muschong N, Raab M (1984) Gefahren und Grenzen der systematischen Lymphadenektomie bei Magenkarzinom. Aus: Das Magenkarzinom, Hrsg Rohde H und Troidl H, Georg Thieme Verlag, 176–182
8. Kümmerle F (1982) Allgemeine taktische und technische Prinzipien. Langenbecks Arch Chir 358:65–71
9. Laurén P (1965) The two histologic main types of gastric carcinoma: diffuse and so-called intestinal-type carcinoma. Acta path microbiol scand 64:31–49
10. Llanos O et al (1982) Accuracy of the first endoscopic procedure in the differential diagnosis of gastric lesions. Ann Surg 195:224–226
11. Mundinger G (1984) Welche prä- und intraoperativen Informationen benötigt der Chirurg bei der Wahl des optimalen Therapieverfahrens von Magenkarzinomkranken? Aus: Das Magenkarzinom, Hrsg Rohde H und Troidl H, Georg Thieme Verlag, 125–137
12. Peiper HJ, Castrup HJ (1983) Operative Verfahrenswahl beim Magenfrühkarzinom. Langenbecks Arch Chir 358:73–78 (Kongreßbericht)

13. Rohde H, Rau E, Gebbensleben B (1984) Zuverlässigkeit der prä-, intra- und postoperativ-pathologischen Stadieneinteilung beim Magenkarzinom entsprechend den C-Kategorien. Aus: Das Magenkarzinom, Hrsg Rohde H und Troidl H, Georg Thieme Verlag, 106–112
14. Troidl H (1981) Chirurgische Therapie beim Magenkarzinom. Münchner Med Wschr 123 Nr 18:730–736
15. Troidl H (1984) Das japanische Klassifizierungssystem der Lymphknoten des Magens: Grundlagen und Operationstechnik. Aus: Das Magenkarzinom, Hrsg Rohde H und Troidl H, Georg Thieme Verlag, 144–148
16. Yoshii T (1980) Morphologische Charakteristika des Magenfrühkarzinoms. Aus: Das Magenkarzinom, Hrsg Beger et al, Georg Thieme Verlag, 51–67

Die Gastrektomie als Regeloperation beim Magenkarzinom

H.-J. MEYER, R. PICHLMAYR, H. GEERLINGS

Einleitung

Trotz Erweiterung und Optimierung der präoperativen Diagnostik sowie nachfolgenden Staging, sei es durch den Einsatz neuer bildgebender Verfahren oder Kenntnis histomorphologischer Differenzierungen [6, 15], wird die Entscheidung über das jeweilige therapeutische Konzept – also der Wahl des chirurgischen Vorgehens – weiterhin in der Diskussion stehen müssen: Gemeint ist damit das sogenannte *stadiengerechte Vorgehen* im Vergleich zur *Gastrektomie als Regeloperation* bzw. Ausführung *„de principe"* [4, 9, 10, 11, 13, 19]. Natürlich fallen darunter nicht jene Fälle, die aufgrund ihrer Lokalisation, also hochsitzende – oder Tumoren des oesophagogastrischen Überganges bzw. fortgeschrittene Tumorstadien, per se eine Gastrektomie aus Notwendigkeit verlangen. Es stehen somit einschränkend lediglich Tumoren des mittleren und distalen Magendrittels, auch unter Berücksichtigung histomorphologischer Kriterien, einer solchen vergleichenden Bewertung zur Verfügung. Doch gerade bei Präzisierung der Beurteilungsparameter unterschiedlicher Operationsverfahren fehlen bisher exakte, reproduzierbare klinische Daten als Basis bzw. sind bisherige Studien nicht aussagekräftig [3, 7, 9, 13, 20]. Obgleich sich Tendenzen zur erweiterten oder liberalen Indikation zur Gastrektomie in den letzten zwei bis drei Jahren in mehreren Zentren abzeichnen [11, 13, 17, 18, 23], halten sich generell bei jeweils unterschiedlicher Betonung der Argumente das Pro und Contra der Gastrektomie als Regeloperation die Waage.

Argumente gegen die Gastrektomie als Regeloperation

Diese Argumente sind insofern erstaunlich, da wohl früher angeführte Haupteinwände gegen die Gastrektomie weitgehend entkräftet werden konnten: Die häufig zitierte dunkelste Stunde dieses Operationsverfahrens [22] mit hoher Letalität, schlechten funktionellen Ergebnissen und deprimierenden Überlebensraten sind in erster Linie operationstechnischen Problemen bzw. der Gastrektomie aus Notwendigkeit anzulasten. Dabei erscheint es zudem erwähnenswert, daß gerade die Autoren [2, 3, 4, 7, 9, 16], die die radikale subtotale Resektion als Methode der Wahl ansehen, in der Regel lediglich eine Resektionsquote von etwa 50% angeben, von denen auch nur die Hälfte kurativ reseziert werden kann.

Argumente für die Gastrektomie als Regeloperation

Andererseits müssen die Berichte [10, 11, 13, 18, 19, 20], die – ebenfalls auf retrospektiven Analysen beruhend – einer Gastrektomie den Vorzug geben, mit gleicher einschränkender Wertung beurteilt werden. Bei jeweils unterschiedlicher Lokalisation der Primärtumoren konnten seit Durchführung einer elektiven oder erweiterten Gastrektomie bessere Ergebnisse bezüglich Langzeitergebnissen bzw. Rezidivquoten erzielt werden, woraus sich u. E. wiederum nur Tendenzen, jedoch keine schlüssigen Beweise für eine Gastrektomie als Regeloperation ableiten lassen können.

Nach derzeitiger Kenntnis und entsprechend den eigenen Erfahrungen bei konsequentem Verfolgen eines Therapiekonzeptes können allerdings wohl Fakten für eine prinzipielle Gastrektomie angeführt werden, die trotz unterschiedlicher Wichtung sowohl für das Magenfrühkarzinom wie für das fortgeschrittene Karzinom im eigenen Vorgehen gelten [12, 13, 19, 20]:

- Rezidive im Magenrest wurden bisher vermehrt nach partiellen oder subtotalen Resektionen beobachtet,
- bei Tumorlokalisation im mittleren oder proximalen Magenabschnitt muß, vor allem bei diffusem Wachstum, mit einer Tumorinfiltration bis zur Kardia gerechnet werden,
- gerade diese, wohl als sehr exakt anzusehende histomorphologische Zuordnung fehlt präoperativ häufig bzw. ist auch bei intraoperativer Untersuchung mit Unsicherheiten oder Schwierigkeiten behaftet. Gleiches gilt für die Beurteilung eines möglichen Lymphknotenbefalls; die Untersuchungen Rohdes [21] zeigten z. B. für die Gruppe N_1 in 10% falsch negative Befunde bezüglich des Vergleiches zwischen intraoperativer und pathohistologischer Einstufung; außerdem muß nach intraoperativ als kurativ eingestuften Eingriffen mit einer Infiltration des oralen Resektionsrandes in etwa 7% der Fälle gerechnet werden [1, 17], was natürlich bei den frühen Tumorstadien mit echter Heilungschance von enormer Wichtigkeit ist,
- speziell für das Magenfrühkarzinom gilt bekanntermaßen, daß die Verdachtsdiagnose erst durch die pathohistologische Untersuchung bestätigt werden muß, wobei hier auch die mögliche multizentrische Erscheinungsform der Beachtung bedarf,
- vor allem bei der Gastrektomie scheint die Möglichkeit zu einer sehr ausgedehnten Lymphadenektomie [8, 14] gegeben; Untersuchungen, wonach eine aggressive Lymphknotenexstirpation aufgrund späterer Rezidivquoten allerdings eher als fraglich in ihrem Wert anzusehen ist, stellen wohl bisher die Ausnahme dar [5],
- und letztlich scheint wohl bei niedriger Operationsmorbidität und Letalität mit resultierenden guten funktionellen Ergebnissen die Indikation zur Gastrektomie als Regeloperation ohne weiteres berechtigt.

Diesen unseren Argumenten können natürlich bei unterschiedlichem Standpunkt jeweils entsprechende Gegenargumente gegenübergestellt werden, jedoch sollen die im eigenen Krankengut erzielten Ergebnisse die therapeutische Effektivität und mögliche Prävalenz einer Gastrektomie als Regeloperation unterstreichen. Diese wird seit 1974 als Operationsmethode der Wahl bevorzugt, wobei nur in Einzelfäl-

Tabelle 1. Maligne Magentumoren (eigenes Krankengut; 1968–1983)

gesamt	n = 1445
– Magenkarzinome	n = 1085
– Magenfrühkarzinome	n = 110
– Karzinomrezidive	n = 120
– Karzinom im op. Magen	n = 68
– nichtepith. Tumoren	n = 62

len, wie hohem Lebensalter bzw. Operationsrisiko in Kombination mit präpylorischer Tumorlokalisation, davon abgewichen wird.

Krankengut

In den letzten 15 Jahren wurden unter 1445 Operationen wegen maligner Magentumoren bei einer Resektionsquote von knapp 70% insgesamt 600 Gastrektomien durchgeführt (Tabelle 1); in 1195 Fällen handelte es sich um Magenfrüh- und fortgeschrittene Karzinome, bei denen 507 Gastrektomien vorgenommen wurden. Bei der Kontinuitätswiederherstellung wurde anfänglich eine einfache Ösophagojejunostomie mit Fußpunktanastomose bevorzugt, ab 1974 kamen ausschließlich die orthograde isoperistaltische Jejunuminterposition nach Longmire, Gütgemann und Schreiber [25] bzw. die Ösophagojejunostomie mit einer nach Roux ausgeschalteten Schlinge zur Anwendung, wobei eine proximale End-zu-Seit-Anastomose angelegt wird.

Ergebnisse

a) Postoperative Letalität

Für die Höhe der postoperativen Komplikations- und Letalitätsrate ist wohl weiterhin vor allem die Insuffizienz der ösophagointestinalen Anastomose verantwortlich zu machen. Bei einer Operationsletalität von insgesamt 11% nach 600 Gastrektomien war diese in einem Drittel der Fälle ursächlich auf eine proximale Nahtinsuffizienz zurückzuführen, die 63mal klinisch und radiologisch dokumentiert worden war (Tabelle 2). Vergleicht man die postoperative Letalität zu verschiedenen Zeitpunkten, so ist ein Rückgang von 20% auf 8% zu erkennen, wobei gleichzeitig eine signifikante Reduktion letal verlaufender Nahtinsuffizienzen von 75% auf weniger als 25% gelang (Tabelle 3). Neben entsprechend technischer Erfahrung – bis auf wenige Ausnahmen erfolgte die Ösophagojejunostomie in manueller Nahttechnik – muß dies auch auf die Wahl des Rekonstruktionsverfahrens zurückgeführt werden. Die Ausschaltung eines „Duodenalsaft-Reflux“ bei Interpositions- oder Roux-Technik führt nur in seltenen Fällen zu einer gravierenden Peritonitis, so daß diese Komplikation in aller Regel durch konservative, nicht operative Verfahren zur Ausheilung kommen kann.

Tabelle 2. Frequenz und Verlauf der proximalen Nahtinsuffizienz bzw. postoperativen Letalität nach 600 Gastrektomien (eigenes Krankengut; 1968–1983)

	prox. Nahtinsuffizienz				postop. Let.	
	gesamt		letal		gesamt	
	n	%	n	%	n	%
gesamt n = 600	63	10,5	22	34,9	66	11,0
Jejuminterponat (Longmire) n = 389	35	8,0	12	34,3	32	8,2
ausgesch. Jejunumschlinge (Roux–Y) n = 140	19	13,6	5	26,3	19	13,6
Ösophagojejunostomie (Omegaschlinge) n = 70	8	11,4	5	62,5	15	21,4
Dickdarminterponat n = 1	1	100	–	–	–	–

Tabelle 3. Frequenz und Verlauf der proximalen Nahtinsuffizienz in verschiedenen Zeitintervallen (eigenes Krankengut; 1968–1983)

		Gastr. „de néc." 1968–1973	Gastr. „de principe" 1974–1978	1979–1983
Gastrektomien (n)		68	237	295
postop. Let.	(n)	14	27	25
	(%)	20,6	11,4	8,5
prox. Nahtinsuff.	(n)	4	27	32
	(%)	5,9	11,4	10,8
davon letal	(n)	3	12	7
	(%)	75,0	44,4	21,9

Im eigenen Krankengut erscheint weiter erwähnenswert, daß ein direkter Vergleich der Letalitätsraten nach distaler Resektion und Gastrektomie keine statistisch signifikant erfaßbaren Unterschiede erkennen läßt, wobei sich zur Zeit eine äußerst niedrige Komplikations- bzw. Letalitätsrate nach Gastrektomien bei präpylorischem Tumorsitz bzw. bei den Magenfrühkarzinomen abzeichnet (Tabelle 4).

b) Funktionelle Spätergebnisse

Als zusätzliche Beurteilungsparameter der Gastrektomie seien unter den Kriterien der Lebensqualität bzw. funktionellen Ergebnissen exemplarisch das Auftreten einer Refluxösophagitis sowie das postoperative Gewichtsverhalten dargestellt, um die Möglichkeit der Kompensation des agastrischen Zustandes zu unterstreichen. Erhebliche alkalische Refluxbeschwerden sind, auch verifiziert durch verschiedene apparative Untersuchungsverfahren, durch entsprechende Rekonstruktionsmetho-

Tabelle 4. Vergleich der postoperativen Letalität nach subtotaler, distaler Resektion und Gastrektomie (eigenes Krankengut; 1968–1983)

Op.-Verfahren postop. Letalität	subtotale–distale Resektion (gesamt n = 276)		Gastrektomie (gesamt n = 507)	
gesamt	37	(13,4%)	53	(10,4%)
Lebensalter <70 J.	22/180	(12,2%)	35/412	(8,5%)
>70 J.	15/ 96	(15,6%)	18/ 95	(18,9%)
Tumorlokalisation				
– präpylorisch	3/ 39	(7,6%)	0/15	(–)
– dist. u. mittl. Magendrittel	24/160	(15,0%)	9/155	(5,8%)
Magenfrühkarzinom	4/46	(8,7%)	1/59	(1,7%)
			kurative G.:	25/285 (8,8%)
			palliative G.:	28/222 (12,7%)

Tabelle 5. Refluxösophagitis nach Gastrektomie mit verschiedenen Rekonstruktionsverfahren (eigenes Krankengut; n = 70)

		„Longmire" (n)	„Roux-en-Y" (n)	„Schloffer" (n)
klin. Zeichen		50	15	5
	+	38	12	1
	++	11	3	3
	+++	1	–	1
Röntgen		50	15	5
	+	44	10	2
	++	5	5	2
	+++	1	–	1
Endoskopie		36 (36)	15 (15)	4 (4)
(histol. Bef.)	+	32 (14)	11 (10)	1 (2)
	++	3 (22)	4 (5)	2 (1)
	+++	1 –	– –	1 (1)
Nuklearmed.		29	8	3
(HBSS)	+	23	6	1
	++	6	2	–
	+++	–	–	2

+ = fehlend
++ = gering/mittelgr.
+++ = stark

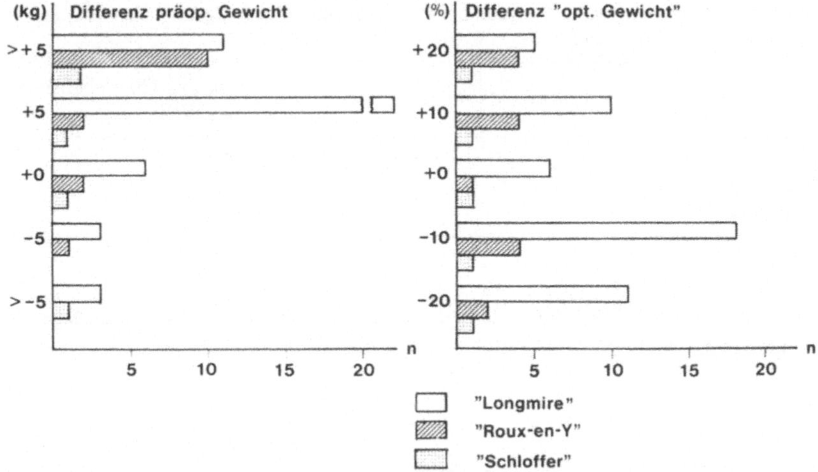

Abb. 1. Funktionsergebnisse nach Gastrektomien bei malignen Magentumoren: Verlauf des postoperativen Körpergewichts (3 Jahre postop.)

den heute eine absolute Ausnahme (Tabelle 5). Bezüglich des Körpergewichtes war in etwa 80% der Fälle postoperativ eine Zunahme zu verzeichnen, allerdings konnte dabei in nur etwa 50% das optimale Körpergewicht erreicht oder übertroffen werden (Abb. 1). Das klinische Bild einer agastrischen Dystrophie herrschte jedoch in keinem Fall vor.

c) Überlebensraten

Als weiteres Kriterium eines Therapieverfahrens lassen sich die erzielten Überlebensraten anführen: Insgesamt konnte eine 5-Jahres-Überlebensquote von 29% erzielt werden, wobei diese für die Magenfrühkarzinome etwa 84% betrug. Eine vergleichende Bewertung einzelner Resektionsverfahren zeigt zwar keine signifikanten Unterschiede (Tabelle 6), jedoch war seit Durchführung einer Gastrektomie

Tabelle 6. 5-Jahres-Überlebensrate beim Magenfrüh- und fortgeschrittenen Magenkarzinom

	n	5-Jahres-Überlebensrate %± 2 SE
gesamt	1195	29,0±2,6
– fortgeschr. Karzinome	1085	20,3±1,4
– Magenfrühkarzinome	110	84,2±3,2
– Resektionen	884	36,4±3,4
– subtot. dist. Resektionen	276	36,9±5,8
– subtot. prox. Resektionen	101	26,2±8,8
– Gastrektomie	507	39,7±4,4

Tabelle 7. 5-Jahres-Überlebensrate beim Magenfrüh- und fortgeschrittenen Magenkarzinom in verschiedenen Zeitintervallen

Periode	n	5-Jahres-Überlebensrate %± 2 SE
1968–1973	246	25,3±5,4
1974–1983	638	41,7±3,8
1968–1983	884	36,4±3,4

Tabelle 8. 5-Jahres-Überlebensrate beim Magenfrüh- und fortgeschrittenen Magenkarzinom abhängig von Lokalisation und histologischem Differenzierungsgrad

	subtot., dist. Resekt.		Gastrektomie	
	n	5-JÜR %±2 SE	n	5-JÜR %±2 SE
gesamt/Periode „de principe"	276	36,9±5,8	445	42,8±4,6
Lokalisation mittleres und dist. Drittel	199	42,7±7,0	170	52,6±7,6
Histologie gut diff. Adeno-Ca	118	33,8±98,4	143	39,3±7,8
nur gut diff. Adeno-Ca im mittl. und dist. Drittel	86	34,5±7,6	112	39,9±7,4

als Regeloperation unter den resezierenden Methoden generell eine Steigerung von 25,3% auf 41,7% zu erkennen (Tabelle 7). Bei detaillierter Spezifizierung der Überlebensquote nach distaler Resektion bzw. Gastrektomie bezüglich Tumorlokalisation bzw. histologischem Differenzierungsgrad lassen sich zusätzliche Tendenzen für die Gastrektomie aufzeigen (Tabelle 8), vor allem auch dann, wenn die erreichten Ergebnisse nach kurativ eingestuften Gastrektomien oder denen im Zeitraum ab 1974 herangezogen werden. Hier ist eine Steigerung auf über 50% bzw. 60% 5-Jahres-Überlebensrate möglich; diese positive Entwicklung bestätigt sich dann auch in der 10-Jahres-Überlebensquote (Tabelle 9).

Tabelle 9. 5-Jahres-Überlebensrate beim Magenfrüh- und fortgeschrittenen Magenkarzinom nach Gastrektomie

	n	*Überlebensrate* 5 Jahre %±2 SE	10 Jahre %±2 SE
gesamt			
– kurativ	285	54,7±5,8	53,3±5,8
– palliativ	222	20,8±5,4	20,4±5,4
Periode „de principe" (ab 1974)			
– kurativ	251	60,1±7,0	58,4±7,6
– ohne postop. Let.	232	63,4±6,8	62,1±7,2

Schlußfolgerungen

Resümiert man die Argumente für oder wider unterschiedlicher Resektionsverfahren beim Magenkarzinom, bleibt auch heute weiter festzustellen, daß aufgrund des Einflusses multipler therapieabhängiger und -unabhängiger Faktoren sowie individueller Gesichtspunkte eine definitive Wertung nicht möglich ist bzw. sein kann. Natürlich muß der Frühdiagnostik mit dem Ziel verbesserter Behandlungsergebnisse Hauptbedeutung zukommen; vielleicht könnte aber die nachdrückliche Berücksichtigung histomorphologisch definierter Einheiten, vor allem bei Tumorlokalisation in den unteren Magenabschnitten, die Diskussion bezüglich der Wahl *des* Operationsverfahrens einen Schritt voranbringen. Somit kann auch bei insgesamt als günstig einzustufenden, retrospektiven Ergebnissen der Gastrektomie als Regeloperation dieses Verfahren nicht als generelle Empfehlung gelten. Die Schwierigkeiten immer wieder geforderter prospektiver, randomisierter Studien als echte Beurteilungskriterien unterschiedlicher Therapiemaßnahmen seien aber nur an einem Beispiel aufgezeigt [24]: Schlag und Linder zogen in ihren Untersuchungen die Inzidenz des lokoregionären Rezidivs beim Antrumkarzinom als Parameter unterschiedlicher Resektionsausmaße heran; bei einem Studieneingang von etwa 10% aller Fälle waren dann aus dem resultierenden Zahlenmaterial, zudem ohne Berücksichtigung diverser einflußnehmender Faktoren, keine signifikanten Aussagen abzuleiten, was vielleicht nochmals die Forderung und Dringlichkeit multizentrischer Therapiestudien unterstreichen mag.

Literatur

1. Bozetti F et al (1982) Adequacy of margins of resection in gastrectomy for cancer. Ann Surg 196:685
2. De Vita V et al (1982) Cancer: Principles and Practice of Oncology. Lippincott Philadelphia Toronto
3. Dupont BJ et al (1978) Adenocarcinoma of the stomach. Cancer 41:941
4. Gilbertsen VA (1969) Results of Treatment of Stomach Cancer. Cancer 23:1305
5. Gunderson LL, Sosin H (1982) Adenocarcinoma of the stomach. Radia Onc Biol Phys 8:1
6. Hermanek P (1982) Magenkarzinom. Chirurgische Pathologie, TNM-System. Langenbecks Arch Chir 358:57
7. Hoerr SO (1973) Prognosis for carcinoma of the stomach. Surg Gyn & Obstect 137:205
8. Komoda Y et al (1981) Evaluation of extensive lymph node dissection for carcinoma of the stomach. World J Surg 5:241
9. Longmire WP (1977) Gewandelte Aspekte des Magenkarzinoms. Münch med Wschr 119:613
10. Mc Neer G et al (1974) Elective total gastrectomy for gastric carcinoma. Ann Surg 180:252
11. Merkle P, Schlag P, Herfarth Ch (1979) Influence of the Choice of Surgical Procedure in Gastric Cancer on the 5-Year Survival Time. In: Herfarth Ch und Schlag P (eds): Gastric Cancer, Springer Berlin Heidelberg New York
12. Meyer HJ und Pichlmayr R (im Druck) Chirurgische Therapieverfahren und Langzeitergebnisse beim Magenfrühkarzinom. Verdauungskrankheiten
13. Meyer HJ und Pichlmayr R (im Druck) The Surgical Treatment of Gastric Cancer. In: E Moreno Gonzales (eds) Kongreßband
14. Mine M et al (1970) End results of Gastrectomy for Gastric Cancer. Effekt of extensive lymph node dissection. Surgery 68:753
15. Moss AA et al (1981) Gastric Adenocarcinoma: A Comparison of the Accuracy and Ecconomics of Staging by computed Tomography and Surgery. Gastroenterol 80:45

16. Ochsner A et al (1981) Cancer of the stomach. Am J Surg 141:10
17. Papachristou DN et al (1980) Histologically positive esophageal margin in the surgical treatment of gastric cancer. Am J Surg 139:711
18. Papachristou DN und Fortner JG (1982) Choice of operative procedure for adenocarcinoma of the gastric antrum. J Surg Oncol 21:241
19. Pichlmayr R und Meyer HJ (1979) Value of the Gastrectomy ,,de principe". In: Herfarth Ch und Schlag P (eds): Gastric Cancer, Springer Berlin Heidelberg New York
20. Pichlmayr R und Meyer HJ (im Druck) Die Gastrektomie: Indikationen, Operationstechnik, Ergebnisse. In: Häring R (Hrsg) Aktuelle Chirurgie
21. Rohde H, Rau E und Gebbensleben B (1984) Zuverlässigkeit der prä-, intra- und postoperativ-pathologischen Stadieneinteilung beim Magenkarzinom entsprechend den C-Kategorien. In: Rohde H und Troidl H (Hrsg): Das Magenkarzinom. Thieme Stuttgart New York
22. Rush BF und Ravitch MM (1962) The evaluation of the total gastrectomy. Internat Abst Surg 114:411
23. Shiu MH et al (1982) Selection of operative procedure for adenocarcinoma of the midstomach. Ann Surg 192:730
24. Schlag P und Herfarth Ch (1984) Beziehung zwischen Ausdehnung des operativen Primäreingriffs und lokoregionärer Rezidive. In: Rohde H und Troidl H (Hrsg): Das Magenkarzinom. Thieme Stuttgart New York
25. Schreiber HW, Eichfuss HP und Schumpelick V: Magenersatz. Chirurg 49:72

Spezielle Gesichtspunkte der proximalen Magenresektion

T. RAGUSE, K. RIESENER, D. SIMON, R. STRÖBELE-MÜLLER

Einleitung

Mit dem Begriff der proximalen Magenresektion verbinden wir ein breites Spektrum an Operationsverfahren mit unterschiedlichen Resektionsausmaßen, verschiedenen Formen des Restmagens und differenten Anastomosierungstechniken (Abb. 1). Im wesentlichen lassen sie sich jedoch auf 2 operationstaktische Prinzipien zurückführen. Auf der einen Seite steht die ausgreifende Resektion mit ausschließlichem Erhalt des Antrums, auf der anderen Seite die schlauch- oder stufenförmige Resektion unter Erhalt von Antrum und zusätzlichen Korpusanteilen, unabhängig davon, ob die Milz geopfert oder erhalten wird. Wie alle organerhaltenden Operationsverfahren erfährt auch die proximale Resektion primär eine strenge Zuordnung zur Tumorlokalisation. Im weitesten Sinne werden hier die im oberen Magensegment angesiedelten Tumore einbezogen. Sie stellen allerdings keine Einheit dar. Wir subsummieren hierunter schlechthin alle Karzinome, d. h. sowohl den Fundus-Fornixkrebs wie auch das Kardiakarzinom.

Somit ist die Zuordnung unabhängig von der Art des Tumors und der histologischen Typisierung. Denn unter das Kardiakarzinom reihen wir beispielsweise sowohl das Adeno- wie auch das Plattenepithelneoplasma ein. Letzteres verhält sich jedoch in seiner Ausbreitungs- und Metastasierungsneigung wie distale Ösophagustumore. Sie unterliegen somit operationstechnisch und -taktisch den Kriterien der Chirurgie des Speiseröhrenkrebses (Abb. 2) [1, 3, 6, 10, 19, 21].

Anders verhält es sich mit den Adenokarzinomen der Kardiaregion. Wie der Fundus-Fornixkrebs sind sie ihrem Wesen nach als Magenkarzinome einzustufen.

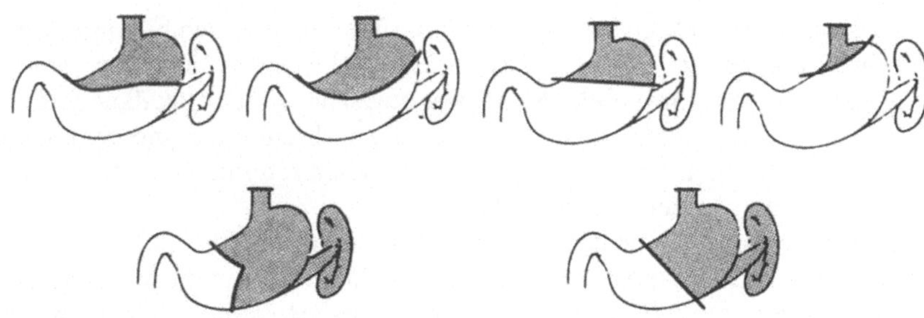

Abb. 1. Proximale Magenresektion

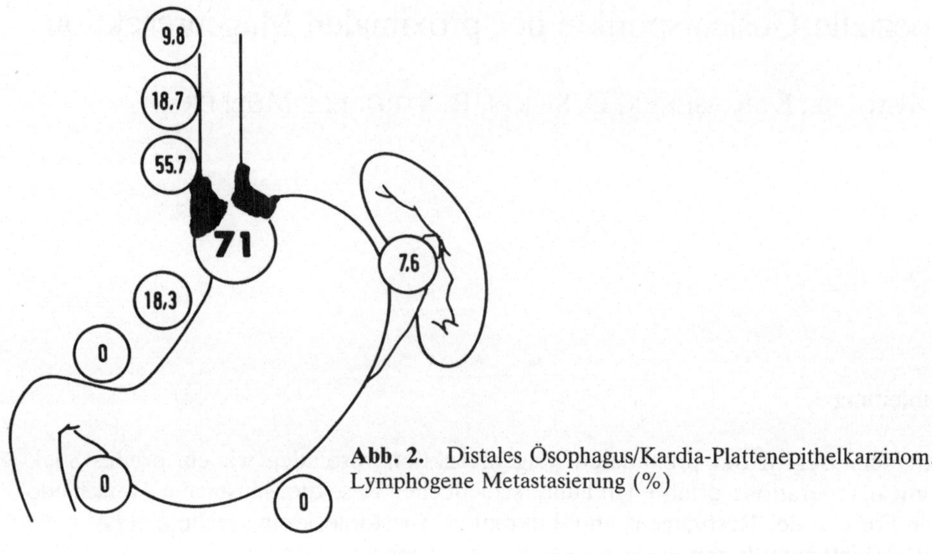

Abb. 2. Distales Ösophagus/Kardia-Plattenepithelkarzinom. Lymphogene Metastasierung (%)

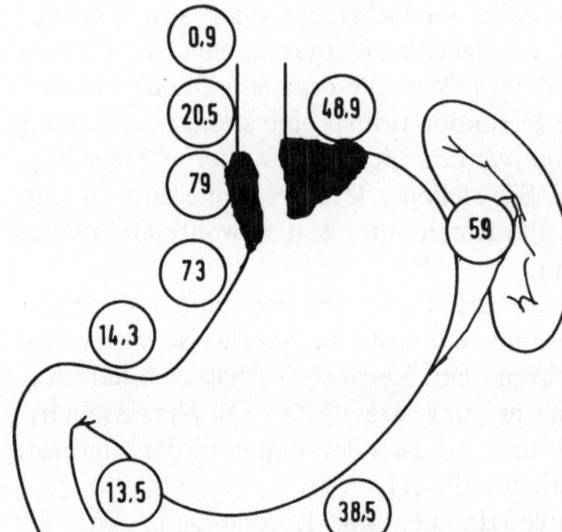

Abb. 3. Fornix-Kardia-Adeno-Karzinom. Lymphogene Metastasierung (%)

Wie bei allen Magenkrebsen müssen wir darüber hinaus auch hier ihre Multizentrizität, ihre Tendenz zur Organüberschreitung, insbesondere aber ihre orale Ausbreitungsneigung und ihre hohe Metastasierungshäufigkeit einkalkulieren (Abb. 3). Früh wird so aus dem lokalen ein organüberschreitender und Systemkrebs. Das drückt sich sowohl in der relativ niedrigen Resektionsquote von 52% wie auch in der 5-Jahres-Überlebenszeit von nur 12% aus.

Daß dennoch der mögliche Heilerfolg einerseits und die Aufrechterhaltung der oralen Nahrungsaufnahme andererseits nur durch das operative Vorgehen in adäquater Weise garantiert werden kann, bedarf keiner weiteren Diskussion [5, 6, 8, 12, 13, 14, 15, 17, 18, 21, 24, 26, 31, 33].

Tabelle 1. Adenokarzinom/Kardiabereich – Resektionsausmaß – [5, 8, 11, 12, 13, 14, 20, 21, 24, 27, 31, 32, 33]

proximale Resektion	78%
erweiterte prox. Resektion	1%
Gastrektomie	18%
erweiterte Gastrektomie	3%

Tabelle 2. Adenokarzinom/Kardiasekretion n = 79

Resektionsquote	45 (56,9%)
prox. Magenresektion	16 (35,6%)
Gastrektomie	29 (64,4%)
♀ : ♂ 1:5,5 Alter $\overline{x}$ = 60 Jahre	

In Analogie zur distalen Magenresektion, die unter streng definierten Kriterien gegenüber anderen radikaleren Verfahren durchaus ihre Wertigkeit besitzt hinsichtlich der Überlebensrate, der Risikobelastung und der Lebensqualität, läßt sich möglicherweise auch eine Berechtigung zur proximalen Resektion für die im Mageneingang lokalisierten Tumore ableiten – trotz aufgezeigter Gegebenheiten. Immerhin erfreut sie sich nach Aufschlüsselung des Schrifttums mit 80% gegenüber der Gastrektomie mit nur 20% einer offensichtlichen Beliebtheit (Tabelle 1) [5, 6, 8, 11, 12, 13, 14, 20, 21, 24, 27, 31, 32, 33].

In unserem Krankengut mit insgesamt 79 im Kardia-Fornixbereich angesiedelten Adenokarzinomen wurde sie bei einer Resektionsquote von 57% allerdings nur in einem Drittel aller resezierten Fälle in Erwägung gezogen (Tabelle 2).

Wie die distale Magenteilresektion muß sich auch das proximale Pendant jedoch an den Kriterien der Gastrektomie mit partieller Ösophagusresektion messen lassen. Zur Wertigkeitseinstufung bedürfen daher folgende Punkte der Klärung:

1. Die Gewährleistung der Radikalität – können wir mit dieser Verfahrensweise tumorfreie Resektionsränder erhalten, erfaßt sie die Multizentrizität und die potentiellen lymphogenen Abstrombahnen?
2. Die Risikobelastung dieser Operationsmethode,
3. die Erzielung einer physiologischen Speiseaufnahme unter Erhalt eines echten Magenreservoirs, und letztlich
4. die Sicherung einer adäquaten Lebensqualität.

Unabhängig von der Wahl des Operationsverfahrens münden diese Gesichtspunkte vordergründig in der Frage des geeigneten Zugangs, d. h. kann der Eingriff auf den Oberbauch oder Thorax beschränkt werden oder müssen wir ihn im Sinne des vermeintlich risikoreicheren Zweihöhleneingriffes ausweiten.

Radikalität

Untersuchungen von Castrini [6], Fujimaki [10] und Papachristou [21] konnten nachweisen, daß Adenokarzinome der Kardiaregion sehr rasch nicht nur die primä-

ren Lymphstationen in kaudaler Richtung befallen unter Einbeziehung des Truncus coeliacus und des Milzabstrombereiches, sondern sich in einem hohen Maße über die Großkurvatur bis zum Pylorus hin absiedeln. Trotz vermeintlich freier primärer Lymphknotenstationen verdienen ferner Metastasensprünge unsere Beachtung. Neben der lokalen-oralen Tumorausbreitung finden sich darüber hinaus in einem hohen Prozentsatz tumorbefallene Lymphknoten auch im unteren, seltener dagegen im mittleren Mediastinum (Abb. 3). Diese Gegebenheiten zwingen zur ausgreifenden und vor allen Dingen frühzeitigen Tumorausrottung.
Sie kann sich naturgemäß nicht nur auf die weitgesteckten Resektionsgrenzen allein beschränken. Der Zellverschleppung muß vielmehr auch durch die Mitnahme aller potentieller Streubereiche Rechnung getragen werden. Das lenkt unser operationstaktisches Vorgehen zwangsläufig auf die en-bloc-Eliminierung von Magen und Ösophagus in vollständiger oder teilweiser Form auf der einen Seite und der perigastrischen und periösophagealen Gefäß- und Lymphausbreitung auf der anderen Seite. Bewirken kann dies somit nur die ausgreifende Gastrektomie unter Mitnahme des unteren und mittleren Ösophagus, möglicherweise auch die proximale Magenresektion (Abb. 4 a u. b).
Es bleibt somit die Kernfrage, ob sich die gesteigerte Radikalität der Gastrektomie in der Verbesserung der Heilergebnisse niederschlägt. Eine solche Frage ist allein im Vergleich der 5-Jahres-Überlebensquote beider Verfahren nicht eindeutig zu beantworten. Vergleichende prospektive Studien, die sich an der Heilungsziffer beider Verfahren orientieren, gibt es bislang nicht. Möglicherweise wird es sie aus Zumutbarkeitsgründen auch nicht geben können. Erfahrungen von Kliniken, die beide Verfahren anwenden, zeigen praktisch identische Ergebnisse, die bei 11 bzw. 12% liegen [4, 7, 8, 12, 13, 14, 21, 33].

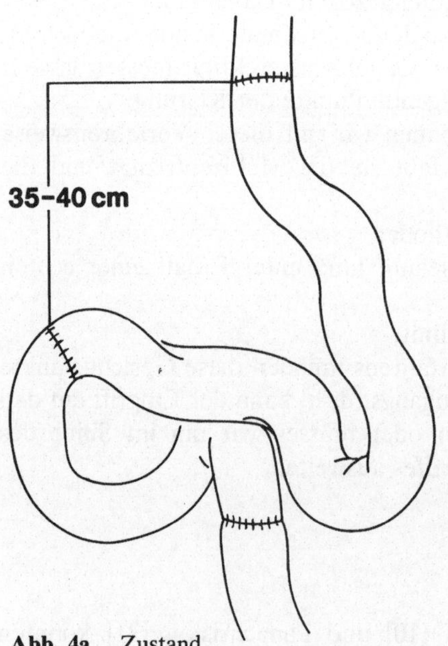

Abb. 4a. Zustand nach Gastrektomie mit Dünndarminterponat

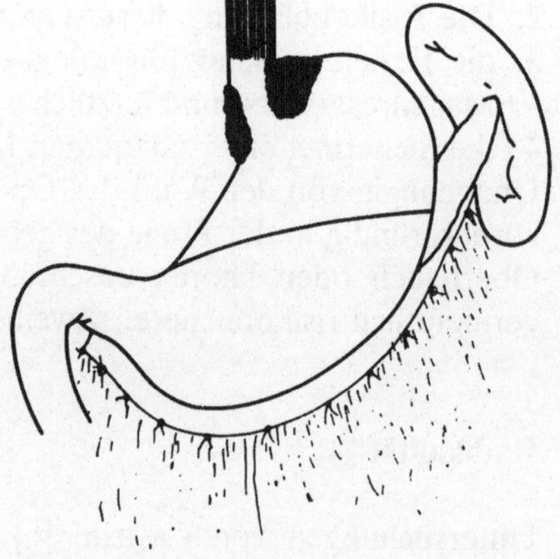

Abb. 4b. Proximale Magenresektion

Tabelle 3. Adenokarzinom/Kardiaregion Tu-Stad./Op.-Verfahren

Op.-Verf./Stad. (TNM)		I	II	II	IV
prox. Resektion	n = 16	2 (12,5%)	2 (12,5%)	5 (31,2%)	7 (43,8%)
Gastrektomie	n = 29	1 (3,5%)	9 (31%)	16 (55,2%)	3 (10,3%)

Tabelle 4. Adenokarzinom/Kardiabereich. Tu-Stad./5-Jahres-Überlebensrate [13, 14, 21]

Tu-Stad.	Überlebensrate
I	27%
II + III	7%
IV	0%

Bei genauerer Analyse fällt jedoch auf, daß vergleichbare Tumorstadien durch beide Operationsverfahren nicht mit gleicher Häufigkeit versorgt wurden.
Auch im eigenen Krankengut läßt sich diese Feststellung treffen. Die Tumorstadien II und III wurden vorwiegend gastrektomiert, die Stadien I und IV dagegen nur teilreseziert (Tabelle 3). Den fortgeschritteneren Stadien blieb somit in der Regel die Gastrektomie vorbehalten, der proximalen Resektion dagegen die vermeintlichen Frühformen, aber auch jene Spätfälle, die eine kurative chirurgische Therapie von vorneherein ausschlossen. Daß die 5-Jahres-Überlebenszeit unter diesem Gesichtspunkt naturgemäß different ist, bedarf keiner weiteren Erörterung. Im Stadium I werden wir nämlich eine 5-Jahres-Überlebenszeit von immerhin 27% zu erwarten haben, im Stadium III und IV wird dagegen keiner unserer Patienten diesen Zeitraum überleben, und zwar unabhängig von der eingeschlagenen Verfahrenswahl (Tabelle 4). Bemerkenswert ist jedoch, daß die vermeintlich kurativen Tumorstadien nach Gastrektomie eine höhere 5-Jahres-Überlebensquote aufzuweisen haben als nach proximaler Resektion. Obwohl die mitgeteilten wie auch unsere eigenen Fallzahlen nur gering und zudem retrospektiv angelegt sind, ist dieser Trend unseres Erachtens nicht zu vernachlässigen. Denn auch bei den sogenannten Früh- oder Oberflächenkrebsen müssen wir die nach Literaturaufschlüsselung recht beachtliche Metastasierungsrate von immerhin 13% einkalkulieren. In unserem Krankengut mit 51 Frühformen konnte sie gar mit 18,4% ausgewiesen werden. Es muß daher angenommen werden, daß die Gastrektomie auch oder gerade im Frühstadium des Kardiakarzinoms radikaler ist als die Teilresektion.
Trotz der hohen Überlebenszeit eines unserer Patienten von bislang 10 Jahren haben wir hingegen einen anderen schon nach 22 Monaten mit der proximalen Resektion verloren (Tabelle 5 u. 6) [13, 14, 21, 22].
Unsichere Resektionsgrenzen sind für die unterschiedlichen Ergebnisse nicht verantwortlich zu machen, wie das die Häufigkeit der Anastomosenrezidive belegt. Wichtiger als die Operationsmethode selbst scheint für die lokale Rezidivrate vielmehr, sich intraoperativ durch Schnellschnittuntersuchungen von der Tumorfreiheit der Resektionsränder zu überzeugen. Operationstaktisch relevant ist ferner,

Tabelle 5. Kardia-Fornix-Karzinom – Prox. Magenresektion

Zeit/Stad.	I	II	III	IV
Monate ($\overline{x}$)	1 × 22 1 × 120 (Pat. lebt)	34,4	9,4	10,1
5 Jahre (%/n)	50%	0%	0%	0%

Tabelle 6. Kardia-Fornix-Karzinom – Gastrektomie

Zeit/Stad.	I	II	III	IV
Monate ($\overline{x}$)	48 (Pat. lebt)	37,2	16,5	12,9
5 Jahre (%/n)	?	22,2%	0%	0%

Tabelle 7. Adenokarzinom/Kardiabereich. Op.-Zugang/5-Jahres-Überlebensrate [4, 8, 12, 24]

Zugang	Überlebensrate
li. thorakal	9%
abdomino thorakal	20%
abdominell	29%

was praktisch schon aus der lymphogenen Tumorabsiedlung abzuleiten ist, zumindest abdominell vorzugehen, um hierüber ein adäquates Staging zu erzielen und die darauf abgestellte notwendige en-bloc-Resektion einzuleiten. Die Berechtigung dieser Forderung läßt sich aus der 5-Jahres-Überlebensrate in bezug auf den operativen Zugang ableiten. Auch wenn hierzu keine prospektiven Daten vorliegen und nicht unbedingt die Vergleichbarkeit der einzelnen Tumorstadien gegeben ist, läßt sich dennoch nicht von der Hand weisen, daß der thorakale Zugang allein aus Radikalitätsgründen nicht ausreichend sicher erscheint (Tabelle 7) [2, 4, 8, 12, 15, 24, 25].

Risikobelastung

Diese Gegenüberstellung hält jedoch nur der oberflächlichen Betrachtung stand. Neben der Individualität des Einzeltumors muß nämlich noch die Risikobelastung des Eingriffes selbst Berücksichtigung finden.
Gegen den Maximaleingriff spricht nun in der Tat das vordergründig einleuchtende Argument des höheren Operationsrisikos. Das heißt, die Teilresektion erscheint weniger eingreifend. Zweifellos ist das Risiko der Gastrektomie heute kein grundsätzliches Gegenargument mehr, denn die Frühletalität nach subtotaler Resektion entspricht derjenigen der totalen (Tabelle 8). In unserem Krankengut betrug sie

Tabelle 8. Frühletalität/Op.-Ausmaß ($\leq$ 30 Tage postop.) [4, 7, 8, 11, 12, 13, 14, 16, 17, 20, 21, 27, 28, 33]

Op.	Letalität
prox. Resektion	21%
Gastrektomie	21%

Tabelle 9. Gastrektomie – Nahtinsuff./Zugang (n = 29)

Zugang	Insuff.	Letalität
abdomino thorakal	0/16 (0%)	0 (0%)
abdominell	2/13 (15,4%)	1 (7,7%)

Tabelle 10. Proximale Resektion – Nahtinsuff./Zugang (n = 16)

Zugang	Insuff.	Letalität
abdomino thorakal	1/9 (11,1%)	0 (0%)
abdominell	3/7 (42,9%)	1 (14,3%)

sogar 18,8% (n = 3/16) nach organerhaltenden Verfahren, nach Gastrektomie jedoch nur 7% (n = 2/29) [4, 7, 8, 11, 12, 13, 14, 16, 17, 20, 21, 27, 28, 33]. Unseres Erachtens liegen die Gründe darin, daß der notwendige Magenersatz durch Dünndarminterponat leichter und suffizienter mit dem Ösophagus zu anastomosieren ist als der mobilisierte Magen – vor allen Dingen dann, wenn nur noch das Antrum erhalten wird. Das findet seinen Niederschlag darin, daß die Nahtinsuffizienzquote nach proximaler Resektion mit 10%, nach Gastrektomie dagegen nur mit 7% belastet ist. In unserem Krankengut betrug die Insuffizienzquote der proximalen Resektion sogar 25% (n = 4/16), im Gegensatz zu der nach Gastrektomie mit nur 6% (n = 2/29).

Daß sich die Insuffizienzquote in der ausgewiesenen Letalitätsrate nach o. a. Eingriffen widerspiegelt, bedarf keiner weiteren Erläuterung (Tabelle 9 u. 10) [4, 7, 12, 14, 16, 17, 21, 27, 28, 33]. Für diese Wechselbeziehung mag zweifellos eine Rolle spielen, daß mit dem weniger eingreifenden Verfahren häufiger die Palliativresektion im Stadium IV vorgenommen wurde.

Zweifellos ist für die ausgewiesene Nahtbruchrate und mit ihr die einhergehende Risikobelastung auch von Bedeutung, daß häufiger rein abdominell vorgegangen wurde. Unter Wahrung des notwendigen oralen Sicherheitsabstandes ist es jedoch technisch schwierig, die ausreichend sichere Naht zu gewährleisten. Das gilt naturgemäß für beide Operationsverfahren und findet seinen Niederschlag darin, daß in der Tat der abdomino-thorakale Zugang wegen besserer Übersichtlichkeit eine sichere Naht garantieren kann und mit ihr das Operationsrisiko eingeschränkt wird (Tabelle 11) [4, 12, 15, 16, 24, 28].

Tabelle 11. Frühletalität/Op.-Zugang (≤ 30 Tage postop.)

Zugang	Letalität
li. thorakal	12%
abdominell thorakal	15%
abdominell	23%

Tabelle 12. Risikofaktoren/Op.-Verfahren

OP/Begleitleiden		kardial	pulmonal	beides
Gastrektomie	n = 16	6,9%	13,8%	10,3%
prox. Resektion	n = 29	31,3%	31,3%	18,8%

Tabelle 13. Op.-Verfahren/Alter

Gastrektomie	55,2 Jahre
prox. Resektion	62,3 Jahre

Diese Gründe waren für uns Veranlassung, prinzipiell den abdomino-thorakalen Zugang anzustreben, und zwar unabhängig davon, ob wir resezieren oder gastrektomieren. Neuzeitliche Nähapparate mögen hier eine Trendwende bewirken. Größere Erfahrungsberichte hierzu stehen allerdings noch aus [15, 32].

Für die Gesamtletalität von 11,1% (n = 5/45) war in unserem Krankengut jedoch auch die Tatsache mitbestimmend, daß eine nicht zu vernachlässigende Rate an Risikofaktoren seitens des Herzens, der Lunge und auch des Alters bestand. Sie waren vorwiegend Veranlassung dafür, ausschließlich das abdominelle Vorgehen zu praktizieren, was sich allerdings zwangsläufig zu ungunsten dieser Operationsmethode auswirkte (Tabelle 12 u. 15).

Daß sich die Rate an Risikofaktoren in der postoperativen Frühletalität widerspiegelt, ergibt sich dadurch, daß sie in unserem Krankengut mit beinahe 50% an der Gesamtsterblichkeit verantwortlich zeichnet. Unbestritten stellt somit die Risikobelastung eine Limitierung für den Zweihöhleneingriff dar. Sie kann jedoch nicht zwangsläufig die Weichenstellung in Richtung des eingeschränkten Operationsverfahrens mit proximaler Resektion nach sich ziehen. Denn ihre hohe Nahtbruchrate wird sich in Verbindung mit den Risikofaktoren besonders schwer auf die Letalität auswirken (Tabelle 9 u. 10). Vielmehr können wir feststellen, daß die totale Gastrektomie sowohl beim Risiko- wie auch beim älteren Patienten im Vergleich zur proximalen Resektion erstaunlich gut toleriert wird [23].

Lebensqualität

Das bedeutet, daß die Gastrektomie von ihrem Durchschnittsrisiko her nicht nur akzeptabler, sondern der proximalen Resektion zumindest vergleichbar geworden ist.
Das heißt also, daß die Operationssterblichkeit die radikalitätsbedingten Heilerfolge nicht mehr, wie das früher der Fall war, wieder aufzehrt. Auch das Argument der gestörten Verdauungsleistung ist gegen die Gastrektomie nur noch bedingt ins Feld zu führen. Denn der Magenersatz durch die lange Dünndarmschlinge nach Longmire-Gütgemann oder auch die Roux-Y-Schlinge gewährleisten die regelrechte Speiseaufnahme, und nur noch selten gibt es danach Gewichtsverluste. Auch stoppt die lange Schlinge den Gallereflux in die Speiseröhre im Gegensatz zur Ösophagogastrostomie. Sie bedarf daher zusätzlich einer Ventilbildung, um der hohen Rate an Refluxösophagitiden entgegenzuwirken. Sie sind auch der Grund, warum wir nach schlauchförmiger Magenresektion keine den duodenogastralen Reflux begünstigende Pyloroplastik mehr durchführen. Letztlich sollte die drohende Refluxkrankheit Veranlassung sein, die häufig aus Radikalitätsgründen notwendige ausgreifende proximale Resektion mit Anastomosierung des Ösophagus und des Antrums zugunsten der Gastrektomie aufzugeben. Eine spezifische nutritive Magenleistung ist vom Antrum nicht zu erwarten, seine Plastizität zur Reservoirbildung ist darüber hinaus sehr gering. So weisen denn auch unsere Patienten nach Interposition einer Dünndarmschlinge in der Regel bessere klinische Ergebnisse auf als jene, die wir proximal reseziert haben. Ähnliche Erfahrungen werden auch von Takagi [30] mitgeteilt (Tabelle 14 u. 15).

Tabelle 14. Lebensqualität (Visick) (6 Monate postop.) n = 33*

Op.-Art/Visick	I	II	III	IV
Gastrektomie	2/25 (8%)	19/25 (76%)	4/25 (16%)	(0%)
prox. Resektion	(0%)	5/8 (62,5%)	2/8 (25%)	1/8 (12,5%)

* ausgenommen = Tu-Stadium IV

Tabelle 15. Spätkomplikationen

Op.-Art		Dysphagie	Stenose	Ösophagitis
prox. Resektion	n = 86	39%	27%	24%
Gastrektomie	n = 100	18%	8%	19%

nach Takagi 1984

Schlußfolgerung

So können wir festhalten, daß im Gegensatz zur distalen Magenresektion die proximale Teilentfernung von zweifelhaftem Wert ist. Ihre Besonderheit liegt bei bekannter Technik unseres Erachtens darin, daß sie weniger radikal als die Gastrektomie erscheint. Möglicherweise mag ihr ein Platz zur Sanierung der kleinen Frühkarzinome zukommen – aber auch nur dann, wenn sicher keine Lymphknoten befallen sind und wir trotz Wahrung der Sicherheitsgrenzen Teile des Korpus erhalten können.
Wir haben aus diesen Fakten die Konsequenzen gezogen, die proximale Resektion für die im Kardiabereich angesiedelten Adenokarzinome nicht mehr in Erwägung zu ziehen – unabhängig davon, ob ein vermeintlich kurativer oder nur noch palliativer Eingriff möglich ist.

Literatur

1. Akiyama H (1981) Technique and Results of Surgical Treatment for Carcinoma of the Oesophagus. In: Chirurgie des Oesophaguskarzinoms. Hrsg Häring R EM,Weinheim, Deerfield Beach, Basel
2. Amiri Ch (1976) Transthorakale und abdominothorakale Radikaloperation des Oesophagus- und Kardiakarzinoms. Münch med Wschr 118:971–974
3. Appelquist P, Mattila S, Jyrälä A, Tala P (1977) Surgical treatment of carcinoma of the oesophagus and cardia. Scand J Thor Cardiovasc Surg 11:278–282
4. Berkhoff W, Doermer A, Grünwald St, Fabian W (1980) Chirurgische Behandlung des Kardia- und Oesophagus-Karzinoms. Fortschr Med 98:21–23
5. Burkhardt K, Peitsch W (1976) Therapie und Prognose der Kardiacarcinome. Chirurg 47:615–621
6. Castrini G, Pappalardo G (1981) Carcinoma of the Cardia-Tactical problem. J Thorac Cardiovasc Surg 82:190–193
7. Collis JL (1971) Surgical Treatment of Carcinoma of the Esophagus and Cardia. Brit J Surg 58:801–804
8. Ellis FH, Maggs PR (1981) Surgery for carcinoma of the lower esophagus and cardia. World J Surg 5:527–533
9. Ellis FH, Gibb SP, Watkins E (1983) Esophagogastrectomy. A safe, widely applicable and expeditious form of palliation for patients with carcinoma of the esophagus and cardia. Am J Surg 198:531–540
10. Fujimaki M, Soga J, Wada K, Tani H, Aizawa O (1972) Total gastrectomy for gastric cancer. Cancer 30:661–664
11. Gatzinsky P, Bergh NP, Dernevic L, Larsson S (1977) An approach to the surgical treatment of carcinoma of the oesophagus and cardia. Acta Chir Scand 143:341–345
12. Griffith JL, Davis JT (1980) A twenty-year experience with surgical management of carcinoma of the esophagus and astric cardia. J Thorac Cardiovasc Surg 79:447–452
13. Gunnlaugson G, Wychulis AR, Roland C, Ellis jr. FH (1970) Analysis of the records of 1657 patients with carcinoma of the oesophagus and cardia of the stomach. Surg Gyn & Obstet 997:1005
14. Humphrey ChR, Cliffton EE (1968) Carcinoma of the distal part of the oesophagus and cardia of the stomach. Surg Gyn & Obstet 737:743
15. Husemann B (1980) Der linksthorakale Zugang beim Carcinom am oesophagogastralen Übergang. Chirurg 51:584–588
16. Jackson JW, Cooper DKC, Gewendik L, Reece-Smith H (1979) The surgical management of malignant tumors of the oesophagus and cardia: A review of the results of 292 patients treated over a 15-year period (1961–75). Brit J Surg 66:98–104

17. Kock NG, Lewin E, Petterson S, Stener B (1969) Carcinoma of the thoracic esophagus and cardia. Acta chir scand 135:340–344
18. Nakayama K (1959) Statistical review of 5-year survivals after surgery for carcinoma of the esophagus and cardia portion of the stomach. Surgery 45:883–898
19. Ong GB, Lam KH, Wong J (1981) Radical Exstirpation of Carcinoma of the Oesophagus. In: Chirurgie des Oesophaguskarzinoms. Hrsg Häring R EM, Weinheim, Deerfield Beach, Basel
20. Orel JJ, Erzen JJ, Hrabar BA (1981) Results of resection of carcinoma of the esophagus and cardia in 196 patients. World J Surg 5:259–267
21. Papachristou DN, Fortner JG (1980) Adenocarcinoma of the gastric cardia. The choice of gastrectomy. Clin Oncol 6:203–212
22. Peters H, Langer S, Schubert HJ (1982) Ergebnisse der Magenkarzinomchirurgie. Med Welt 33:207–209
23. Pichlmayr R, Löhlein D, Meyer HJ (1984) Magenchirurgie. In: Probleme der Alterschirurgie. Hrsg Braun L Thieme Stuttgart New York
24. Reding R (1982) Analyse der chirurgischen Therapie des Kardiakarzinoms. Operative Zugangswege, obere Resektion oder Gastrektomie. Früh- und Spätresultate. Zbl Chir 107:1509–1516
25. Schlag P, Herfarth Ch (1984) Beziehung zwischen Ausdehnung des operativen Primäreingriffs und Häufigkeit lokoregionärer Rezidive. In: Das Magenkarzinom. Hrsg Rohde H, Troidl H Thieme Stuttgart New York
26. Siewert R, Peiper HG (1976) Taktik und Technik in der operativen Behandlung des Kardiakarzinoms. Chir Praxis 21:597–608
27. Skinner DB (1983) En bloc resection for neoplasms of the esophagus and cardia. J Thorac Cardiovasc Surg 85:59–71
28. Stone R, Rangel DM, Gordon HE, Wilson SE (1977) Carcinoma of the gastroesophageal junction. A ten year experience with esophagogastrectomy. Am J Surg 134:70–76
29. Sunderland DA, Mc Neer G, Ortega LG, Pearse LS (1953) The lymphatic spread of gastric cancer. Cancer 6:987–996
30. Takagi K (1984) Untersuchungen zur Lebensqualität nach Magenresektion wegen Karzinom. In: Das Magenkarzinom. Hrsg Rohde H, Troidl H Thieme Stuttgart New York
31. Teitler RF, Painter RW, Foster JH (1975) Cancer of the cardia. Am J Surg 129:89–93
32. Ulrich B, Winter J, Kremer K (1984) Zur Technik der transdiaphragmalen Klammernahtanastomose nach Resektion des distalen Oesophagus beim Kardiakarzinom. Chirurg 55:291–293
33. Welvaart K, Zwaveling A (1980) Carcinoma of the oesophagus and gastric cardia. Clin Oncol 6:203–212

Abgestuftes Konzept der Passagerekonstruktion nach Gastrektomie

G. KIENINGER, R. MAYER

Vor einem Jahr haben wir hier in Münster auf dem Symposium über die Roux-Schlinge erstmals die vorläufigen Ergebnisse unserer Umfrage zur Magenkarzinom-Chirurgie in Deutschland mitgeteilt [6]. Unterdessen liegen die endgültigen Zahlen vor, nachdem genau 50% der 418 von uns angeschriebenen Kliniken geantwortet haben. Ich möchte Ihnen einleitend einen zusammenfassenden Überblick über die derzeit in Deutschland gültige operative Strategie beim Magenkarzinom geben.

Es wurden insgesamt 6057 Magenkarzinom-Operationen erfaßt, die 1982 in der Bundesrepublik durchgeführt wurden (Tabelle 1). Häufigstes Operationsverfahren war mit 35,5% die untere Magenteilresektion, gastrektomiert wurden immerhin 27,6% der Patienten. Die Kardiaresektion, die hinsichtlich tumorchirurgischer Radikalität als unzureichend und wegen der häufig auftretenden schweren Refluxösophagitis als ungünstig anzusehen ist, wird glücklicherweise nur noch selten durchgeführt. Beim inoperablen Kardiakarzinom wird zunehmend die endoskopische Tubusimplantation anstelle der den Patienten psychisch stark belastenden Witzelfistel gewählt.

Welche Passagerekonstruktion nach Gastrektomie wurde bevorzugt? Das Umfrageergebnis war für uns einigermaßen überraschend, da wir von der Vorstellung ausgegangen waren, daß die Jejuninterposition nach Longmire und Gütgemann [2, 8] in Deutschland die mit Abstand am häufigsten benutzte Rekonstruktionsmethode darstellt.

Tabelle 1. Magenkarzinomchirurgie in Deutschland 1982*

Operationsverfahren	n	%
Untere Teilresektion	2152	35,5
Gastrektomie	1674	27,6
Probelaparotomie	940	15,5
Gastroenterostomie	689	11,4
Kardiaresektion	282	4,7
Tubuseinlage	233	3,8
Witzelfistel	87	1,5
Gesamt	6057	100

* Umfrage Kieninger/Koslowski

Tabelle 2. Passagerekonstruktion nach Gastrektomie (Deutsche Kliniken 1982)*

Rekonstruktionsverfahren	n	%
Longmire/Gütgemann	532	31,8
Roux-Y	508	30,3
Schloffer/Graham	456	27,2
Peiper/Siewert	113	6,8
Sonstige	65	3,9
Gesamt	1674	100

* Umfrage Kieninger/Koslowski

Tatsache ist demgegenüber, daß derzeit bei uns 3 Rekonstruktionsverfahren nahezu gleich häufig benutzt werden (Tabelle 2): Die Jejunuminterposition nach Longmire/Gütgemann [2, 8], die Roux-Y-Anastomosierung [12] und die termino-laterale Ösophagojejunostomie nach Schloffer/Graham [1]. Die Jejunoplikatio nach Peiper/Siewert [10] wurde nur in einem geringen Prozentsatz durchgeführt, andere Arten der Passagewiederherstellung kamen nur bei knapp 4% der Patienten zur Anwendung, wobei die Pouch-Bildung nach Hunt/Lawrence/Rodino [4, 7, 11] am häufigsten genannt wurde.

Zum Vergleich darf ich anführen, daß in Frankreich und in den USA die Roux-Anastomosierung das häufigste Rekonstruktionsverfahren ist, während die Interposition mit weitem Abstand an zweiter Stelle rangiert [3, 9].

Die Mehrzahl der deutschen Kliniken benutzt zwei Rekonstruktionsverfahren, die Minderzahl eines oder drei.

Wie und ob eine differenzierte Verfahrenswahl in Abhängigkeit von der jeweiligen Befundkonstellation getroffen wurde, läßt sich anhand unserer Umfrage nicht beantworten, da wir diese Fragestellung im Bemühen um einen möglichst einfachen Erhebungsbogen ausgespart hatten.

Wir selbst wenden an der Tübinger Klinik heute je nach gegebener Situation 3 Verfahren an (Tabelle 3): die Methode nach Longmire/Gütgemann, den Tübinger Ersatzmagen und die Roux-Y-Anastomosierung, während wir die termino-laterale Ösophagojejunostomie nach Schloffer/Graham bereits vor 10 Jahren aufgegeben haben [5].

Tabelle 3. Passagerekonstruktion nach Gastrektomie, Chirurgische Universitätsklinik Tübingen, 1960–1983

Longmire/Gütgemann	146
Tübinger Ersatzmagen (seit 1973)	72
Ösophagojejunostomie (bis 1974)	57
Roux-Y	50
Ösophagoduodenostomie (bis 1968)	24
Nakayama	1
Gesamt	350

Es mag Sie überraschen, gerade aus meinem Munde zu hören, daß in den letzten Jahren eine erhebliche zahlenmäßige Verschiebung zugunsten der operationstechnisch weniger aufwendigen Roux-Anastomose eingetreten ist. Wir sind aufgrund theoretisch-pathophysiologischer Überlegungen, tierexperimenteller Untersuchungen und unserer klinischen Erfahrungen selbstverständlich nach wie vor der Überzeugung, daß die Jejunuminterposition – ob mit oder ohne Segmentgegenschaltung – die beste Gewähr für die volle Ausschöpfung der verbliebenen Verdauungsfunktionen garantiert und damit die optimale Magenersatzmethode darstellt. Wir sind jedoch in unserer Indikationsstellung vernünftiger geworden und nehmen heute in dieser Hinsicht einen zunehmend weniger dogmatischen Standpunkt ein, seit wir mit der Roux-Schlinge sehr gute Erfahrungen gesammelt haben.

Bei der schlechten Langzeitprognose des Magenkarzinoms und der – unabhängig vom gewählten Rekonstruktionsverfahren – individuell sehr unterschiedlichen Auswirkung der Gastrektomie auf die Verdauungsphysiologie, sind auch bei uns Überlegungen zur Operationssicherheit anstelle technisch und zeitlich aufwendigerer Verfahren in den Vordergrund getreten.

Die Ösophagojejunostomie nach Roux wird nach unseren Erfahrungen den Anforderungen an einen einfachen und – trotz Umgehung der Duodenalpassage – funktionell günstigen Magenersatz in vollem Umfang gerecht. Sie gewährleistet bei einer Schlingenlänge von 40–50 cm eine sichere Refluxverhütung und verhindert damit die wesentliche Ursache der Exokarenz. Die Zeitersparnis gegenüber der isoperistaltischen Jejunuminterposition beträgt bei Verwendung des Klammernahtgerätes zum Duodenalstumpfverschluß mindestens ½ Stunde.

Unser abgestuftes Konzept der Passagerekonstruktion nach Gastrektomie orientiert sich heute an folgenden Kriterien (Tabelle 4 und Abb. 1).

Bei kurativ erscheinender Gastrektomie beim relativ jungen Patienten in gutem Allgemeinzustand wählen wir den Tübinger Ersatzmagen mit iso-anisoperistaltischer Jejunuminterposition als Standardverfahren, da es sich als sicheres Verfahren mit den besten Langzeitergebnissen bewährt hat. Dies ist naturgemäß das kleinste Kollektiv.

Bei gleichen Voraussetzungen von seiten des Tumorstatus und des Allgemeinzustandes, jedoch höherem Alter wählen wir das Verfahren nach Longmire/Gütgemann. Die postoperative Letalität nach beiden Verfahren liegt an der Tübinger Klinik unter 10%.

In allen anderen Fällen, d. h. bei der palliativen Gastrektomie sowie bei der kurativen Gastrektomie beim sehr alten Patienten und bei schlechtem Allgemeinzustand, wählen wir heute die Roux-Anastomosierung als einfachste und zeitsparend-

Tabelle 4. Eigenes Konzept der Passagerekonstruktion

Typ	Kriterien
Tübingen	kurativ, jung, guter Allgemeinzustand
Longmire	kurativ, alt, guter Allgemeinzustand
Roux-Y	palliativ kurativ, sehr alt und/oder schlechter Allgemeinzustand Magenstumpfkarzinom (nach Billroth II)

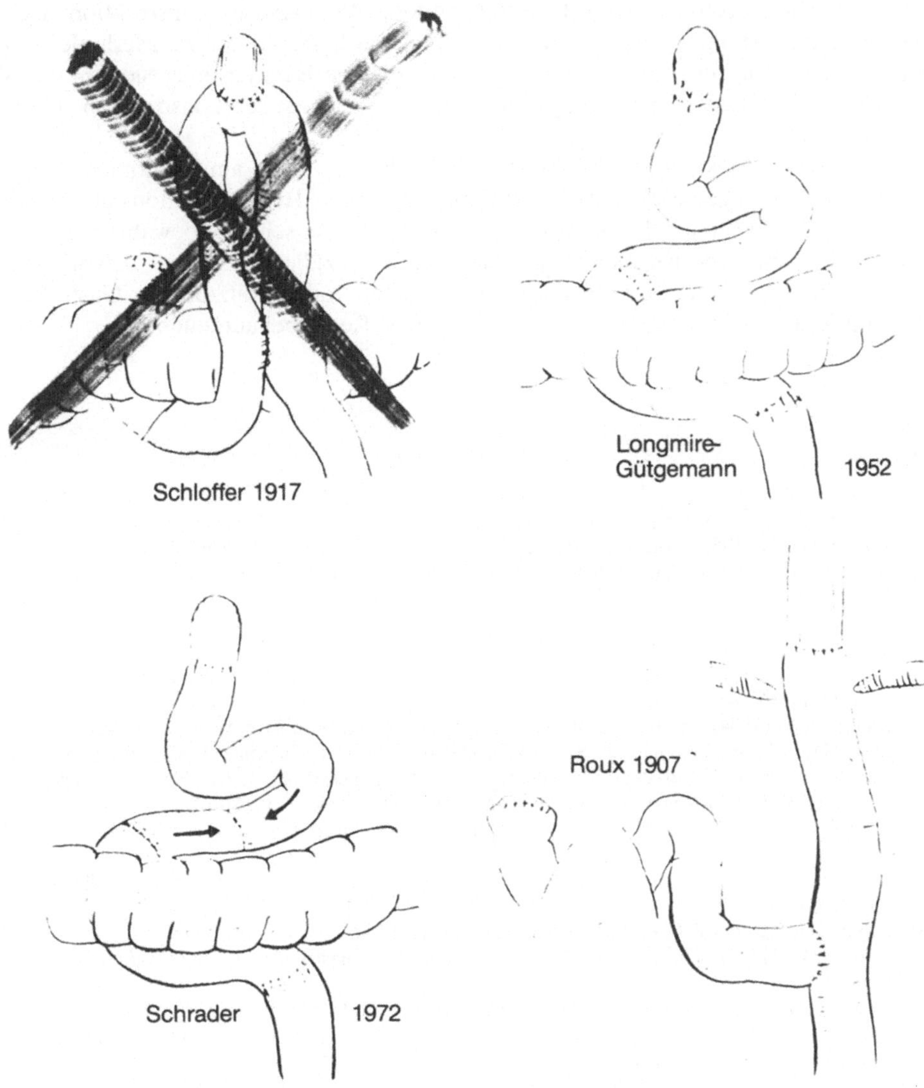

Abb. 1. Passagerekonstruktionsmethoden nach Gastrektomie an der Chirurgischen Universitätsklinik Tübingen und der Chirurgischen Klinik Bad Cannstatt

ste Rekonstruktionsmethode – aus methodischen Gründen logischerweise auch beim Magenstumpfkarzinom nach vorausgegangener Billroth-II-Resektion.

Zur Verdeutlichung der dadurch eingetretenen zahlenmäßigen Verschiebung in den verschiedenen Rekonstruktionsgruppen darf ich Ihnen die Zahlen meiner jetzt einjährigen Tätigkeit in Stuttgart nennen: Bei insgesamt 43 Magenkarzinomoperationen haben wir 18mal beim kleinen pylorusnahen Antrumkarzinom subtotal reseziert, 22mal gastrektomiert, wobei wir erstaunlicherweise in keiner der beiden

Gruppen einen postoperativen Todesfall hatten. Die Passagerekonstruktion nach Gastrektomie erfolgte 17mal nach Roux, 3mal nach der Tübinger Methode und 2mal nach Longmire/Gütgemann. Diese zahlenmäßige Relation mag Sie von unserer kritischen Indikationsstellung hinsichtlich der Passagerekonstruktion überzeugen.

Zusammenfassend kann ich feststellen, daß sich uns diese am Tumorstatus, am Alter und am Allgemeinzustand orientierte abgestufte Rekonstruktionstaktik, die wir im Laufe der letzten Jahre entwickelt haben, bislang sehr gut bewährt hat.

Vor einem Jahr habe ich hier an gleicher Stelle konzidieren müssen, daß wir der Roux'schen Schlinge noch nicht ganz den ihr gebührenden Platz bei der Gastrektomie einräumen. Heute kann ich dies mit Fug und Recht behaupten.

Literatur

1. Graham R (1940) A technique for total gastrectomy. Surgery 8:257
2. Gütgemann A (1952) Totale Gastrektomie beim Magenkarzinom. Chirurg 23:474
3. Hollender LF, Meyer Ch, Keller D (1982) Magenersatzmethoden in Frankreich. Med Welt 33:27
4. Hunt CJ (1952) Construction of food pouch from segment of jejunum as substitute for stomach in total gastrectomy. Arch Surg 64:601
5. Kieninger G, Koslowski L, Kummer D (1981) Magenersatz durch iso-anisoperistaltische Jejunuminterposition (Tübinger Ersatzmagen). Chirurg 52:505
6. Kieninger G (1984) Die Passagerekonstruktion nach Gastrektomie mit der Roux-Schlinge. In: Bünte H, Grill W, Langhans P, Siewert JR (Hrsg): Die Roux-Schlinge, Indikationen, Techniken, Resultate S. 203–207 Edition Medizin, Weinheim, Deerfield Beach, Florida, Basel
7. Lawrence W (1962) Reservoir construction after total gastrectomy. Ann Surg 155:191
8. Longmire jr WP, Beal JM (1952) Construction of a substitute gastric reservoir following total gastrectomy. Ann Surg 135:637
9. Longmire jr WP (1982) Epidemiologie des Magenkarzinoms und Magenersatz in den USA. Med Welt 33:21
10. Peiper HJ, Siewert R (1978) Magenersatz. Chirurg 49:81
11. Rodino D (1952) Contribution à la technique de l'anastomose oesophagojèjunale après gastrectomie totale. J Chir 68:716
12. Roux C (1907) Esophagojejunogastrostomy, new operation for intractable stricture of the esophagus (L'oesophago-jèjunogastrostomose, nouvelle operation pour retrecessement infranchissable de l'oesophage). Sem med (Paris) 27:37

Zweckmäßige Reparationsformen nach distaler Magenresektion

K. DAHM

Neben der vorrangigen Aufgabe, beim distalen Magenkrebs den Tumor stadiengerecht und radikal zu entfernen, tritt die Aufgabe der zweckmäßigen Rekonstruktion als scheinbar zweitrangig in den Hintergrund. Wir sollten uns aber dennoch über Vor- und Nachteile der verschiedenen Möglichkeiten Rechenschaft geben, da die Lebensqualität des Operierten ganz entscheidend von der Art der Passage abhängen kann.

Die Wiederherstellung der Nahrungspassage durch eine Gastroduodenostomie eignet sich auch heute, mehr als 100 Jahre nach Billroths erster Resektion, in hervorragender Weise für das begrenzte Antrum- oder Pyloruskarzinom. Reichel [1] in Chemnitz, der gewiß unverdächtig ist, die Billroth-I-Methode besonders favorisiert zu haben, hat an seiner Klinik in 25jähriger Tätigkeit wiederholt die

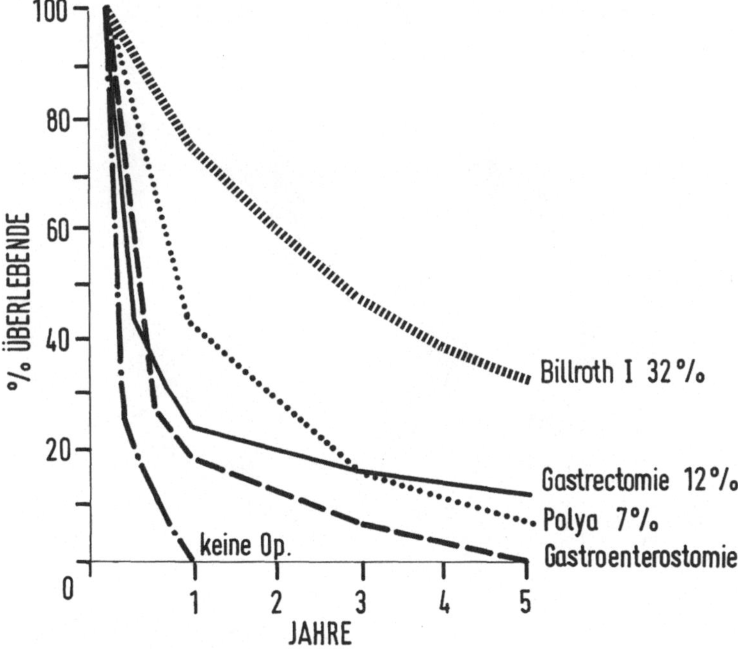

Abb. 1. 5-Jahres-Heilungen nach distaler Magenresektion und unterschiedlichen Rekonstruktionsformen (B I, B II)

Gastroduodenostomie nach Karzinomresektion eingesetzt. Die Operation läßt sich in kurzer Zeit durchführen – ein wesentlicher Vorteil in der Alterschirurgie. Da das Duodenum beim Billroth I nicht aus der Verdauung ausgeschaltet wird, sind die Störungen der Resorption von Fetten und fettlöslichen Vitaminen sowie von Kalzium und Eisen hier geringer als bei jeder anderen Rekonstruktionsmaßnahme. Dementsprechend werden Eisenmangelanämien und perniziöse Anämien, Osteoporomalazien, aber auch funktionelle Nachteile der Resektion, wie z. B. das Dumping-Syndrom, nach Gastroduodenostomie sehr viel seltener beobachtet als nach Gastrojejunostomie [2].

Bekanntlich erleben nur 11–32% aller Resezierten die 5-Jahres-Heilung, abhängig vom jeweiligen Penetrations- und Metastasierungstyp des Karzinoms. Costello [3] hat kürzlich eine beachtenswerte Erfolgsstatistik über die Ergebnisse der Billroth-I-Methode beim Karzinom vorgelegt. Diese Resultate sind der Beweis dafür, daß bei strenger Begrenzung der Indikation auf das umschriebene Antrum- und Pyloruskarzinom die Ergebnisse den Vergleich mit der Billroth-II-Methode aushalten können. Die Mehrzahl der Patienten erleidet, gleichviel welche Methode zum Einsatz kommt, ein Karzinomrezidiv. Die Frage, ob die Anastomose vom Rezidiv betroffen wird und ob durch die Art der Anastomose der Ort des Rezidivs beeinflußt werden kann, ist also ganz entscheidend.

Die Sorge, daß der Billroth I wegen seines geringeren Resektionsumfanges im Anastomosengebiet vom Rezidiv befallen werden könnte, ist gewiß nicht unbegründet. Wir legen daher einen strengen Indikationsmaßstab an. Die Gastroduodenosto-

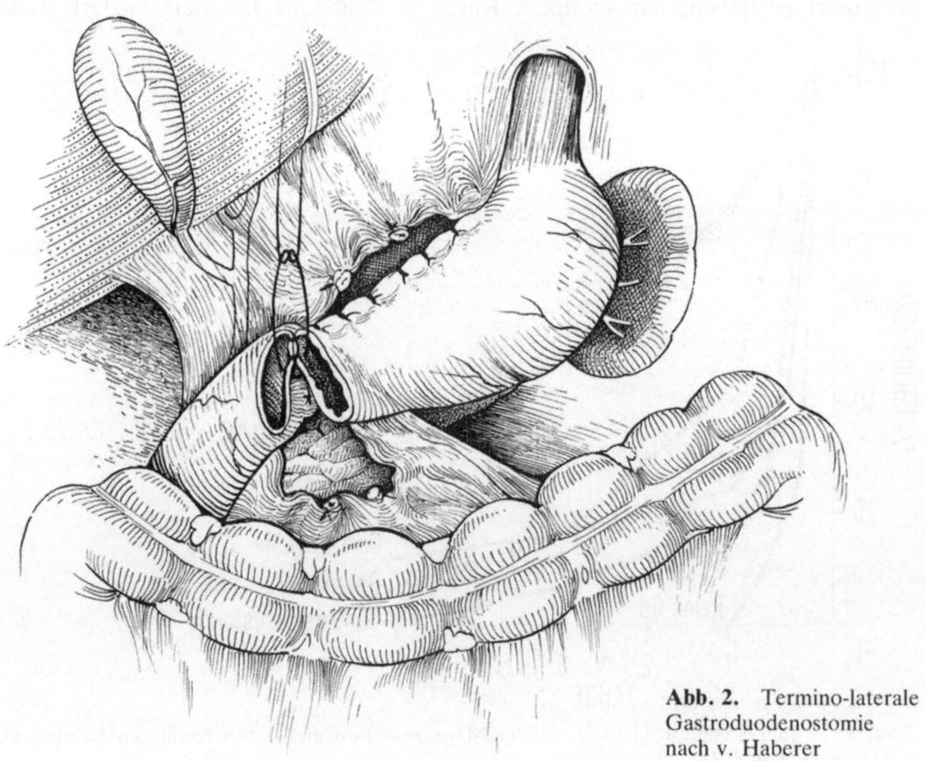

Abb. 2. Termino-laterale Gastroduodenostomie nach v. Haberer

mie darf nur eingesetzt werden, wenn gegen die Prinzipien der radikalen Krebsausrottung nicht verstoßen wird. In praxi bedeutet dies, daß ein Sicherheitsabstand von 4–6 cm nach oral, von 3 cm nach aboral eingehalten werden muß. Geeignete Krebstypen sind das kleine Antrum-Pyloruskarzinom vom intestinalen Typ mit einer Penetrationstiefe von pT_1 bis pT_3. Es muß nicht betont werden, daß wir der so bedeutsamen Lymphknotenausräumung bei der Billroth-I-Methode die gleiche Aufmerksamkeit schenken wie bei anderen Operationsverfahren. Rezidive gehen nach einer von Kümmerle [4] veröffentlichten Untersuchung in 60% vom Magenstumpf, in 30% von den Lymphknoten und in weniger als 10% vom Duodenum aus. Die Überlegung, wie die Anastomose des B-I-Magens vor der Stenosierung durch ein späteres Krebsrezidiv bewahrt werden könnte, hat uns zu einem vermehrten Einsatz der *termino-lateralen Modifikation* der Billroth-I-Methode nach v. Haberer [5] geführt.

Die Vorteile dieses Verfahrens auch in der Krebschirurgie liegen auf der Hand:

1. Nach Kocherschem Manöver kann eine beliebig weit gestaltete Anastomose zwischen Magenrest und Duodenalvorderwand angelegt werden (Abb. 2 und 3). Anders als bei der termino-terminalen Version vermag ein mögliches Rezidiv das Lumen kaum zu verlegen.
2. Die Anastomose ist immer sehr gut durchblutet und unterliegt somit nicht so leicht der Gefahr des ischämischen Nahtbruches.

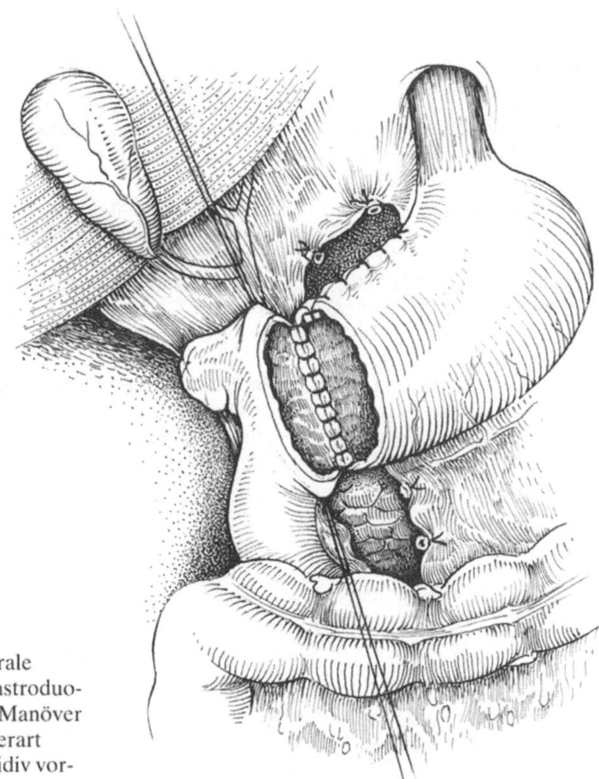

Abb. 3. Eine breite termino-laterale Anastomose erreicht man durch Gastroduodenostomie an einem nach Kocher Manöver steil gestellten Duodenalstumpf. Derart kann einer Stenose durch Krebsrezidiv vorgebeugt werden

3. Reseziert man, wie von Schreiber [6] angegeben, die gesamte kleine Kurvatur und mobilisiert man die große Kurvatur mittels Durchtrennung des Lig. gastrolienale, so kann Resektionshöhe und damit ein Mehr an Radikalität gewonnen werden.

Wir haben die termino-laterale Variante des B I in der Magenkrebschirurgie seit 1974 neben den bekannten Standardverfahren mit gutem Erfolg eingesetzt. Aus eigener Erfahrung ist mir kein örtliches Rezidiv in der Anastomose bekannt geworden. Beachtenswert ist die Möglichkeit der Pankreatitis; ein Patient starb in der postoperativen Phase an dieser Komplikation.
Remine und Mitarbeiter [7] haben die Erfahrungen der Mayo-Klinik in Hinblick auf die Gefahren, die der Anastomose durch ein Rezidiv bei den verschiedenen Rekonstruktionsmethoden drohen, analysiert. Demnach ist die Billroth-II-Methode in der Modifikation nach Reichel bzw. Polya beim Krebskranken am wenigsten empfehlenswert, da ein örtliches Rezidiv im retrokolischen Raum sehr bald zu einer totalen Verlegung der Nahrungspassage führen kann. Daher setzen diese Autoren bevorzugt die antekolische Variante mit Braunscher Enteroanastomose oder das Verfahren nach Roux ein. Abschließend muß betont werden, daß Magenchirurgie nicht mit Blickrichtung auf ein bestimmtes Rekonstruktionsverfahren betrieben werden darf. Oberstes Gebot bleibt die Ausrottung der lebensbedrohlichen Geschwulst. Die Überbrückung des Defektes ordnet sich diesem Postulat unter.

Literatur

1. Birgfeld E (1925) Ein Beitrag zur Magenchirurgie. Bericht über die am Stadtkrankenhaus zu Chemnitz von 1907–1922 ausgeführten Magenoperationen unter besonderer Berücksichtigung der Spätresultate. Arch klin Chir 134:51
2. Dahm K, Rehner M (1984) Der Billroth-I-Magen. Enke Verlag Stuttgart p 20 ff.
3. Costello CB, Taylor TV, Torrance B (1977) Personal experience in the surgical management of carcinoma of the stomach. Brit J Surg 64:47
4. Kümmerle F (1982) Wo steht die Carcinom-Chirurgie des Magens? Allgemeine taktische und technische Prinzipien. Langenbecks Arch Chir 358:65 (Kongreßbericht)
5. v Haberer H (1922) Termino-laterale Gastroduodenostomie bei der Resektionsmethode nach Billroth I. Zbl Chir 49:1321
6. Schreiber HW, Farthmann E, Eichfuß HP, Kortmann N (1974) Termino-laterale Gastroduodenostomie. Formen – Indikationen – Technik. Langenbecks Arch Chir 336:269
7. Remine SG, van Herden JA, Magness L, Beahrs OH (1978) Antecolic or retrocolic anastomosis in Billroth II gastrojejunostomy? Arch Surg 113:735

Operationsverfahren beim Karzinom des gastro-ösophagealen Überganges

J. R. Siewert, A. H. Hölscher

Die Adenokarzinome des gastro-ösophagealen Überganges werden häufig unter dem Sammelbegriff ,,Kardiakarzinom" zusammengefaßt. Man sollte aus unserer Sicht dabei nur solche Adenokarzinome des gastro-ösophagealen Überganges als Kardiakarzinome bezeichnen, die eine abdomino-thorakale Resektion, ggf. eine abdomino-transmediastinale zervikale Resektion zur radikalen Entfernung des Tumors notwendig machen.

Wenigstens 3 unterschiedliche Tumortypen verbergen sich hinter dem Begriff ,,Kardiakarzinom":

- das Adenokarzinom im Barrett-Ösophagus, wobei als Kardiakarzinom nur die sich im Bereich des gastro-ösophagealen Überganges entwickelnden Adenokarzinome bezeichnet werden sollten
- das eigentliche, sich direkt im Bereich der Kardiaschleimhaut entwickelnde Karzinom
- das in den distalen Ösophagus einwachsende subkardiale Funduskarzinom des Magens.

Adenokarzinom im Barrett-Ösophagus

Bei eindeutigem Nachweis eines Endobrachyösophagus und gleichzeitigem Adenokarzinom ist die Diagnose leicht. Bei großen, den Endobrachyösophagus fast komplett einnehmenden Tumoren ist es dagegen schwierig, diese Zusammenhänge aufzuzeigen. Fast immer gelingt es aber doch noch, den Endobrachyösophagus irgendwo, ggf. in der postoperativen Histologie, nachzuweisen. Die Wachstumsform dieser Tumoren ist häufig exophytisch, histologisch handelt es sich meistens um Tumoren des intestinalen Typs.

Das eigentliche Kardiakarzinom

Es entwickelt sich aus der eigentlichen Kardiaschleimhaut. Charakteristisch ist, daß die Fundusschleimhaut histologisch meist unauffällig ist, also in der Regel keine Zeichen einer atrophisierenden Gastritis aufweist. Bei diesen Tumortypen handelt es sich vermehrt um Karzinome vom diffusen Typ. Charakteristisch ist weithin das submuköse Wachstum in die Ösophaguswand hinein.

Tabelle 1. Tumorcharakteristika des Kardiakarzinoms. Klinische Merkmale von 312 Patienten (51 Adenokarzinome der Kardia, 169 Adenokarzinome des Magens, 92 Plattenepithelkarzinome des Ösophagus). Nach McDonald [6]

	Kardia	Magen	Ösophagus
Geschlecht ♂ : ♀	7:1	2.3:1	1.6:1
Fam. Disposition	4%	8%	7%
Endemiegebiet	6%	26%	4%
Vorbefunde:			
Hiatushernie	35%	6%	13%
Sodbrennen	24%	6%	./.
Ulcus duod.	18%	5%	7%
Ulcus ventr.	4%	4%	2%

Funduskarzinom

Hierbei handelt es sich um ein reines Magenkarzinom. Es entwickelt sich unmittelbar unterhalb der Kardia in einer Schleimhaut, die in aller Regel Zeichen einer atrophisierenden Gastritis aufweist. Es neigt dazu, in den distalen Ösophagus intramural submukös einzuwachsen. Es kann dann zu einer Zerstörung intramuraler Ganglienzellen führen. Dieser Zustand kann klinisch-radiologisch und manometrisch das komplette Bild einer Achalasie imitieren.

Diese Tumortypen voneinander zu unterscheiden, ist nicht immer einfach, im fortgeschrittenen Stadium sogar unmöglich. Auffällig ist, daß man bei sorgfältiger Musterung der Resektionspräparate mit einem Adenokarzinom des gastro-ösophagealen Überganges in einem hohen Prozentsatz Veränderungen im Sinne eines Endobrachyösophagus findet. Es ist interessant, daß die Adenokarzinome des gastro-ösophagealen Überganges eine eigene Epidemiologie aufweisen (Tabelle 1). So ist z. B. das männliche Geschlecht deutlich bevorzugt. Versucht man anhand von Präparaten solche Adenokarzinome, die mit einem Endobrachyösophagus einhergehen, von solchen Kardiakarzinomen zu separieren, die offenbar aus der Kardia bzw. Fundusschleimhaut direkt entstanden sind, so lassen sich in der pathologischen Anatomie und im Wachstumsverhalten der Tumoren keine signifikanten Unterschiede aufweisen. Auch bezüglich der Epidemiologie bestehen weitgehend ähnliche Verhältnisse [5].

Hinsichtlich ihrer Prognose sind die Kardiakarzinome eher zu den Ösophaguskarzinomen als zu den Magenkarzinomen zu rechnen (Abb. 1). In der Zusammenstellung von Appelquist z. B. hat das Kardiakarzinom die gleiche schlechte Prognose wie die übrigen Ösophaguskarzinome, auf der anderen Seite ist die Prognose des Kardiakarzinoms deutlich schlechter als die des Magenkarzinoms in distaleren Anteilen [2, 3] (Abb. 2). Andererseits müssen die Kardiakarzinome vom Tumortyp her (Adenokarzinome vom intestinalen oder diffusen Typ) und vom Wachstumsverhalten her (Neigung zur peritonealen Aussaat und zur deszendierenden Lymphknotenmetastasierung) wie ein Magenkarzinom angesehen und auch so behandelt werden. Die eigene Erfahrung zeigt, daß die Adenokarzinome des gastro-ösophagealen Überganges ganz offenbar in den letzten Jahren deutlich häufiger geworden sind.

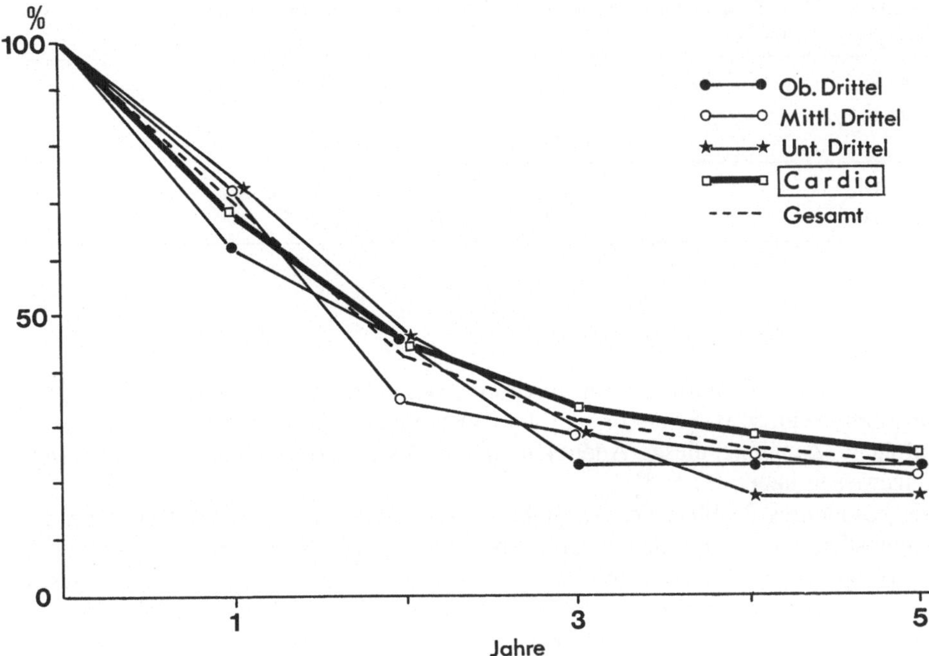

Abb. 1. Überlebensraten in Abhängigkeit von der Tumorlokalisation im Ösophagus. Nach Appelquist [2]

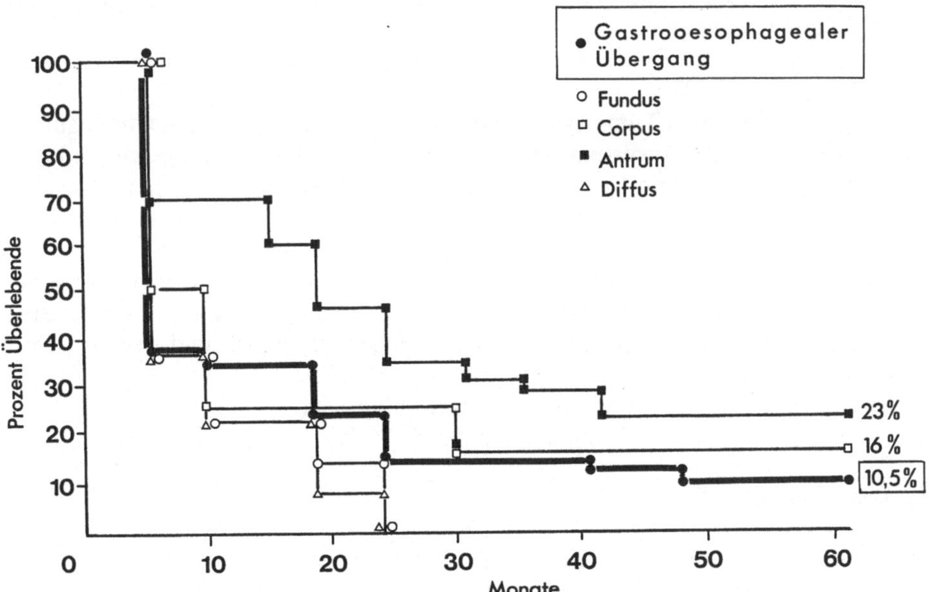

Abb. 2. 5-Jahres-Überlebensraten in Abhängigkeit von der Tumorlokalisation im Magen. Nach Diehl [3]

Tabelle 2. TNM-Tumorstadien von 101 Adenokarzinomen des gastro-ösophagealen Überganges. Nach Papachristou (9)

Stage I	T_{1-3}	N_0	M_0	13%	> 30%
Stage II	T_4	N_0	M_0		
	T_x	N_1	M_0	17%	
Stage III	T_x	N_2	M_0	45%	> 70%
Stage IV	T_x	N_x	M_+	25%	

Mag die eigene Erfahrung noch durch eine besondere Selektion des Krankengutes beeinflußt sein, so ist es interessant, daß auch andere Autoren in letzter Zeit auf die auffällige Zunahme dieser Adenokarzinome des gastro-ösophagealen Überganges hingewiesen haben [1, 5, 8].

Ein besonderes Problem des Kardiakarzinoms ist es, daß es in der Regel erst spät diagnostiziert wird. Ursachen dafür sind, daß typische Frühsymptome fehlen, die Dysphagie ist ein Spätsymptom. Endoskopisch wie röntgenologisch ist der gastroösophageale Übergang gelegentlich schwerer abzuklären als der tubuläre Ösophagus oder der Magen. Ein Fortschritt könnte erreicht werden, wenn künftig zumindest alle Patienten mit einem Endobrachyösophagus endoskopisch regelmäßig überwacht würden.

Derzeit kommen rund 70% aller Patienten unserer Klinik in einem Stadium zur operativen Behandlung, das kurative Maßnahmen im engeren Sinne nicht mehr zuläßt. Vor diesem Hintergrund müssen auch die folgenden Überlegungen zur Therapie gesehen werden.

Nur in knapp 30% der Fälle sind chirurgische Maßnahmen mit kurativer Zielsetzung möglich [9] (Tabelle 2).

Die o. g. verschiedenen Tumortypen nehmen auf die therapeutischen Überlegungen keinen Einfluß. Eine Ausnahme bildet lediglich das Adenokarzinom im Endobrachyösophagus, wenn es im Bereich der Epithelgrenze entsteht und damit ausschließlich im tubulären Ösophagus entwickelt ist. In diesen Fällen wird das Adenokarzinom im Endobrachyösophagus wie ein Ösophaguskarzinom behandelt, d. h. es wird die subtotale Ösophagektomie und subtotale Fundektomie mit Mageninterposition ausgeführt. Bezüglich aller anderen Adenokarzinome des gastro-ösophagealen Überganges sind die therapeutischen Überlegungen einheitlich und richten sich in erster Linie nach dem Tumorstadium.

Im einzelnen werden derzeit folgende Fragen diskutiert:

1. Resektionsausmaß

Resektionsausmaß nach aboral, d. h. ist die totale Gastrektomie notwendig?

Es gibt in der Literatur mehrere Hinweise darauf, daß die totale Gastrektomie die Überlebensraten beim Adenokarzinom des gastro-ösophagealen Überganges verbessern kann. In einer prospektiv kontrollierten Studie ist diese Frage allerdings

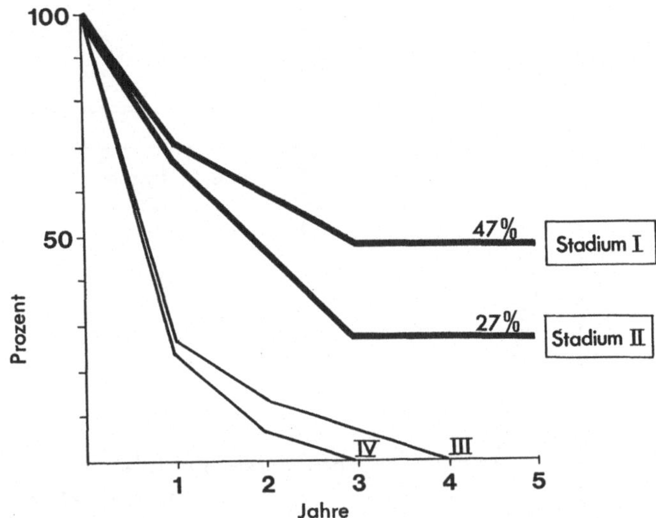

Abb. 3. Überlebensraten von Patienten mit Kardiakarzinom nach Gastrektomie. Nach Papachristou [9]

noch nicht untersucht. Die besten retrospektiven Daten sind von Papachristou vorgelegt worden [9]:

- Eindeutig ist nach diesen Untersuchungen, daß vor allem das Kardiakarzinom im Stadium I und II ($T_1 - T_2\ N_0$) von der totalen Gastrektomie profitiert, im Stadium III und IV bringt die totale Gastrektomie keine Vorteile bezüglich der Überlebenszeiten mehr (Abb. 3). Dies ist wohl auch in Anbetracht des fortgeschrittenen Tumors nicht mehr zu erwarten.
- Vergleicht man weiterhin die Ergebnisse der totalen Gastrektomie im gleichen Krankengut mit denen der proximal subtotalen Gastrektomie im Stadium I und II, so zeigt sich ebenfalls die Überlegenheit der totalen Gastrektomie (Abb. 4).

Eine Umfrage unter europäischen Chirurgen, die über besondere Erfahrung auf dem Gebiet der Ösophagus- und Kardiachirurgie verfügen, hat einhellig ergeben, daß die totale Gastrektomie als ein essentieller Bestandteil der chirurgischen Therapie des Kardiakarzinoms allgemein angesehen wird [4].

2. Lymphadenektomie

Die Lymphadenektomie beim Adenokarzinom des gastro-ösophagealen Überganges hat den Riten der Lymphadenektomie beim Magenkarzinom zu folgen. Mit anderen Worten: die totale Gastrektomie beinhaltet bereits die Entfernung der Lymphabflußwege entlang der großen und kleinen Kurvatur des Magens. Zusätzlich muß die Ausräumung der suprapankreatischen Lymphknoten erfolgen, d. h. die Lymphabflußwege entlang der A. gastrica sinistra, der A. hepatica communis, der A. lienalis bis hin zum Tripus Halleri werden en-bloc von der Vorderseite der Aorta abgehoben und entfernt. Diese systematische Lymphadenektomie im Bereich des

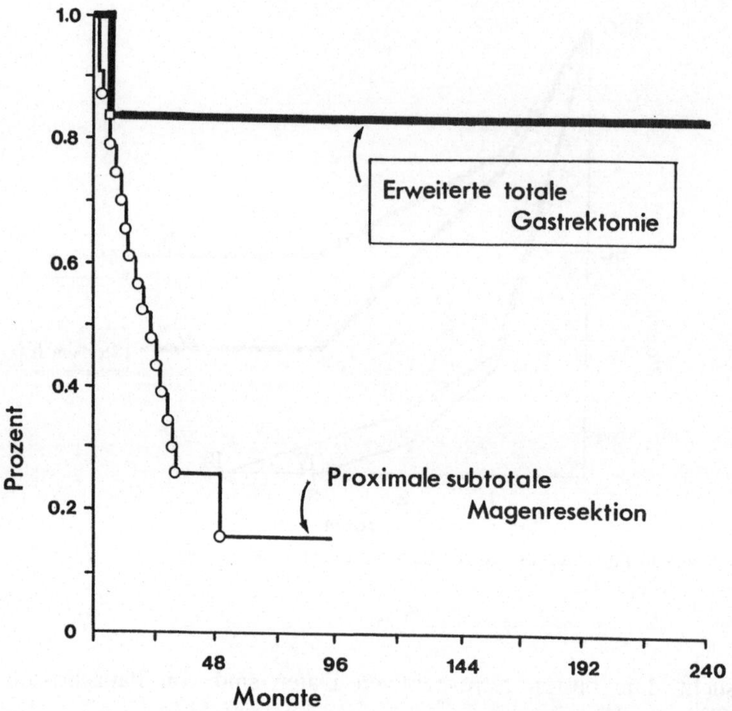

Abb. 4. Überlebensraten von Patienten mit Kardiakarzinom im Tumorstadium I und II. Nach Papachristou [9]

Tripus Halleri und der Aortenvorderwand macht überhaupt erst die Resektion des Kardiakarzinoms im fortgeschrittenen Stadium möglich. Die eigene Erfahrung zeigt, daß auch ein weit fortgeschrittenes Kardiakarzinom die Aortenwand in aller Regel respektiert und in dieser Schicht abgehoben werden kann. Schwieriger ist die Situation, wenn der Tumor bereits in die V. cava eingebrochen ist. Auch hier ist aber eine lokale Exzision, ggf. unter Mitresektion der Cavawand möglich.

Diese Lymphadenektomie muß durch die untere Mediastinektomie ergänzt werden. Je nach Tumorgröße ist häufig auch eine mehr oder minder ausgedehnte Mitresektion der Hiatusmuskulatur bzw. des angrenzenden Zwerchfells notwendig.

3. Ist die Splenektomie notwendig?

Die vorliegenden japanischen Statistiken zeigen für das Magenkarzinom, daß die Splenektomie nur in den fortgeschrittenen Stadien III und IV notwendig ist [7]. Die Belassung der Milz in den Stadien I und II bringt dagegen sogar Vorteile bezüglich der Überlebensraten. Aus diesem Grund erhalten wir die Milz in den Stadien I und II, wir entfernen die Milz gelegentlich in Zusammenhang mit einer distalen Pankreasresektion in den Stadien III und IV.

Tabelle 3. Eigene Operationsergebnisse (1979–1984). 53 resezierte Adenokarzinome des gastro-ösophagealen Überganges (Resektionsquote 85%)

Anastomoseninsuffizienz		11,3%
zervikal (3/19)		15,8%
thorakal (3/34)		8,8%
Respiratorische Insuffizienz		11,3%
Weitere Komplikationen		24,5%
Rekurrensparese	n = 6	
Niereninsuffizienz	n = 2	
Entzugsdelir	n = 2	
Platzbauch	n = 1	
intraabdomineller Abszeß	n = 2	
Letalität		5,7%

4. Wie weit ist das Resektionsausmaß nach oral hin zu wählen?

Die vorliegenden Fakten, insbesondere die Daten von Papachristou, zeigen, daß ein Sicherheitsabstand von 4–6 cm nach oral hin ausreichend ist [9]. Im eigenen Krankengut hat eine sorgfältige Aufarbeitung der Operationspräparate ergeben, daß in keinem Fall eine über 4 cm hinausgehende Metastasierung nach oral hin beobachtet wurde. Ohne Zweifel muß hierbei der Tumortyp, d. h. die Tatsache, ob ein Kardiakarzinom vom intestinalen Typ oder vom diffusen Typ vorliegt, ähnlich wie beim Magenkarzinom, Berücksichtigung finden. Somit würde aus rein onkologischer Sicht und je nach onkologischer Situation eine distale Ösophagusresektion ausreichen.

Die eigene Erfahrung (Tabelle 3) zeigt ferner, daß intrathorakale Anastomosen insgesamt nicht riskanter sind als zervikale Anastomosen. Ohne Zweifel sind aber die Folgen einer intrathorakalen Anastomoseninsuffizienz wesentlich ernster zu bewerten als die einer zervikalen Fistel. Dieser Anastomosentyp stellt also individuell gesehen das höhere Risiko dar.

Das für uns entscheidende Argument in der Diskussion um das Resektionsausmaß nach oral hin ist das Tumorstadium des Kardiakarzinoms. Handelt es sich um ein fortgeschrittenes Karzinom, so fürchten wir die Entwicklung lokaler Rezidive, die dann wiederum sehr rasch ein im hinteren Mediastinum gelegenes Interponat verschließen und erneut zur Dysphagie führen können. Deswegen wählen wir bei einem fortgeschrittenen Karzinom (Stadien III und IV) das vordere Mediastinum als Rekonstruktionsweg. In diesen Fällen ist, um eine zervikale Anastomose anlegen zu können, die subtotale Ösophagektomie auf transmediastinalem Wege ohne Thorakotomie die Methode der Wahl für uns geworden.

In den frühen Stadien des Kardiakarzinoms, in denen das Risiko des lokalen Rezidivs eher gering zu veranschlagen ist, wählen wir dagegen die distale Ösophagusresektion mit Rekonstruktion durch gestielte Ösophago-Jejunoplicatio (Abb. 5a u. b).

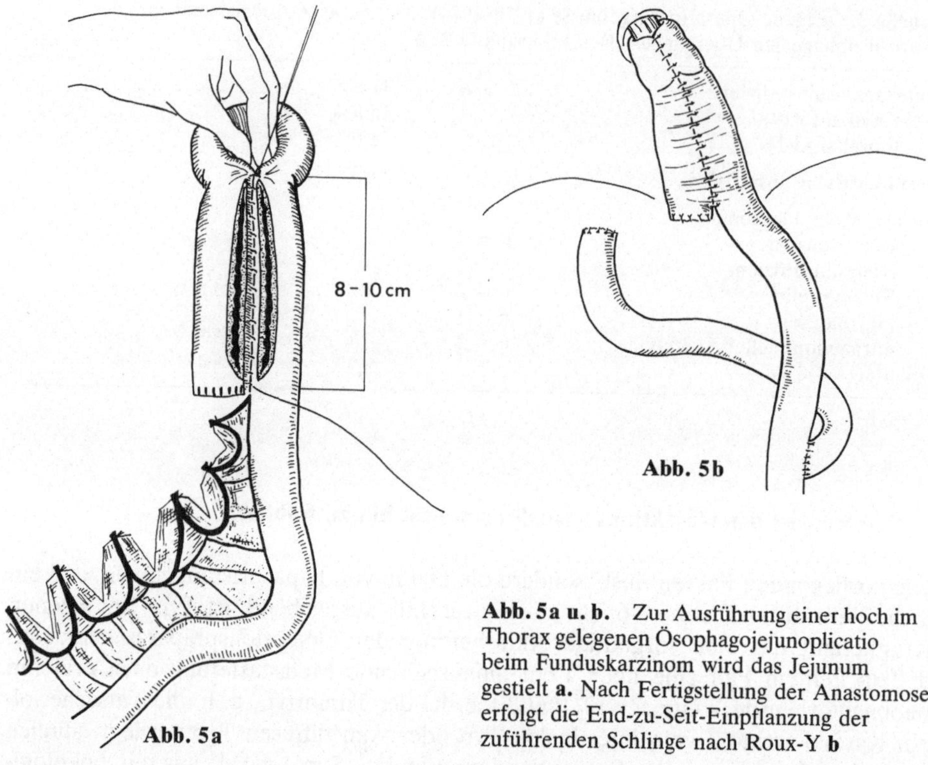

Abb. 5a u. b. Zur Ausführung einer hoch im Thorax gelegenen Ösophagojejunoplicatio beim Funduskarzinom wird das Jejunum gestielt **a.** Nach Fertigstellung der Anastomose erfolgt die End-zu-Seit-Einpflanzung der zuführenden Schlinge nach Roux-Y **b**

Somit ist unser *Procedere* derzeit wie folgt:

Das Adenokarzinom des gastro-ösophagealen Überganges vom Stadium I und II wird mit totaler Gastrektomie und distaler Ösophagusresektion bei Einhaltung von Sicherheitsabständen von 4–6 cm behandelt. Die Lymphadenektomie im oben beschriebenen Sinne ist obligat. Die Milz wird, wenn Lymphknotenmetastasen im Bereich des Milzhilus nicht nachweisbar sind, belassen. Als Zugang hat sich uns der abdomino-links-thorakale mit Durchtrennung des Rippenbogens bewährt, die Rekonstruktion erfolgt durch gestielte Ösophago-Jejunoplicatio. Muß aus onkologischen Gründen das Resektionsausmaß nach oral deutlich über die untere Pulmonalvene hinaus gewählt werden, so ist in unserer Erfahrung die Rekonstruktion mit Jejunum gelegentlich schwierig. In diesen Fällen entscheiden wir uns dann zur subtotalen Ösophagektomie und zum Ersatz durch Kolon mit zervikaler Anastomose.

Das Adenokarzinom des gastro-ösophagealen Überganges im Stadium III und IV

Hier besteht die Gefahr der raschen Entwicklung eines lokalen Rezidivs bei palliativer Resektion im Vordergrund unserer Überlegungen. Da ein lokales Rezidiv sehr schnell erneut zu Dysphagien als Folge der Verlegung des Interponats führen kann, wählen wir zur Rekonstruktion immer das vordere Mediastinum. Da im vorderen Mediastinum nur eine zervikale Anastomose möglich ist, ist die subtotale Ösophagektomie notwendig. Diese wird transmediastinal ohne Thorakotomie ausgeführt. Die totale Gastrektomie ist auch in diesen Stadien obligat. Die Lymphadenektomie im oben beschriebenen Sinne ist zur möglichst ausgedehnten Tumorreduktion dringend notwendig. Oftmals ist ohnehin nur im Zusammenhang mit einer im o. g. Sinne radikalen Lymphadenektomie die Entfernung des Primärtumors möglich. Erstreckt sich die Metastasierung bis in Richtung des Milzhilus, wird auch die Splenektomie ausgeführt. Die Rekonstruktion der Intestinalpassage erfolgt durch Interposition des Colon transversums und der linken Kolonflexur, gestielt an der A. colica sinistra mit zervikaler Anastomose und intraabdomineller Kolo-Jejunostomie unter Bildung eines Ersatzreservoirs durch Seit-zu-Seit-Anastomose zwischen zu- und abführender Jejunumschlinge.

Literatur

1. Antonioli DA, Cady B (1984) Changing aspects of gastric adenocarcinoma. New Engl J Med 310:153.8
2. Appelquist P, Mattila S, Iyrälä A, Tald P (1977) Surgical treatment of carcinoma of the esophagus and cardia. Scand J Thor Cardiovasc Surg 11:278–282
3. Diehl IT, Herrmann RE, Cooperman AM, Hoerr SO (1983) Gastric carcinoma. A ten year review. Ann Surg 198:9–12
4. Hölscher AH, Siewert JR (1984) Surgical treatment of the adenocarcinoma of the gastroesophageal junction. Results of an european questionnaire. GEEMO-Meeting. 8th World Congress of the CICD. Amsterdam
5. Kalish RJ, Clancy PE, Orringer MB, Appelman HD (1984) Clinical, epidemiologic and morphologic comparison between adenocarcinomas arising in Barrett's esophageal mucosa and in the gastric cardia. Gastroenterology 86(3):461–467
6. McDonald WC (1972) Clinical and pathologic features of adenocarcinoma of the gastric cardia. Cancer 29:724–732
7. Miwa H, Orita K (1983) Splenectomy combined with gastrectomy and immunotherapy for advanced gastric cancer. Acta Med Okayama 37(3):251–258
8. Ottenjann R (1984) Relative Zunahme des Cardiacarcinoms? Dtsch Med Wschr 109(34):1303
9. Papachristou DN, Fortner JG (1980) Adenocarcinoma of the gastric cardia. The choice of gastrectomy. Ann Surg 192(1):58–60

Abdomino-transdiaphragmaler Zugang beim Kardiakarzinom

J. WINTER, B. ULRICH

Die postoperative Letalität nach Resektion eines Kardiakarzinoms wird wesentlich von der Suffizienz der ösophagoenteralen Anastomose und der Zahl der Lungenkomplikationen bestimmt. Durch Einführung der zirkulären Klammernahtanastomose am Ösophagus konnten wir im eigenen Krankengut im Vergleich zur Handnaht die klinische Nahtbruchrate nach Ösophagogastrostomie von 12,4% auf 5,6% und nach Ösophagojejunostomie von 14,4% auf 5,4% senken. Die Insuffizienzquote nach 110 maschinellen ösophagoenteralen Anastomosen beträgt 5,5%, wobei lediglich ein Patient (0,9%) an den Folgen der Lekage verstarb. Pulmonale Komplikationen nach Kardiaresektion finden ihre Erklärung in den Folgen eines rein thorakalen oder kombiniert thorakoabdominalen Zugangsweges [1]. Der Einsatz des EEA-Klammernahtgerätes ermöglichte es, an unserer Klinik eine Technik zu erarbeiten, die es unter Umgehung einer Thorakotomie erlaubt, auf transdiaphragmalem Weg sowohl eine Ösophagogastrostomie als auch eine Ösophagojejunostomie bis auf Höhe der Trachealbifurkation herzustellen [10].

Operationstechnik

Wir eröffnen das Abdomen durch eine mediane Oberbauchlaparotomie unter Linksumschneiden des Processus xiphoideus. Nach Ausschluß von Fernmetastasen wird die Bursa omentalis durch scharfes Lösen des großen Netzes vom Querkolon eröffnet, um die vier Lymphabflußstraßen des Magens einschließlich ihres gemeinsamen Sammelbeckens der Lymphnoduli coeliaci inspizieren und im Zweifelsfall Proben zur Schnellschnittuntersuchung entnehmen zu können. Nach Durchtrennung des Ligamentum triangulare sinistrum kann der linke Leberlappen nach rechts weggehalten und der Hiatus oesophageus dargestellt werden. Zwischen doppelten Ligaturen durchtrennen wir routinemäßig die an der Unterfläche des Diaphragmas hiatusnah verlaufende Vena phrenica inferior und erweitern scharf das Foramen ösophageum durch Inzision des sehnigen Zwerchfells nach ventral unter Schonung des Perikards. Nach Durchtrennung des vorderen und hinteren Vagusastes ist es mit einem Stieltupfer möglich, das lockere Bindegewebe von der Speiseröhre abzuschieben. Die Ausdehnung des Karzinoms kann nach proximal visuell und palpatorisch bestimmt werden, da das hintere Mediastinum bis auf Höhe der Trachealbifurkation zugängig ist. Dieser Situs ermöglicht in gleichem Maße wie eine anterolaterale Thorakotomie die Dissektion paraösophagealer und medistianaler Lymphknoten

[8]. Bei lokaler Operabilität und Metastasierung bis maximal in die erste Lymphknotenstation (Stadium I und II der TNM-Klassifikation) führen wir eine Gastrektomie mit Resektion der Milz und, wenn erforderlich, einschließlich des Pankreasschwanzes durch. Lediglich bei Befall der ersten Lymphknotenstation ist durch totale Entfernung des Magens eine bessere Überlebenszeit als nach Kardiofundektomie zu erzielen [7]. Den Ösophagus mobilisieren wir durch stumpfe Dissektion unter Mitnahme der paraösophagealen Lymphdrüsen bis etwa 3 Querfinger oberhalb des tastbaren Tumors.

Oberhalb der Resektionslinie an der Speiseröhre legen wir eine weiche armierte, 90° gewinkelte Klemme an und durchtrennen schrittweise den Ösophagus, wobei wir gleichzeitig eine überwendliche Tabaksbeutelnaht mit einem monofilen Faden legen. Diese Technik verhindert ein Zurückschlüpfen der Schleimhaut und garantiert eine alle Wandschichten erfassende Naht, die wesentlich für das Gelingen der zirkulären Stapleranastomose ist. Die Anwendung der Tabaksbeutelnahtklemme ASP 50 verbietet sich aus Platzgründen. Nach Fassen der Schnittränder mit langen Ellis-Klemmen wird die weiche Klemme eröffnet, das Ösophaguslumen makroskopisch auf Tumorfreiheit überprüft und die Klemme anschließend 3 cm oberhalb des Schnittrandes angelegt. Nachdem der Magen postpylorisch nach Verschluß des Duodenums mit dem TA 55 abgesetzt worden ist, kann das gesamte Ösophagus-Magen-Präparat en-bloc mit Milz und eventuell Pankreasschwanz entfernt werden. Die Passage stellen wir durch eine ausreichend lange, Y-förmig nach Roux ausgeschaltete Dünndarmschlinge wieder her. Die sonst bei uns übliche

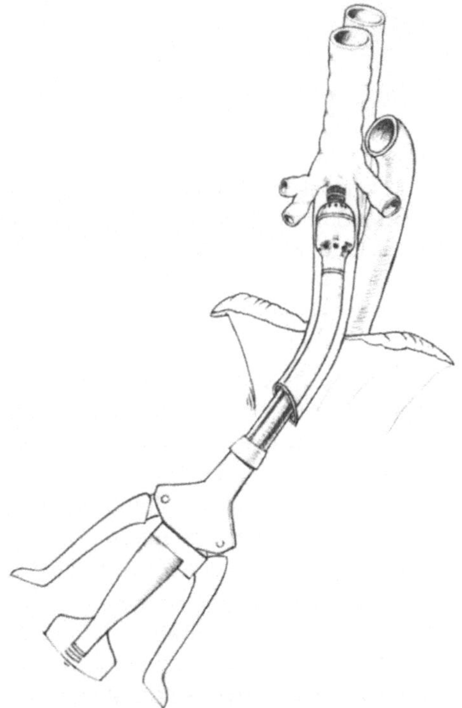

Abb. 1. Schematische Darstellung der transdiaphragmalen Klammernahtanastomose

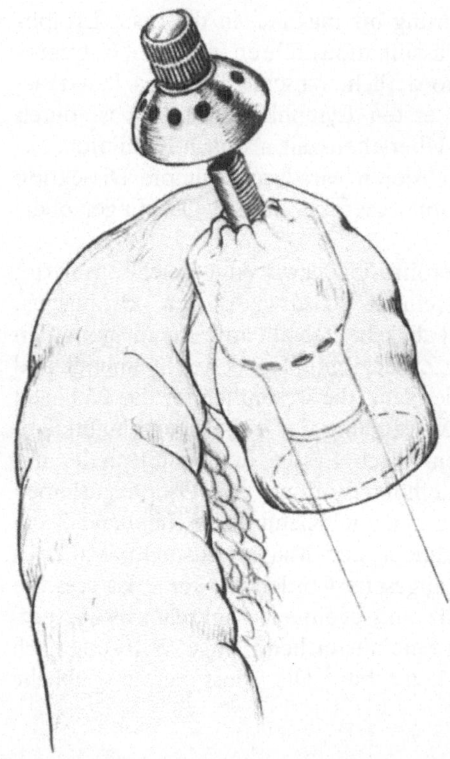

Abb. 2. End-zu-Seit-Ösophagojejunostomie nach Art einer Krückstockanastomose

Magenersatzbildung in der Modifikation von Siewert/Peiper/Kremer [5] ist wegen nicht ausreichender Länge des Mesenteriums nur in wenigen Fällen möglich. Um eine zusätzliche Inzision und Tabaksbeutelnaht in der Roux-Schlinge zu umgehen, führen wir das EEA-Gerät ohne Andruckplatte etwa 5–6 cm über das offene Ende der Dünndarmschlinge ein. Besonders bewährt hat sich hier das gebogene DEEA (Abb. 1). Der Führungsdorn wird über eine kleine antimesenteriale Stichinzision ausgeleitet und nach Aufschrauben der Gegendruckplatte die Anastomose zum Ösophagus erstellt (Abb. 2).

Im Falle der Kardiofundektomie wird das Antrum mit dem TA 90 blind verschlossen und das EEA-Gerät über eine Gastrotomie ohne Andruckplatte eingeführt. Durch eine kleine Stichinzision an der Vorderwand, ca. 3 cm distal der Klammernahtreihe, wird der Führungsdorn ausgeleitet. Alternativ kann, wenn das Antrum mit 3,5 mm großen statt mit 4,8 mm großen Klammern verschlossen worden ist, eine End-zu-End-Anastomose durch die Klammernahtreihe hergestellt werden, da das Ringmesser des EEA-Staplers diese Klammern durchschneidet (Abb. 3). Den wesentlichen Vorteil der End-zu-Seit-Ösophagogastro- und -jejunostomie sehen wir darin, daß eine Tabaksbeutelnaht am Antrum bzw. Jejunum mit der Möglichkeit einer Lefzenbildung entfällt. Gerade bei Anwendung der 21 und 25 mm großen Ladeeinheiten mit ihren geringen Innendurchmessern können sich bei Annäherung des Magazins und der Andruckplatte überstehende Lefzen zwischen die zu anastomosierenden Darmwandteile quetschen. Folge wäre eine Insuffizienz. Nach Entfer-

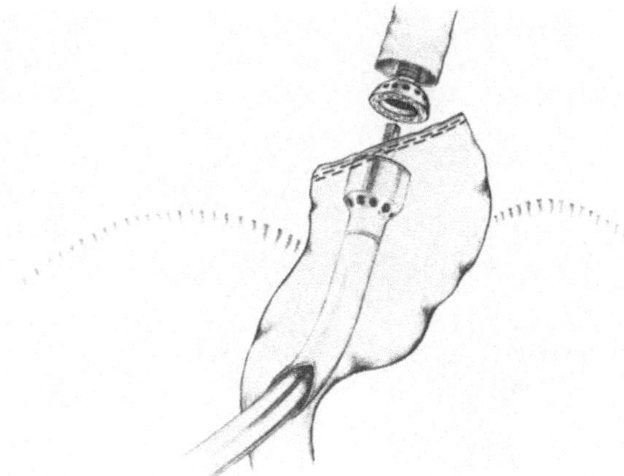

Abb. 3. End-zu-Seit-Ösophagogastrostomie durch die Klammernahtreihe

nen des Klammernahtgerätes wird das offene Ende der Roux-Schlinge bzw. die Antrostomie mit dem TA 55 verschlossen. Den ausgestanzten Ösophagusring lassen wir als Schnellschnittpräparat untersuchen, da eine intramurale Tumorausbreitung in der Speiseröhre makroskopisch nicht sicher zu beurteilen ist. Durch die Gabe von Methylenblau-Lösung über die Magensonde prüfen wir zusätzlich die Dichtigkeit der Anastomose, die in der Regel bei Vollständigkeit der beiden ausgestanzten Ringe gegeben ist.

Ergebnisse

Seit dem 2. 4. 1980 führten wir bei 20 Patienten mit einem Kardiakarzinom die transdiaphragmale Resektion der distalen Speiseröhre mit anschließender Kontinuitätswiederherstellung mit Hilfe des EEA-Klammernahtgerätes durch. Bei 11 Patienten wurde nach Kardiofundektomie eine Ösophagoantrostomie und bei 9 Patienten nach Gastrektomie eine Ösophagojejunostomie maschinell erstellt. Nach totaler Entfernung des Magens kam 7mal eine Rekonstruktion durch eine nach Roux Y-förmig ausgeschaltete Dünndarmschlinge und 2mal ein von Kremer [5] speziell für die Staplertechnik modifizierter Ersatzmagen mit Jejunoplicatio zur Anwendung. In einem Fall führte der Gebrauch des EEA-Klammernahtgerätes zu einer intraoperativen Komplikation, da der Magenschlauch mitgeklammert worden war. Nach Entfernung des Schlauches mußte eine Übernähung der Anastomose durchgeführt werden. Eine Verletzung der Pleura mediastinalis zwang bei 8 Patienten zur Anlage einer Thoraxdrainage. Bis auf eine Pneumonie, die durch Antibiotikagabe beherrscht werden konnte, sahen wir keine Lungenkomplikationen, während wir bei 20 maschinellen Anastomosen und abdomino-thorakalem Zugang bis zum Jahre 1981 in 6 Fällen tödliche pulmonale Komplikationen hinnehmen mußten. Eine Anastomoseninsuffizienz konnte bei allen Patienten röntgenologisch am 7. postoperativen Tag durch orale Gabe von Gastrografin ausgeschlossen werden (Abb. 4). Ein Patient kam durch einen Herzinfarkt ad exitum, während ein weiterer Patient an den Folgen einer Venenkathetersepsis verstarb.

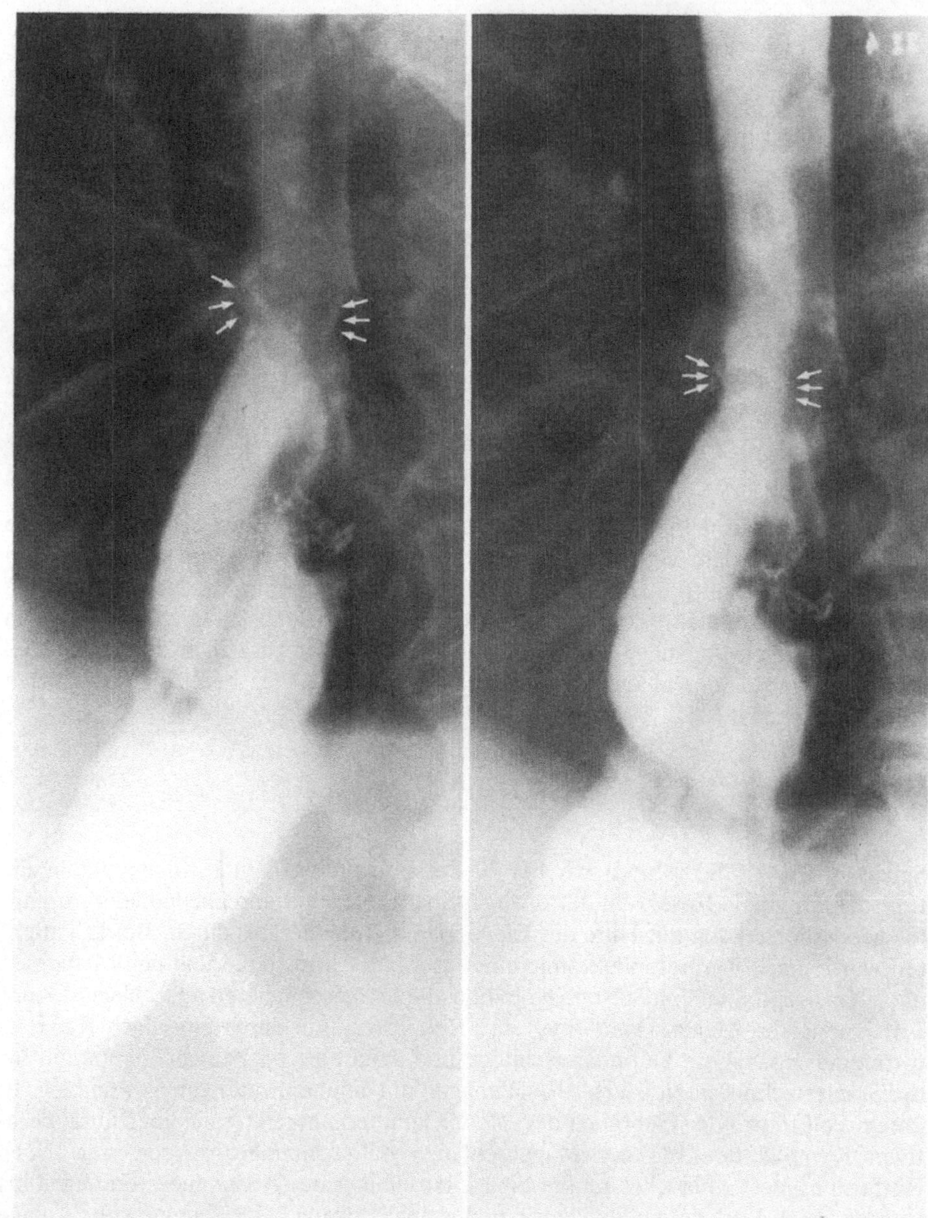

Abb. 4. Ösophagogastrostomie (Pfeile) auf Höhe der Trachealbifurkation

Diskussion

Da sich das Kardiakarzinom hinsichtlich seiner lymphogenen Metastasierung wie ein Magenkarzinom verhält, ist die Gastrektomie bei kurativer Zielsetzung im Stadium I und II der TNM-Klassifikation indiziert [2, 4, 7]. Die Laparotomie ist zunächst der optimale Zugang, da sie die totale Entfernung des Magens einschließlich der Lymphknotendissektion und die Bildung eines Ersatzmagens oder Interponates erlaubt. Gegen einen ausschließlich abdominalen Zugang spricht der Umstand, daß bei einem nach oral ausgerichteten Tumorwachstum zwar die Mitresektion der distalen Speiseröhre über die Zwerchfellgrenze hinaus möglich ist, aber eine Anastomose durch Handnaht in der Brusthöhle ohne Thorakotomie technisch nicht durchführbar ist. Den von Sweet [9] vorgeschlagenen und in Deutschland von Husemann [3, 4] propagierten linksthorakalen transdiaphragmalen Zugang im 9. ICR halten wir lediglich im Fall der Kardiofundektomie für ausreichend. Eine Gastrektomie einschließlich Rekonstruktion dürfte nur durch eine großzügige Durchtrennung der muskulären Zwerchfellanteile möglich sein. Dies muß postoperativ zwangsläufig zu Störungen der Atemmechanik führen [6]. Aus onkologischer Sicht halten wir eine Thorakotomie für nicht erforderlich, da transdiaphragmal durch stumpfe Dissektion die Speiseröhre einschließlich der sie umgebenden Lymphknoten bis zur Karina unter Sicht entfernt werden können [8]. Es muß jedoch offen bleiben, ob eine Radikalisierung durch Exstirpation dieser Lymphdrüsen zu erzielen ist, da sie dem Adenokarzinom der Kardia primär nicht tributär sind und erst bei Verlegung des Lymphabflusses entlang der Arteria gastrica sinistra befallen werden [2, 7].

Da ein Teil der paraösophagealen Lymphknoten direkt in den Ductus thoracicus drainiert, ist eine lymphohämatogene Metastasierung wahrscheinlich [2]. Die Metastasierung entlang der Speiseröhre bedeutet beim Kardiakarzinom in der Regel Inkurabilität [2, 4]. Die Thorakotomie dient demzufolge bei der Resektion des Kardiakarzinoms nicht der Radikalität, sondern ausschließlich der Rekonstruktion. Aus gefäßanatomischer Sicht erscheint nach zentraler Ligatur der Arteria gastrica sinistra die Resektion des distalen Ösophagus sinnvoll, da dieser Abschnitt hauptsächlich aus diesem Gefäß und aus der inkonstanten Arteria gastrica posterior, die nach Gastrektomie ebenfalls entfällt, versorgt wird. Die Durchblutung der Anastomose ist um so besser, je höher sie nach kranial verlagert werden kann, da die Ernährung des proximalen Speiseröhrenabschnittes aus Ästen der Arteria thyreoidea inferior und der Bronchialarterien erfolgt.

Neben einem deutlichen Rückgang der pulmonalen Komplikationen hoffen wir, mit unserem Verfahren auch die Anastomosenrezidivrate, die bis zu 30% [7] beträgt, senken zu können. Die hohe Rezidivrate muß einer zu knappen oralen Resektion im Hinblick auf Schwierigkeiten bei der Kontinuitätswiederherstellung angelastet werden. Beim Magenkarzinom, insbesondere beim diffusen Typ nach Laurén bzw. dem expansiven Typ nach Ming, neigen wir jetzt eher zu einer großzügigen Resektion des distalen Ösophagus, da wir auf das zusätzliche Risiko einer Thorakotomie verzichten können.

Weitere Erfahrungen müssen zeigen, ob der abdomino-transdiaphragmale Zugang in Verbindung mit der zirkulären Klammernahtanastomose beim Kardiakarzinom den Zweihöhleneingriff mit seinen bekannten Risiken ersetzen kann.

Literatur

1. Burkhardt K, Peitsch W (1976) Therapie und Prognose der Kardiakarzinome. Chirurg 47:615
2. Hoffmann E, Gebhard Ch, Moschinski D, Kremer K (1974) Behandlung des Kardiakarzinoms. Zbl Chr 99:65
3. Husemann B (1980) Der linksthorakale Zugang beim Karzinom am oesophago-gastralen Übergang. Chirurg 51:584
4. Husemann B, Gall FP, Bödecker H, Altendorf A (1983) Chirurgische Behandlung des Kardiakarzinoms. Münch med Wschr 125:61
5. Kremer K (1982) Zur Gastrektomie. Chirurg 53:649
6. Kunath U, Joka Th (1983) Überlegungen von Operationstaktik beim Adenokarzinom der Kardia. Dtsch med Wschr 108:94
7. Papachristou DN, Fortner JG (1980) Adenocarcinoma of the gastric cardia – the choice of gastrectomy. Ann Surg 192:58
8. Rousseau D, Descottes B, Grousseau D, Kalfon M, Caix M (1982) Esophagectomie subtotale sans thoracotomie et gastroplastie rétrosternale en un temps. Nouv Presse med 11:1631
9. Sweet RH (1953) Total gastrectomy by the transthoracic approach. Ann Surg 138:297
10. Ulrich B, Winter J, Kremer K (1984) Zur Technik der transdiaphragmalen Klammernahtanastomose nach Resektion des distalen Oesophagus beim Kardiacarcinom. Chirurg 55:291

Die prinzipielle Lymphadenektomie und Splenektomie beim Magenkarzinom

W. SCHMIEDT, H.-J. MEYER

Einleitung

Die Bedeutung der Lymphadenektomie beim Magenkarzinom wurde bereits von Mikulicz erkannt, Coller hat 1941 die regionale Lymphknotenmetastasierung beim Magenkarzinom aus der Sicht des Pathologen beschrieben und die Lymphadenektomie zur Verbesserung der Heilungschancen empfohlen [3].
In größerem Umfang haben sich dann in den 50er und 60er Jahren Arbeitsgruppen in Japan, USA und Deutschland mit der Lymphadenektomie beschäftigt und durch systematische Aufarbeitung der Resektate Häufigkeit und Ausmaß der Lymphknotenmetastasierung dokumentiert und einen Atlas der drainierenden Lymphknoten des Magens erstellt (Tabelle 1).
Nach den Richtlinien der Japanese Research Society for Gastric Cancer [11] werden die den Magen drainierenden Lymphknoten in 3 bzw. 4 Gruppen eingeteilt (Abb. 1):

Gruppe 1 oder N1-Lymphknoten (Nr. 1–6)
- rechtsparakardial, linksparakardial, kleine Kurvatur, große Kurvatur, supra- und infrapylorisch

Gruppe 2 oder N2-Lymphknoten (Nr. 7–11)
- entlang der A. gastrica sinistra, A. hepatica communis, Truncus coeliacus, Milzhilus und entlang der Milzarterie

Gruppe 3 oder N3-Lymphknoten (Nr. 12–14)
- am Ligamentum hepatoduodenale, retropankreatisch und an der Mesenterialwurzel

Tabelle 1. Bedeutung der Splenektomie beim Magenkarzinom (Literaturübersicht)

Coller	1941
Mc Neer	1951
Gütgemann	1952
Sunderland	1953
Kajitani	1953
Schreiber	1966
Mine	1970
Bengmark	1971
Fujimaki	1972
Kodama	1981

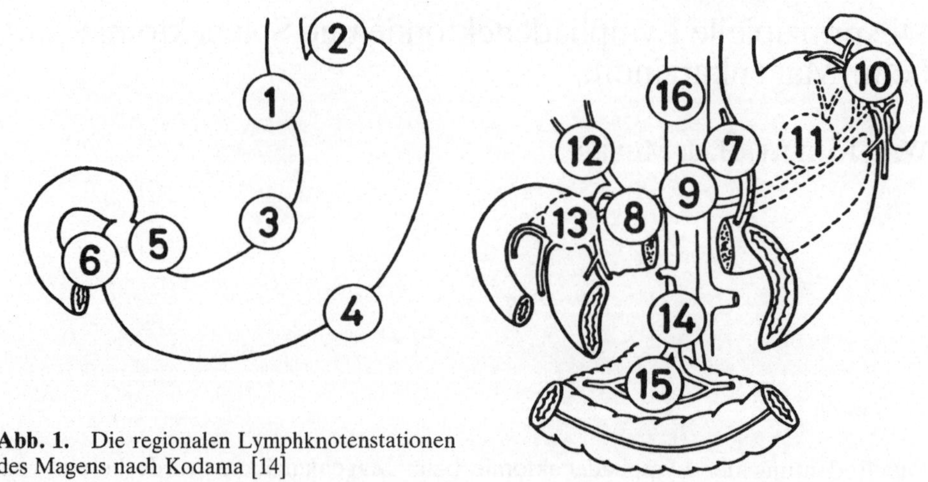

Abb. 1. Die regionalen Lymphknotenstationen des Magens nach Kodama [14]

Gruppe 4 oder N4-Lymphknoten (Nr. 15 und 16) an der A. colica media und paraaortal.
Nach den allgemeinen Richtlinien sind gewisse Verschiebungen in diesen Lymphknotengruppen je nach Lokalisation des Primärtumors möglich [11].

Beeinflussende Faktoren der Lymphknotenmetastasierung

Die Häufigkeit der regionalen Lymphknotenmetastasierung beim Magenkarzinom ist in erster Linie abhängig von der Tumorinfiltrationstiefe. Sie schwankt beim p-T1-Stadium noch zwischen 3 und 15%, steigt im p-T2-Stadium auf 40 bis 59%, bei p-T3 auf 68 bis 84% und im p-T4-Stadium schließlich bis 94% (Tabelle 2).
Neben der Tumorinfiltrationstiefe hat auch der Tumordifferenzierungsgrad eine entscheidende Bedeutung in der Frequenz von Lymphknotenmetastasen, was erst kürzlich wieder durch die Untersuchungen von Gall/Hermanek [5] bestätigt wurde, wo gemäß der Laurén-Klassifikation beim Karzinom vom intestinalen Typ in 57%, aber beim diffusen Typ in 72% der Fälle Lymphknotenmetastasen nachgewiesen werden konnten.

Tabelle 2. Häufigkeit von Lymphknotenmetastasen beim Magenkarzinom, abhängig von der Tumorinfiltrationstiefe (Angaben in %)

	T_1		T_2	T_3	T_4	total	n
Coller	0		40	80,8		75,5	53
Sunderland		77,7		87,5			41
Fujimaki						83	241
	m	sm					
Kodama	6	15	47	68	88	54	454
Hermanek	3	12	59	84	94		544

Tabelle 3. Metastasierung in N1-Lymphknoten, abhängig von der Lokalisation des Magenkarzinoms

		Tumorlokalisation	
		prox. 1/3	dist. 1/3
re. parakardial	1	10–63	0–3
li. parakardial	2	4–69	0–21
suprapylorisch	5	0–24	3–22
infrapylorisch	6	3–29	11–89

nach Sunderland, Jinnai, Fujimaki, Kodama

Über die Inzidenz von Lymphknotenmetastasen abhängig von der Tumorlokalisation sind die Angaben in der Literatur unterschiedlich, Sunderland fand die häufigste Frequenz von Lymphknotenmetastasen bei Tumoren im proximalen Drittel, Fujimaki im mittleren Drittel und Kodama einen vermehrten Befall der N3-Lymphknoten bei Tumoren im distalen Drittel.
Insgesamt ist also von der Lokalisation des Primärtumors her kein wesentlicher Faktor für die Häufigkeit möglicher Lymphknotenmetastasen herzuleiten, allerdings ist abhängig von der Lokalisation des Primärtumors, wie zu erwarten, eine Bevorzugung von bestimmten Lymphknotenregionen festzustellen, was die Ergebnisse von Sunderland, Fujimaki, Jinnai und Kodama beweisen, die bei Tumorlokalisation im proximalen Drittel in bis zu 29% befallene Lymphknoten infra- und suprapylorisch gefunden haben, andererseits beim Karzinom im distalen Drittel Lymphknotenmetastasen bis zu 19% rechts- bzw. linksparakardial (Tabelle 3). Dies mag insbesondere zur Ausdehnung der Lymphadenektomie bei einer angestrebten proximalen oder distalen Resektion von Bedeutung sein [4, 9, 14, 21].

Klinische Bedeutung der Lymphadenektomie

Entscheidend für alle Überlegungen zum Ausmaß der Lymphadenektomie ist die Steigerung der 5-Jahres-Überlebensrate, aber auch eine etwaige Erhöhung der Operationsmorbidität und -letalität durch die ausgedehnte Lymphadenektomie.
Mine und Kodama haben sich dabei speziell mit den Ergebnissen der sog. R1-, R2- und R3-Resektion befaßt, d. h. Lymphadenektomie der N1-, N2- bzw. N3-Lymphknotengruppen. Kodama hat die Gruppe der R1-Resezierten mit der Gruppe der R2- bis R3-Resezierten verglichen und beim p-T3-Stadium, also bei Infiltration der Serosa, eine Steigerung der 5-Jahres-Überlebensrate von 18 auf 45% bzw. bei positivem Lymphknotenbefall von 18 auf 39% durch die erweiterte Lymphadenektomie erzielen können [14].
Mine [17] hat nun diesbezüglich Kollektive von R2- und R3-Resezierten miteinander verglichen (Tabelle 4). Bei Fehlen von Lymphknotenmetastasen ergaben sich keine Unterschiede zwischen R2- und R3-Resektion, allerdings war in den Stadien II und III bzw. bei positivem Lymphknotenbefall eine leichte, aber nicht signifikante Verbesserung der 5-Jahres-Überlebenszeiten durch die R3-Resektion festzustellen. Als Endergebnis ist eine Verbesserung der 5-Jahres-Überlebensrate nach der

Tabelle 4. 5-Jahres-Überlebensrate nach kurativer R2- bzw. R3-Resektion (Angaben in %)

	R_2	R_3
Stadium II	29,2	38,6
Stadium III	6,2	15,4
Lk-Metastasen –	52,5	48,5
Lk-Metastasen +	10,1	21,4
total	21,3 n = 89	26,3 n = 152

nach Mine 1970

R3-Resektion von 26,3% gegenüber 21,3% nach R2-Resektion festzustellen, wobei jedoch eine höhere Operationsletalität von 10,5% gegenüber 6,7% angegeben wird. Ergänzend zur prinzipiellen Lymphadenektomie bei der als kurativ eingestuften Magenkarzinomoperation ist noch anzumerken, daß auch im Stadium IV die Lymphadenektomie möglicherweise zu einer Steigerung der Überlebenszeit führen kann. Kaibara aus der Gruppe um Koga fand in einer retrospektiven Studie, daß bei Patienten mit Peritonealkarzinose, die zwei Jahre überlebten, in 71% eine Lymphadenektomie der N1- und N2-Gruppen durchgeführt worden war, während Patienten, die weniger als 1 Jahr überlebten, nur in 18% eine Lymphadenektomie der N1- und N2-Gruppen erhalten hatten [10].

Schlußfolgerung

Die prinzipielle Lymphadenektomie erscheint sinnvoll, sobald eine Infiltration der Serosa oder Lymphknotenmetastasen vorliegen. Während die Infiltration der Serosa intraoperativ makroskopisch einigermaßen sicher beurteilt werden kann, ist die intraoperative Beurteilung des Lymphknotenbefalls makroskopisch nahezu unmöglich. Da nun Lymphknotenmetastasen aber bereits im p-T2-Stadium in bis zu 59% vorkommen, halten wir die Resektion der N1- und N2-Lymphknotengruppen prinzipiell in den Stadien I bis III (Certainty 3) für erforderlich. Für die zusätzliche generelle Resektion der N3-Lymphknoten ergibt sich bisher noch keine signifikant bessere Überlebenszeit. Zudem werden viele Chirurgen eine Lymphadenektomie retropankreatisch und an der Mesenterialwurzel scheuen, während bei gleichzeitig durchgeführter Splenektomie die N3-Lymphknoten an Milzarterie und Milzhilus im Präparat enthalten sind. Im eigenen Vorgehen entnehmen wir neben den N1- und N2-Lymphknoten prinzipiell von der N3-Gruppe die Lymphknoten am Ligamentum hepatoduodenale. Kodama empfiehlt die Resektion der N3-Lymphknoten vor allem beim distalen Magenkarzinom.

Den Nutzen der prinzipiellen Lymphadenektomie bezweifelt Gunderson in einer Mitteilung 1982, wonach in 107 Reoperationen bei Magenkarzinomen ohne primären Lymphknotenbefall in 53% lokale und regionäre Rezidive gefunden wurden [8]. Allerdings sind diese Ergebnisse wohl als Ausnahme anzusehen und bedürfen weiterer Klärung.

Tabelle 5. Lymphknotenmetastasen an Milzarterie und Milzhilus, abhängig von der Tumorlokalisation, Literaturübersicht (Angaben in %)

	Milzarterie/ Pankreasoberrand	Milzhilus
prox. 1/3	5,9–75	1,3–43,8
mittl. 1/3	0–50	17,3–25
dist. 1/3	0–10,3	0–7,4

nach Sunderland, Jinnai, Bengmark, Kodama, Gall/Giedl

Bedeutung der prinzipiellen Splenektomie

Die Durchführung einer prinzipiellen Splenektomie, evtl. in Kombination mit einer Pankreasschwanzresektion, ist ursprünglich von Bengmark und Fujimaki zur Erzielung einer größtmöglichen Radikalität im Rahmen der Lymphknotenexstirpation propagiert worden [2, 4].

Die Häufigkeit von Lymphknotenmetastasen an Milzarterie und Milzhilus ist abhängig von der Lokalisation des Primärtumors. Nach Auswertung der Untersuchungen von Sunderland, Jinnai, Bengmark, Kodama, Gall und Giedl [2, 5, 6, 9, 14, 21] ist beim Karzinom im distalen Magendrittel lediglich in 0–10% der Fälle mit Lymphknotenmetastasen an Milzarterie und Milzhilus zu rechnen, bei Tumorsitz im mittleren Drittel in bis zu 50% und im proximalen Drittel bereits bis zu 75% (Tabelle 5).

In den Kollektiven von Bengmark und Sunderland ist eine kombinierte Splenektomie und Pankreasschwanzresektion durchgeführt worden, Jinnai hat die Milz immer erhalten.

Während also die Splenektomie meist aus Indikation der größeren operativen Radikalität oder aus technischen Gründen bei der schwierigen Lymphadenektomie im Milzhilus durchgeführt wurde, wird in den letzten Jahren vermehrt eine immunologische Begründung für die Entnahme oder Erhaltung der Milz gefordert.

Zur Unterstützung der Forderung nach der Erhaltung der Milz wird meist die Arbeit von Kishimoto und Koga angeführt, die nach zusätzlicher Splenektomie fast durchwegs eine schlechtere 5-Jahres-Überlebensrate fanden [13]. Allerdings handelt es sich hier um ein inhomogenes Patientenkollektiv in den fortgeschrittenen Stadien III und IV mit Operationserweiterungen wie Pankreasschwanzresektion, Leberteilresektion und Kolonresektion, so daß eine exakte Beurteilung schwierig ist (Tabelle 6). Dagegen zeigen die Untersuchungen von Orita eine bessere 5-Jahres-Überlebensrate in den Stadien I–II bei zusätzlicher Splenektomie, allerdings ohne signifikanten Unterschied [19]. Da es sich hierbei um Tumoren im distalen Drittel handelt, die ja seltener in die Milzregion metastasieren, wurde dieser Effekt der Splenektomie an sich und nicht der radikaleren Lymphadenektomie zugeschrieben. Orita stützt seine positiven Erfahrungen mit der Splenektomie auf experimentelle Beobachtungen, wobei nach Tumortransplantation und gleichzeitiger Splenektomie Mäuse eine längere Überlebenszeit zeigten.

Tabelle 6. 5-Jahres-Überlebensraten nach Gastrektomie mit und ohne Splenektomie (Angaben in %)

		Gastrektomie	Gastrektomie und Splenektomie
Kishimoto Koga	alle Stadien	46,3	36,2
	Stadium III/IV	34,0	14,1
Orita	Stadium I	87,1	100
	Stadium II	77,1	88,9

Tabelle 7. Literaturübersicht zur Bedeutung der Splenektomie beim Magenkarzinom

Orita	1977
Kishimoto, Koga	1979
Takahashi	1980
Kurosu	1983
Toge	1983
Kanayama	1983
Akijoshi	1983
Miwa	1983
Lersch	1984

Neue Untersuchungen in japanischen Arbeitsgruppen und auch der Gruppe um Brendel haben sich nun speziell mit den immunologischen Besonderheiten nach Splenektomie beim Magenkarzinom auseinandergesetzt (Tabelle 7).
Kurosu und Toge [15, 22] fanden in der Milz beim Magenkarzinom große Mengen an Vorläufern von Suppressorzellen oder spontane Suppressorzellen, die die Blastenformationsrate peripherer Lymphozyten, stimuliert durch Phythämagglutinin (PHA) oder Concanavalin A, unterdrücken. Auch im Milzvenenblut und in Medien von Milzzellenkulturen fand Kanayama [12] Faktoren, die die Stimulation peripherer Lymphozyten in der PHA-Reaktion supprimieren. Allerdings konnten Kurosu und Akijoshi [1, 15] aus der Milz auch mononukleäre Zellen extrahieren, die eine Steigerung der Lymphozytenantwort auf Stimulation bewirken.
Lersch beschrieb einen erhöhten Anteil von Suppressorzellen in der Milz bei Magenkarzinompatienten im Vergleich zu traumatisierten Patienten und entsprechend nach Splenektomie einen deutlichen Abfall dieser Zellen im peripheren Blut [16].
Insgesamt könnte also durch die Splenektomie eine Ausschaltung der körpereigenen krankhaft gesteigerten Immunsuppression und damit eine Verbesserung der Situation des Tumorkranken resultieren. Entsprechend konnte Toge in einer prospektiven randomisierten Studie nach Gastrektomie mit Splenektomie bei allen Tumorstadien eine Steigerung der 2-Jahres-Überlebensrate von 50,8 auf 68,4% erzielen. Ein drastischer Unterschied ergab sich bei den Stadien III und IV mit

Tabelle 8. 2-Jahres-Überlebensrate nach Gastrektomie mit und ohne Splenektomie in einer randomisierten Studie (Angaben in %)

	Gastrektomie (n = 29)	Gastrektomie und Splenektomie (n = 35)
alle Stadien	50,8	68,4
Stadium III/IV	11,7	51,3

nach Toge 1983

2-Jahres-Überlebensraten von 51,3% gegenüber 11,7% der Gruppe ohne Splenektomie (Tabelle 8).

Auch Miwa aus der Gruppe um Orita berichtet über eine Steigerung der 5-Jahres-Überlebensrate durch Splenektomie beim Stadium IV von 14,3% gegenüber 7,1% ohne Splenektomie [18]. Im Stadium III ergaben sich keine Unterschiede durch die Splenektomie.

Bei zusätzlicher Immuntherapie mit Levimasole, ein die zelluläre Immunabwehr generell stimulierendes Präparat, konnte ein wesentlich besseres Ergebnis der Stadium-III-Patienten in der Nichtsplenektomiegruppe von 42,3% gegenüber nur 15,4% in der Splenektomiegruppe erzielt werden. Ein gegenteiliger Effekt fand sich im Stadium IV, wo die Immuntherapie nach Splenektomie zu einer Verbesserung, dagegen in der Nichtsplenektomiegruppe zu einer Verschlechterung der Überlebensrate führte. Diese Ergebnisse sind sehr interessant, die unterschiedliche bzw. entgegengesetzte Wirkung der Immuntherapie bei den Stadien III bzw. IV mit oder ohne Splenektomie bleibt allerdings unerklärlich.

Schlußfolgerung

Bei Gegenüberstellung all dieser Ergebnisse zeichnet sich insgesamt doch ein Trend ab, daß die Splenektomie nicht nur unter dem Gesichtspunkt der operativen Radikalität, sondern auch durch die damit verbundene Ausschaltung immunsuppressiver Faktoren zur Verlängerung der Überlebenszeit beim Magenkarzinom führen kann.

Die weitere Erforschung der Immunologie der Milz selbst und die Ergebnisse bereits laufender randomisierter Studien werden hier in baldiger Zukunft sicher weitere Erkenntnisse bezüglich der Indikation zur Splenektomie, vor allem unter Berücksichtigung des Stadiums und des Tumortyps, liefern.

Literatur

1. Akiyoshi T et al (1983) NK activity, TCGF Production and Generation of Cell-mediated Cytotoxicity in Spleen Cells from Gastric Cancer Patients. J Jap Surg Soc 84:957–960
2. Bengmark S, Domellöf L and Olsson AM (1971) The Role of Splenectomy in Stomach Cancer Operations. Digestion 4:314–320

3. Coller FA, Kay EB, Melntyre RS (1941) Regional Lymphatic Metastases of Carcinoma of the Stomach. Arch Surg 43:748–61
4. Fujimaki M et al (1972) Total Gastrectomy for Gastric Cancer. Vol 30:660–664
5. Gall FP, Hermanek P (1983) Indikation für die systematische Lymphknotendissektion beim Magencarcinom. Rhode H und Troidl H: Das Magencarcinom, Georg Thieme Verlag Stuttgart New York
6. Giedl I, Hermanek P (1983) Der Einfluß histopathologischer Befunde auf die Wahl der chirurgischen Therapiemethode und die Überlebenszeiten beim Magencarcinomkranken. Rhode H und Troidl H: Das Magencarcinom, Georg Thieme Verlag Stuttgart New York
7. Gütgemann A (1932) Totale Gastrektomie beim Magenkrebs. Chirurg 23:474
8. Gunderson LL and Sosen H (1982) Adenocarcinoma of the Stomach: Areas of Failure in a Reoperative Series (Second or symptomatic Look) Clinicopathologic Correlation and Implications for adjuvant Therapy. Int J Radiat Oncology Biol Physiol 8:1
9. Jinnai D (1968) Evaluation of extended radical operation for gastric cancer, with regard to lymph node metastasis and follow-up results. Gann Monograph 3:225–231
10. Kaibara N, Koga S et al (1983) Possible Role of Lymph Node Dissection in the Surgical Treatment of Gastric Cancer with Disseminating Peritoneal Metastasis. Jap J Surg Vol 13:404–408
11. Kajitani et al (1981) The General Rules for the Gastric Cancer Study in Surgery and Pathology. Jap J Surg Vol 11:127–139
12. Kanayama H, Koga S et al (1983) Immunological Significance of Splenectomy in Gastric Cancer Surgery. J Jap Soc Surg 84:952–956
13. Kishimoto H and Koga S (1979) Evaluation of Gastrectomy combined with the Resection of other Organs in the Treatment of Gastric Cancer. Jap J Surg Vol 9:173–79
14. Kodama Y et al (1981) Evaluation of Extensive Lymph Node Dissection for Carcinoma of the Stomach. World J Surg 5:241–248
15. Kurosu Y et al (1983) Effect of Splenic Mononuclear Cells on autochthonous Peripheral Blood Lymphocyte Response to Mitogens in Gastric Cancer Patients. J Jap Surg Soc 84:65–69
16. Lersch C (1984) Einfluß der Splenektomie auf das Immunsystem von Patienten mit Magencarcinomen. Vortrag 17 Dtsch Krebskongreß München
17. Mine M et al (1970) End results of Gastrectomy for Gastric Cancer: Effect of extensive Lymph Node Dissection Surgery Vol 68:753–758
18. Miwa H and Orita Kunzo (1983) Splenectomy Combined with Gastrectomy and Immunotherapy for Advanced Gastric Cancer. Acta Med Okayama 37 (3):251–258
19. Orita K et al (1977) Effect of Splenectomy in Tumor-bearing Mice and Gastric Cancer Patients. Gann 68:731–736
20. Schreiber HW (1966) Radikalität und pathophysiologische Gesichtspunkte bei der Resektion des Magencarcinoms. Langenbecks Archiv klin Chir 314:213–230
21. Sunderland DA, McNeer G, Ortega LG, Pearce LS (1953) The Lymphatic Spread of Gastric Cancer. Cancer Vol 6:987–996
22. Toge T et al (1983) Analysis of Suppressor Cell Activities in Spleen Cells from Gastric Cancer Patients and the Effect of Splenectomy on Prognosis of Gastric Cancer. J Jap Surg Soc 84:961–64

Bedeutung der Milzerhaltung beim Magenkarzinom

R. M. SEUFERT, H. J. C. WENISCH

Die Rolle der lineal vermittelten Reaktion des Immunsystems für die Entwicklung maligner Tumoren ist bis heute völlig ungeklärt. Schon seit langem wird vermutet, daß das Organ, dem bei der Infektionsabwehr eine Schlüsselrolle zukommt, auch in der Bekämpfung von Tumoren für den Gesamtorganismus unentbehrlich ist; ein tierexperimenteller oder klinischer Beweis steht jedoch bis heute noch aus.

Um die Problematik des theoretischen Ansatzes zu verdeutlichen, sind einige Bemerkungen zur Physiologie und Pathophysiologie erforderlich. In der Milz befinden sich ständig oder vorübergehend zahlreiche immunaktive Zellen. So enthält das Organ etwa 20% aller Lymphozyten, die hier zum größten Teil ihren Ursprung haben. In der Zirkulation befindliche Lymphozyten verlassen schon nach 30 bis 40 Minuten die Blutbahn. Der nachfolgende Aufenthalt in Organen des retikulohistiozytären Systems über mehrere Stunden deckt folgende Funktionen ab: In den Lymphknoten werden den immunkompetenten Zellen Informationen über Antigene vermittelt, die in den Körper eingedrungen sind und die Blutbahn noch nicht erreicht haben. In der Milz erhalten Lymphozyten der B/T-Zell-Reihe ihre Prägung gegen Antigene, die in die Blutbahn eingedrungen sind. Die Rezirkulation immunkompetenter Zellen in das Organ ist beispielsweise 20fach höher als in die gesamte Masse der Lymphknoten [1]. Zu den organtypischen Funktionen der Milz gehört neben der Reifung von T/B-Lymphozyten auch die Erzeugung sog. „Killer-Zellen". Eine lienale Akkumulation von T-Suppressor-Zellen, durch deren Unterstützung möglicherweise das Tumorwachstum gehemmt werden kann, gilt als bewiesen.

Ausgedehnte tierexperimentelle Untersuchungen konnten lediglich einen Einfluß der Milz auf das Tumorwachstum sichern. Ob eine Wachstumshemmung oder -förderung vorliegt, wird widersprüchlich beurteilt. Die verwirrende Vielfalt der Einzelergebnisse läßt noch kein pathophysiologisch sinnvolles Konzept erkennen. Eine wachstumshemmende oder -stimulierende Wirkung auf maligne Tumoren hängt offenbar nicht nur von der (weitgehend ungeklärten) Funktion der an die Milz gebundenen Teile des Immunsystems, sondern bei experimentellen Ansätzen vom Zeitpunkt der Milzentnahme, der Tumorart und der Anzahl der inokulierten Tumorzellen ab. Die Situation wird zusätzlich dadurch kompliziert, daß ein operatives Trauma im Tierexperiment das Wachstum von Tumoren auf ungeklärte Weise beschleunigt und daß Impftumoren oder virus-induzierte Tumoren hoher Antigenität nicht mit menschlichen Karzinomen vergleichbar sind. Da derzeit kein ohne gravierende Einschränkungen auf die Verhältnisse beim Menschen übertragbares Modell bekannt ist, können tierexperimentelle Untersuchungen keine Entscheidungshilfe zu der Frage liefern, ob beim Magenkarzinom ein Milzerhalt pathophysiologisch sinnvoll ist.

Die bislang nur unzureichend interpretierbare Fülle experimenteller Daten wird auch durch klinische Untersuchungen nur spärlich ergänzt.

Syrjänen [7] gelang 1980 bei Tumorpatienten der Nachweis von Veränderungen im Immunsystem. Im Vergleich zu an Myokardinfarkt Verstorbenen wies die Milz von an Magenkarzinom Erkrankten Veränderungen auf, die mit den regionären Lymphknoten in unmittelbarer Tumornähe identisch waren. Dieses morphologische Indiz spricht dafür, daß das gesamte körpereigene Immunsystem, und wegen ihres hohen Gehaltes an immunkompetenten Zellen insbesondere die Milz, auf die Entstehung eines Malignoms reagiert. Aus der Untersuchung von Syrjänen geht hervor, daß eine signifikante Korrelation zwischen dem Gehalt von T-Zellen in den regionären Lymphknoten und der Überlebenszeit von Patienten mit Magenkarzinomen besteht. Bei metastatischer Infiltration der Lymphknoten wurde ein Absinken des Gehaltes an T-Lymphozyten beobachtet. Dieses regionäre Phänomen in Tumornähe erfaßt das gesamte Immunsystem und läßt sich bei entsprechender Konstellation auch in der topographisch weit vom Tumor entfernten Milz nachweisen. In Frühstadien des Magenkarzinoms wurde eine deutliche Aktivitätsvermehrung humoral oder zellulär immunkompetenter Zellen innerhalb der Milz gefunden. In fortgeschrittenen Karzinomstadien trat dagegen eine drastische Abnahme des B- und T-Zellgehaltes der Milz auf. Eine mögliche Erklärung dieser Beobachtung könnte in einem Verbrauch körpereigener Abwehrmechanismen ohne ausreichende Regeneration beim Kampf gegen den Tumor liegen. Sollte sich diese These durch weitere Untersuchungen erhärten, bedeutet die chirurgische Entfernung der Milz im fortgeschrittenen Stadium des Magenkarzinoms keinen Verlust für die körpereigene Immunreaktion. In frühen Tumorstadien hingegen resultiert aus der Entfernung der Milz und damit einer großen Anzahl immunkompetenter Zellen nicht nur eine direkte Schwächung der Immunreaktion, es wird außerdem ein Organ geopfert, das in der Lage ist, bei zunehmendem Bedarf eine große Anzahl speziell kodierter Immunozyten in die Zirkulation einzubringen.

Zwar bedeutet die Splenektomie einen wesentlichen Eingriff in die Funktion des körpereigenen Immunsystems, trotzdem ist ungeachtet der Immunkompetenz des Organs aus Gründen der Radikalität die Entfernung häufig unvermeidlich. Es ist nachgewiesen, daß beim Vorliegen von Hiluslymphknotenmetastasen das originäre Magenkarzinom zu 70% im oberen Magendrittel lokalisiert werden kann, zu 70% liegt es entlang der großen Kurvatur und in 95% ist die Serosa durchbrochen [8]. Obwohl in 95% bei Metastasierung in die lienalen Hiluslymphknoten ein Befall anderer Lymphknotengruppen nachgewiesen werden kann, ist eine Umkehrung der Beweisführung nicht möglich. Es erscheint unzulässig, aus dem Zusammentreffen einer oder mehrerer dieser Befunde auf das gesicherte Vorliegen von Hiluslymphknotenmetastasen zu schließen und generell eine Splenektomie durchzuführen. Über die Inzidenz metastatisch befallener Hiluslymphknoten liegen derzeit keine gesicherten Angaben vor. In Unkenntnis einer mit hoher Wahrscheinlichkeit betroffenen Risikogruppe wird sehr häufig eine radikale Ausräumung der Milzhiluslymphknoten durchgeführt, was fast zwangsläufig mit dem Verlust eines wichtigen immunkompetenten Organs einhergeht.

Tabelle 1. Splenektomie beim proximalen Magenkarzinom [6]

	Erhaltene Milz (n = 47)	Entfernte Milz (n = 30)	4-Jahres-Überlebenszeit Erhaltene Milz	Entfernte Milz
Serosainfiltration	85,1%	76,7%	50%	34% *
N 0	44,7%	40,0%	83%	59% *
N 1	23,4%	33,3%	52%	62%
N 2/N 3	31,0%	26,7%	0%	0%

* = $p < 0{,}05$

Um zur Frage des Milzerhaltes überhaupt Stellung nehmen zu können, muß auf globale Untersuchungen der Überlebenszeit nach operativer Entfernung eines Magenkarzinoms mit oder ohne Splenektomie zurückgegriffen werden. Die wenigen Studien einiger japanischer Arbeitsgruppen sind zudem mit den bekannten Imponderabilien retrospektiver Erhebungen belastet. Eine erste Mitteilung von Orita 1977 [4] erfaßt nur wenige Patienten und ist daher nicht repräsentativ.

Eine retrospektive klinische Studie von Sugimachi und Mitarbeitern [6] führt zum selben Ergebnis wie die zitierten morphologischen Untersuchungen von Syrjänen [7]. Selbst bei proximalen Magenkarzinomen mit Infiltration der Serosa verschlechterte sich bei gleichzeitiger Splenektomie die Überlebensrate 4 Jahre postoperativ signifikant im Gegensatz zu milzerhaltend Operierten. Nur Patienten mit fehlender Lymphknotenmetastasierung profitierten vom Milzerhalt. In späten Tumorstadien mit Befall der N1-, N2- oder N3-Lymphknotengruppen führte die Splenektomie zu keiner zusätzlichen Verschlechterung der Überlebensrate (Tabelle 1).

Eine aktuelle Untersuchung von Yoshino und Haruyama [8] umfaßt 247 radikal operativ behandelte Patienten mit Karzinomen des oberen und mittleren Magendrittels. Bei etwa der Hälfte wurde unter dem Verdacht tumorbefallener Hiluslymphknoten zusätzlich die Splenektomie durchgeführt. Die histologische Aufarbeitung bestätigte nur in 13% dieser Patienten das Vorliegen der vermuteten Lymphknotenmetastasen. Obwohl davon ausgegangen werden darf, daß die Gruppe mit erhaltener Milz in einzelnen Fällen auch Patienten einschloß, bei denen befallene Lymphknoten nicht entfernt worden waren, ergaben sich signifikante Unterschiede. Die jährlich registrierte Überlebensrate zeigte bis 5 Jahre nach der Operation eine deutlich schlechtere Prognose der Splenektomierten. Dieser Unterschied wurde noch deutlicher, wenn die Milz erhalten, ihre Hiluslymphknoten so radikal wie möglich reseziert wurden. Technische Schwierigkeiten lassen dieses Verfahren sicher nur in einigen wenigen Fällen zu. Auch diese Studie beweist eine Steigerung der Überlebensrate durch Erhaltung der Milz beim Magenkarzinom nur in frühen Stadien. Im Stadium III hatten Patienten mit und ohne Milz eine gleich schlechte Überlebenszeit (Tabelle 2).

Für das fortgeschrittene Magenkarzinom ergibt sich durch den Erhalt der Milz keine Steigerung der Überlebensrate, wie eine Studie von Miwa und Orita [3] beweist. Patienten des Stadiums III und IV zeigten keinen Unterschied nach operativer Entfernung oder Belassung der Milz, lediglich eine unspezifische Immunstimulation

Tabelle 2. 5-Jahres-Überlebensquote bei Karzinomen des oberen und mittleren Magendrittels (n = 247) [8]

	ohne Splenektomie	mit Splenektomie
Stad. I	85,8%	68,6% *
Stad. II	66,5%	46,6%
Stad. III	45,1%	44,8%

* = < 0,05

mit Levamisol führte bei beiden Gruppen zu einer geringen, statistisch nicht signifikanten Verbesserung der Prognose.

Ein nicht zu vernachlässigender Aspekt ist eine Zunahme der postoperativen Morbidität durch die Splenektomie, vor allem als Folge infektiöser Komplikationen. Einige prospektive, nicht randomisierte Studien nach anderen Eingriffen, z. B. der Fundoplikatio [5] oder der Magenresektion [2], legen nahe, daß sich auch nach einer Gastrektomie die Zahl infektiöser Komplikationen durch Erhaltung der Milz senken läßt. Bislang liegen zu diesem Problem jedoch noch keine ausreichenden klinischen Untersuchungen vor.

Die Durchsicht der Daten zur Frage der Milzerhaltung beim Magenkarzinom können derzeit zu keiner definitiven und befriedigenden Lösung führen. Für die Operationstaktik ergeben sich nach dem derzeitigen Stand des Wissens einige praktische Konsequenzen: Eine direkte Tumorinfiltration der Milz erfordert selbstverständlich die Splenektomie. Durch die topographische Nähe lienaler Hiluslymphknoten läßt sich bei der Resektion eines proximalen, im Bereich der großen Kurvatur gelegenen Tumors mit Infiltration aller Wandschichten die Entfernung der Milz rechtfertigen. Beim Frühkarzinom oder in frühen Tumorstadien ist ein Erhalt des immunkompetenten Organes sinnvoll, da Metastasen in die Hiluslymphknoten in beiden Fällen selten oder nie auftreten. In Zweifelsfällen sollte das Ergebnis einer pathologisch-histologischen Schnellschnittuntersuchung eines repräsentativen Hiluslymphknotens über die Notwendigkeit einer Splenektomie entscheiden. Die Entnahme dieses Lymphknotens gelingt in der Regel einfacher von der Rückseite der Milz nach Mobilisation und Luxation als von ventral. Führt das Verfahren zur Verletzung oder Ligatur einer Segmentvene oder -arterie, entscheidet der Grad der bis zum Operationsende beobachteten Durchblutungseinbuße über Erhalt der Milz oder Resektion des befallenen Segmentes, im Extremfall sogar des gesamten Organs. In vielen Fällen gewährleistet die Erhaltung einer frühzeitig aus der Arteria lienalis entspringenden oberen Polarterie auch nach distaler Ligatur des Hauptgefäßes eine suffiziente Zirkulation.

Diese insgesamt nur ungenügend abgesicherten Hinweise unterstreichen die vordringliche Aufgabe, eine Klärung der Frage herbeizuführen, wann aufgrund intraoperativ erfaßbarer Kriterien ein hilärer Lymphknotenbefall in Milznähe beim Magenkarzinom wahrscheinlich ist. Erst diese Voruntersuchungen rechtfertigen eine prospektive randomisierte klinische Studie, die definitive Aussagen über eine mögliche Verbesserung der Prognose von Magenkarzinompatienten erlaubt.

Literatur

1. Christensen BE, Jonsson U, Matic R, Tonder O (1978) Traffic of B- and T-Lymphocytes in the normal spleen. Scand J Hematol 20:246
2. Kassum D, Thomas EJ (1977) Morbidity and mortality of incidental splenectomy. Can J Surg 20:209
3. Miwa H, Orita K (1983) Splenectomy combined with gastrectomy and immuntherapy for advanced gastric cancer. Acta Med Okayama 37:251
4. Orita K (1977) Effect of splenectomy in tumor-bearing mice and gastric-cancer patients. Gann 68:731
5. Rogers DM, Herrington JL, Marton C (1980) Incidental splenectomy associated with Nissen-Fundoplicatio. Ann Surg 191:153
6. Sugimachi U, Kodama Y, Kumashiro R, Kanematsu T, Noda S, Inokuchi K (1980) Critical evaluation of prophylactic splenectomy in total gastrectomy for the stomach cancer. Gann 71:704
7. Syrjänen UJ (1980) Spleen white pulp morphology in the evaluation of the immunological reactivity of patients died with widespread gastric carcinoma. Arch Geschwulstforsch 50:647
8. Yoshino K, Haruyama U (1983) Bedeutung der Splenektomie für die Lymphknotenausräumung beim Magencarcinom. Akt Chir 18:81

Operationsergebnisse beim Magenfrühkarzinom

TH. JUNGINGER, M. RAAB, H. STÜTZER

Die Frage nach dem geeigneten Vorgehen beim Magenfrühkarzinom ist nicht endgültig entschieden. Im eigenen Krankengut hat sich zwischen den Jahren 1968 und 1983 entsprechend dem geänderten Verständnis für diese Erkrankung und der verbesserten präoperativen endoskopischen Diagnostik ein Wandel im operativen Vorgehen vollzogen. Kam anfangs vor allem die ⅔-Resektion des Magens zur Anwendung, wurde später in zunehmendem Umfang die radikalchirurgische Operation angestrebt, wobei zunächst die subtotale Resektion, in den letzten Jahren die Gastrektomie bevorzugt wurde.

Ziel unserer Untersuchungen war es, anhand des Langzeitverlaufs zu klären, ob das unterschiedliche operative Vorgehen Einfluß auf die Prognose des Magenfrühkarzinoms hat. Zusätzlich sollte untersucht werden, inwieweit durch die Gastrektomie als Regeleingriff bei Magenkarzinom die Lebensqualität beeinträchtigt wird.

Krankengut und Methodik

An der Chirurgischen Klinik Köln-Lindenthal wurden zwischen 1968 und 1983 94 Patienten wegen eines Magenfrühkarzinoms operiert. 56 Kranke waren männlich und 38 weiblich (1,5/1), das Durchschnittsalter betrug 58,6 (± 12,9) Jahre. Bei 36 Patienten lag ein Mukosa- und bei 57 ein Submukosakarzinom vor, in einem Fall war diese Zuordnung nicht eindeutig. Bei 9 Patienten (9,6%) wurden Lymphknotenmetastasen gefunden, bei Mukosakarzinom in 2 (5,6%) und bei Submukosakarzinom in 7 (12,3%) Fällen. Operativ kam die ⅔-Resektion des Magens ohne Lymphknotenausräumung und Splenektomie bei 28 Patienten und radikalchirurgische Eingriffe in 66 Fällen zur Anwendung, die bei 37 Patienten in einer subtotalen Resektion und bei 29 Kranken in einer Gastrektomie jeweils mit Lymphknotendissektion und Splenektomie bestanden. Während die Ulkusoperationen vorwiegend bis 1974 erfolgten, wurden später die subtotale Resektion und in den letzten Jahren die Gastrektomie angewendet (Abb. 1).

Der postoperative Verlauf wurde bei allen Patienten seit 1976 im Rahmen der Nachsorge durch mindestens jährliche Nachuntersuchungen erfaßt. Die Bestimmung der Überlebenszeit bis zu 10 Jahren erfolgte nach der Sterbetafel-Methode [13].

Zur Klärung der Frage nach der Lebensqualität nach Gastrektomie wurde mit einer prospektiven randomisierten Studie, die den Vergleich der Dünndarminterposition

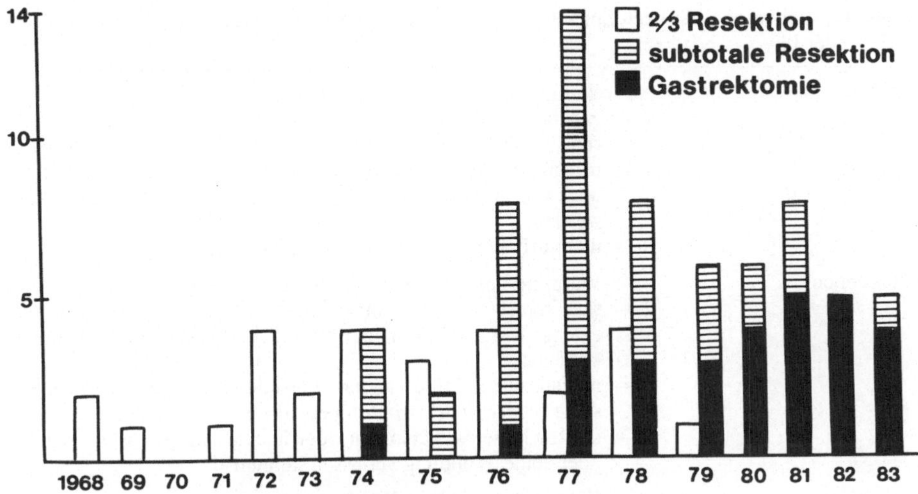

Abb. 1. Operationsverfahren bei Magenfrühkarzinomen (1968–1983)

nach Longmire und der Ösophagusjejunostomie nach Roux zum Inhalt hat, begonnen. Neben anderen Parametern soll dabei die Lebensqualität, gemessen an den Kriterien von Karnofski [5] und Spitzer [11], bestimmt werden (Tabelle 1). Als vorläufige Ergebnisse dieser Studie wurden im folgenden die Resultate bei Magenfrühkarzinom (n = 7) denen bei fortgeschrittenem Karzinom (n = 17) gegenübergestellt.

Ergebnisse

Die kumulativen 5- und 10-Jahres-Überlebensraten betrugen unter Einschluß der postoperativen Todesfälle und ohne Alterskorrektur für alle Patienten 74% und 52% (Abb. 2). Bei Mukosakarzinomen war die Prognose günstiger als bei Submukosakarzinomen (5-Jahres-Raten 87,6% versus 66,7%, 10-Jahres-Raten 55,3% versus 47,9%), für den gesamten Beobachtungszeitraum war der Unterschied jedoch nicht signifikant (Abb. 3).

Bei den unterschiedlichen Therapieformen ergab sich ohne Berücksichtigung der Tumorinfiltration kein signifikanter Unterschied im postoperativen Verlauf (Abb. 4), wenngleich nach radikalchirurgischem Vorgehen die Überlebensraten günstiger waren. Unterschiede fanden sich jedoch bei zusätzlicher Beachtung der Tumorinfiltrationstiefe. Beim Mukosakarzinom (n = 36) war die Prognose unabhängig vom gewählten Operationsverfahren gut (Abb. 5).

Die Überlebensraten betrugen 8 Jahre postoperativ 81% nach Ulkusoperation bzw. 88% nach Krebsoperation. Bei den wenigen noch längere Zeit nach der Ulkusoperation beobachteten Patienten nahm die Überlebensrate altersbedingt bei Zunahme der Standardabweichung durch die geringer werdende Zahl beobachteter Patienten

Tabelle 1. Lebensqualität nach Spitzer. Bewerten Sie die 5 nachfolgenden Gesichtspunkte mit 2, 1 oder 0!

Aktivität		Während der letzten Woche hat der Patient ...
	2 =	ganztags oder überwiegend in seinem Beruf/Haushalt oder anderen freiwilligen Aktivitäten (ob berentet oder nicht) gearbeitet.
	1 =	in seinem Beruf/Haushalt/freiwilligen Aktivität gearbeitet, jedoch war größere Hilfe nötig oder die Arbeitszeit mußte gekürzt werden.
	0 =	nicht arbeiten oder seinen Haushalt führen können.
Alltagsleben		Während der letzten Woche hat der Patient ...
	2 =	sich selbst waschen, anziehen, mit Nahrung versorgen, den eigenen Wagen fahren oder öffentliche Verkehrsmittel benutzen können.
	1 =	mit spezieller Hilfe (andere Personen/spezielle Ausrüstungen) seine täglichen Aktivitäten bewerkstelligen können.
	0 =	sich nicht selbst versorgen oder leichte Aufgaben übernehmen oder seine Wohnung verlassen können.
Gesundheit		Während der letzten Woche hat der Patient ...
	2 =	gesagt er fühle sich „sehr gut", und zwar überwiegend, oder es erschien so.
	1 =	keine Energie gehabt und sich überwiegend „nicht so gut" gefühlt, und zwar häufiger als nur gelegentlich.
	0 =	sich sehr krank gefühlt. Er erschien schwach und hinfällig, und zwar überwiegend, oder war bewußtseinsgetrübt.
Umweltbeziehung		Während der letzten Woche hat der Patient ...
	2 =	gut zu anderen Kontakt aufgenommen und zumindest mit einem Familienmitglied und/oder Freund regelmäßigen Kontakt aufrecht erhalten.
	1 =	eingeschränkten Kontakt zur Familie und/oder Freunden gehabt oder der Kontakt war durch seinen Zustand nur beschränkt möglich.
	0 =	selten oder nur, wenn es absolut notwendig war, Kontakt zur Familie und/oder zu Freunden gehabt oder bewußtlos gewesen.
Zukunft		Während der letzten Wochen war der Patient ...
	2 =	in ruhiger und positiver Gemütsverfassung und akzeptierte und beherrschte seine persönlichen Umstände.
	1 =	manchmal betrübt, weil er seine persönlichen Umstände nicht akzeptierte oder er hatte Perioden von Angst und Depression.
	0 =	erheblich verwirrt oder sehr angstvoll, depressiv oder bewußtlos.
		Totaler Lebensqualitätsindex:

ab. Kein Patient ist jedoch bisher an den Folgen des Karzinoms gestorben. Von den Patienten mit Submukosakarzinom (n = 57) verstarben 8 an den Folgen des Tumorleidens, bei 2 war eine Krebsoperation (4,9%) und bei 6 (37,5%) eine Ulkusoperation vorausgegangen. Die kumulativen Überlebenszeiten nach den beiden Operationsverfahren waren signifikant (p = 0,012) verschieden. Nach Ulkusoperation betrugen die 5- und 10-Jahres-Überlebensraten 43,7% und 18,7%, nach Krebsoperation 78,8% und 59,1% (Abb. 6). Der Kurvenverlauf zeigt, daß bis zum

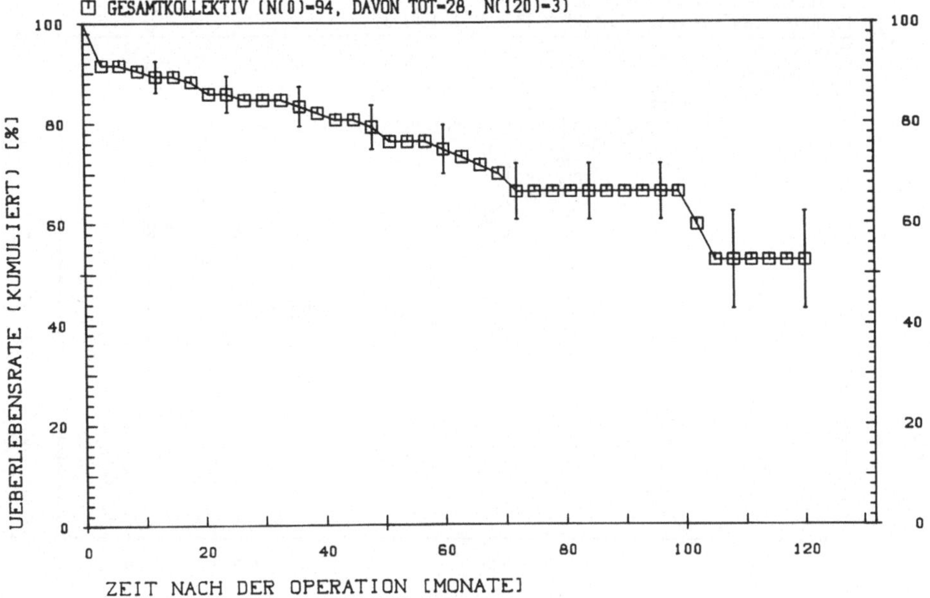

Abb. 2. Überlebensrate bei Magenfrühkarzinom. Gesamtkollektiv unter Einschluß der postoperativ verstorbenen Patienten und ohne Alterskorrektur

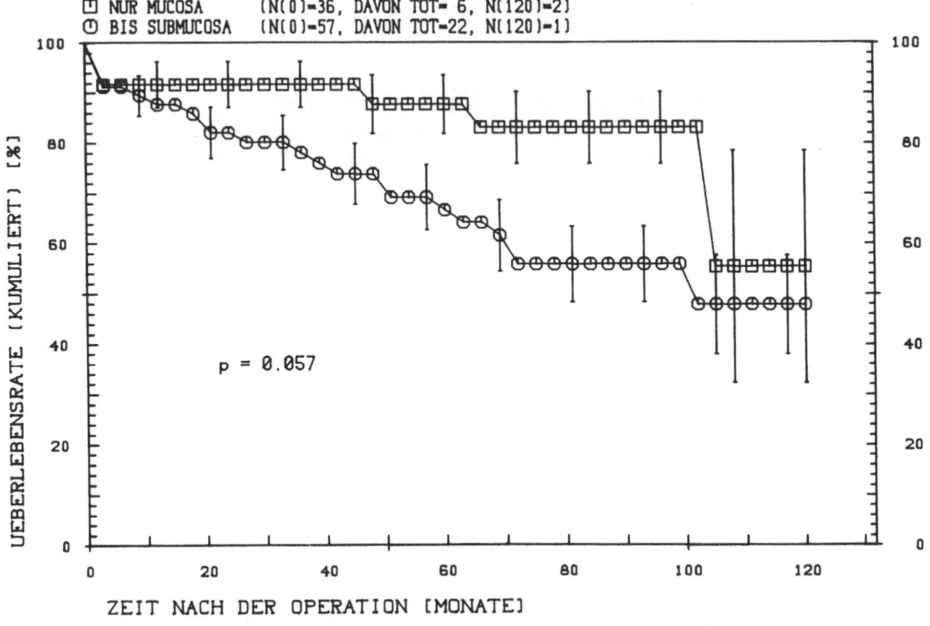

Abb. 3. Überlebensrate bei Magenfrühkarzinom in Abhängigkeit von der Tumor-Infiltrationstiefe

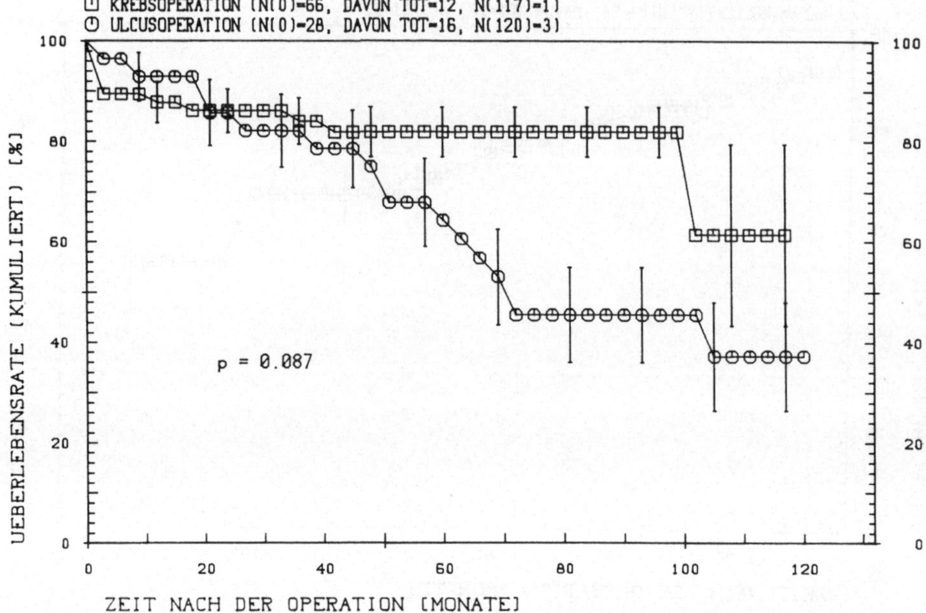

Abb. 4. Überlebensrate bei Magenfrühkarzinom in Abhängigkeit von der Operationsart

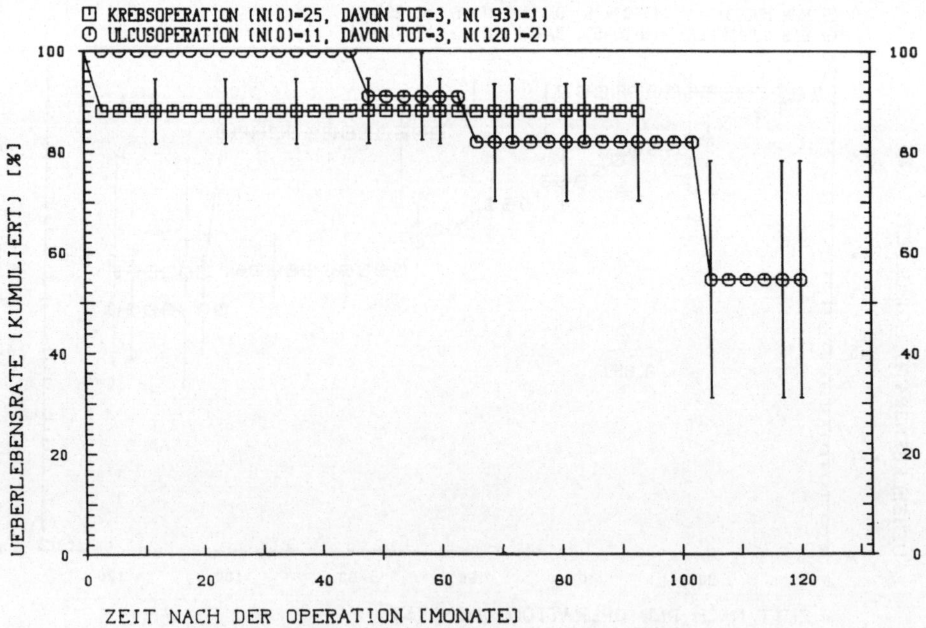

Abb. 5. Überlebensrate bei Mukosakarzinom des Magens in Abhängigkeit von der Operationsart

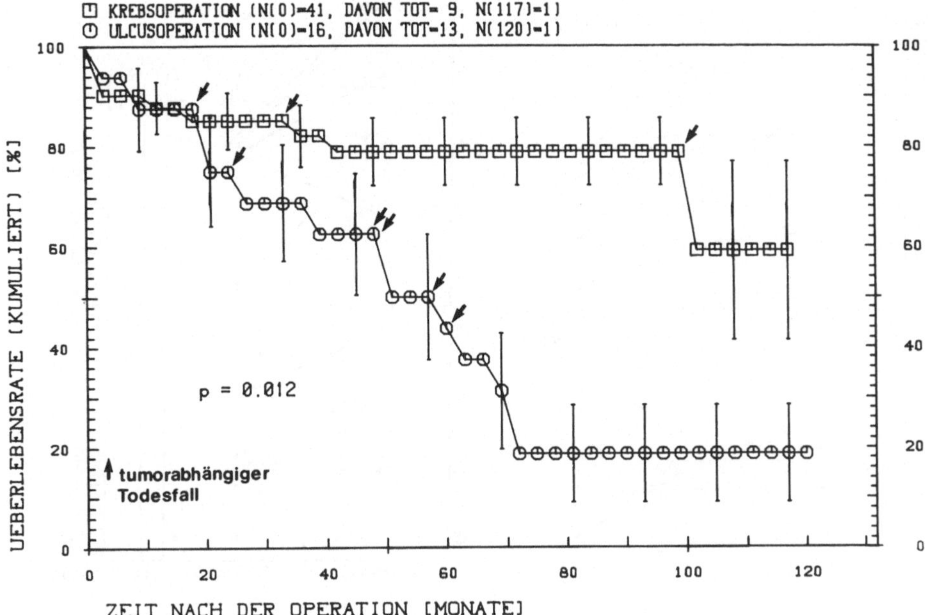

Abb. 6. Überlebensrate bei Submukosakarzinom des Magens in Abhängigkeit vom Operationsverfahren. Tumorbedingte Todesfälle sind durch Pfeile markiert

vierten postoperativen Jahr kein wesentlicher Unterschied besteht und sich erst nach diesem Zeitpunkt entsprechend dem Auftreten der Tumorrezidive die Prognose ändert.

Lebensqualität nach Gastrektomie

Im Rahmen einer prospektiven Studie wurde bisher bei 21 Patienten eine Gastrektomie durchgeführt. Bei 17 liegt die Operation länger als drei Monate zurück. 7 dieser Patienten hatten ein Magenfrühkarzinom und 10 einen fortgeschrittenen Tumor. Die Bestimmungen von Körpergewicht und der sogenannten Lebensqualitätsindizes nach Spitzer und Karnofski zeigen, daß sowohl bei Magenfrühkarzinom wie bei fortgeschrittenen Tumoren die Gastrektomie zu einer deutlichen Änderung des Befindens führt. Das Körpergewicht hatte drei Monate nach der Operation im Durchschnitt um 17% bei Magenfrühkarzinom (n = 7) und 12% bei den restlichen Patienten mit fortgeschrittenen Tumoren (n = 10) abgenommen. Diese Gewichtsabnahme war deutlicher als die präoperativ erlittenen Gewichtsverluste (Abb. 7).
Der Lebensqualitätsindex nach Karnofski zeigte bei 5 der 7 Patienten mit Magenfrühkarzinom nach Gastrektomie eine Verschlechterung, in einem Fall eine Verbesserung und bei einem weiteren Patienten einen gleichbleibenden Wert. Im Durchschnitt nahm der Index von 2,0 auf 3,0 zu (Abb. 8). Eine ähnliche Situation ergab

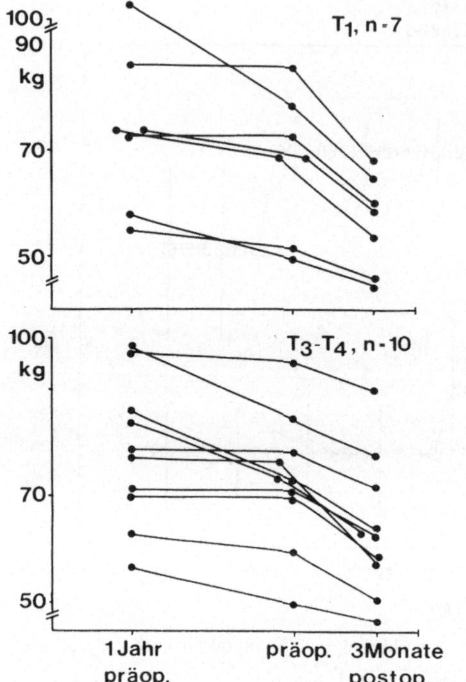

Abb. 7. Verhalten des Körpergewichts ein Jahr vor und drei Monate nach Gastrektomie bei Magenfrühkarzinom (oben) und fortgeschrittenem Magenkarzinom

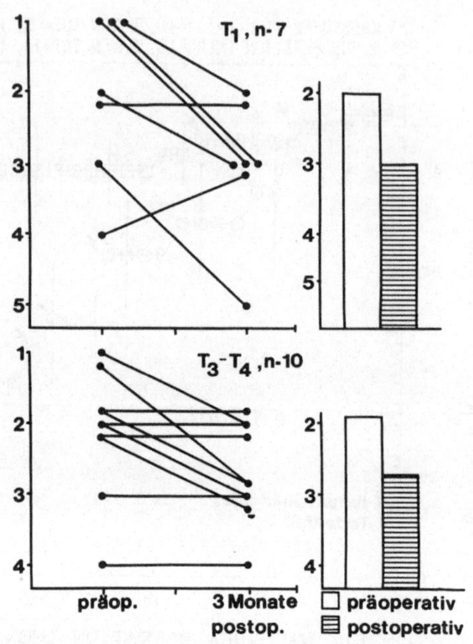

Abb. 8. Änderung des Lebensqualitätsindex nach Karnofski drei Monate nach Gastrektomie bei Magenfrühkarzinom (oben) und fortgeschrittenem Magenkarzinom (unten)

sich bei der Beurteilung der Lebensqualität nach den fünf Kriterien von Spitzer, bei denen der beste Wert jeweils zwei Punkte, der schlechteste null Punkte ergibt (Abb. 9). Die Gastrektomie führte zu keiner Änderung der körperlichen Aktivität und der Beziehung zur Umwelt. Vermindert hatten sich das Alltagsleben und das Gesundheitsgefühl, während sich die Einstellung zur Zukunft – im Gegensatz zu den Ergebnissen bei fortgeschrittenem Magenkarzinom – positiv entwickelt hat. Insgesamt nahm der Index nach Spitzer bei den 7 Patienten von 7,4 auf 7,0, bei den Kranken mit fortgeschrittenem Tumor von 8 auf 7 ab.

Diskussion

Die vorliegende Verlaufsbeobachtung nach operativer Behandlung des Magenfrühkarzinoms sollte zur Klärung des adäquaten Vorgehens bei dieser Tumorform beitragen. Dabei muß für die Wertung berücksichtigt werden, daß es sich nicht um eine prospektive randomisierte Studie handelt, sondern um die Verlaufsbeobachtung des während einer Spanne von 16 Jahren unterschiedlich operierten Krankenguts. In allen Fällen war jedoch pathohistologisch die Tumorinfiltration allenfalls bis

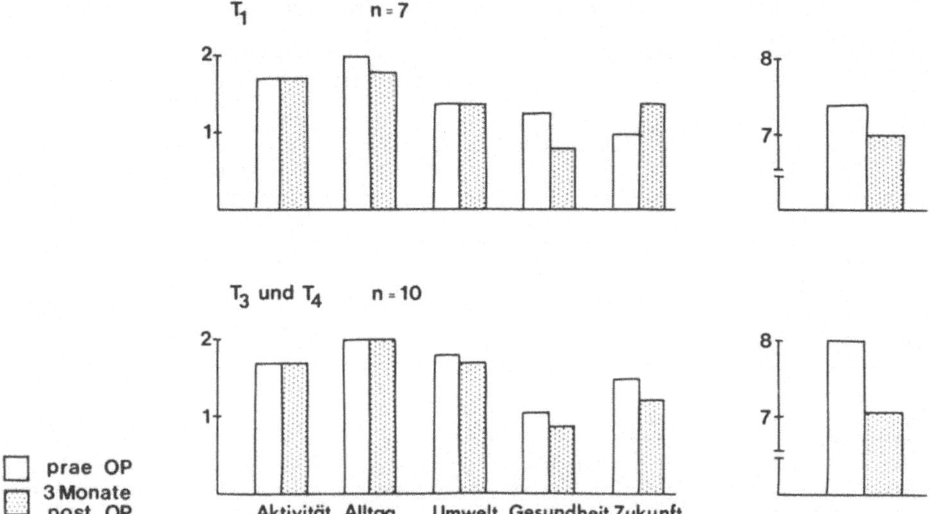

Abb. 9. Änderung des Lebensqualitätsindex nach Spitzer drei Monate nach Gastrektomie bei Magenfrühkarzinom (oben) und fortgeschrittenem Tumor (unten)

zur Submukosa beschrieben worden, wobei dahingestellt bleiben muß, ob die histologische Aufarbeitung während des Beobachtungszeitraums unverändert war. Infolge des röntgenologischen Nachweises eines Ulcus ventriculi ohne Malignitätszeichen wurde bei 28 Patienten eine ⅔-Resektion des Magens durchgeführt. Erst die Aufarbeitung des Resektats führte dann zum Nachweis eines Magenfrühkarzinoms. Bei keinem dieser Fälle erfolgte eine Nachoperation. Diese vor der routinemäßigen Anwendung der Endoskopie operierten Patienten wurden den Kranken mit geplantem radikalchirurgischem Eingriff bei präoperativ geführtem Malignomnachweis gegenübergestellt. Die beiden Gruppen sind bezüglich der Geschlechtsverteilung, der Häufigkeit von Mukosa- und Submukosakarzinomen und der Lymphknotenmetastasen vergleichbar, Patienten mit Ulkusoperationen waren älter. Deutlich höher war das Operationsrisiko nach radikalchirurgischem Vorgehen (9,1% versus 3,6%, Tabelle 2).

Ohne Berücksichtigung der unterschiedlichen Operationsverfahren waren im Gesamtkrankengut die kumulativen 10-Jahres-Raten beim Frühkarzinom niedriger als die von japanischen Kliniken berichteten. Berücksichtigt man nur die radikaloperierten Patienten, ist die Prognose zwar günstiger, liegt jedoch unter den erwähnten Zahlen (Tabelle 3). Allerdings bezieht sich die eigene Beobachtung nur auf wenige Patienten über einen 10jährigen Zeitraum, was sich an der hohen Standardabweichung ausdrückt. Andererseits wären auch Unterschiede im biologischen Verhalten des Tumors für die ungünstigere Prognose denkbar.

Das operative Vorgehen hatte bei Mukosa- und Submukosakarzinomen unterschiedliche Bedeutung für die Prognose. Bei Mukosakarzinomen kam es bislang zu keinem Tumorrezidiv, und die Überlebensraten waren unabhängig vom gewählten Operationsverfahren hoch; nach unseren Ergebnissen erbringt somit die Radikal-

Tabelle 2. Krankengut und Operationsverfahren bei Magenfrühkarzinomen. Krankengut der Chirurgischen Universitätsklinik Köln-Lindenthal (1968–1983)

	Operationsverfahren	
	Ulkus-Operation ⅔-Resektion (n = 28)	Tumor-Operation subtotale Resektion (n = 37) Gastrektomie (n = 29)
Alter der Patienten	61,7 (±14,1)	57,4 (±12,4)
männlich/weiblich	17/11	39/27
Infiltrationstiefe Mukosa/Submukosa	11/16	25/41
T_1 N_0	26	59
T_1 N_1	2	7
postop. Letalität	1/28 (3,6%)	6/66 (9,1%)
Verlaufsbeobachtung	27	60
verstorben	15	6
tumorabhängig	6 (22,2%)	2 (3,3%)
tumorunabhängig	8 (29,6%)	4 (6,6%)
unbekannt	1	–

Tabelle 3. Kumulative 5- und 10-Jahres-Raten nach Operation wegen Magenfrühkarzinom

	5-Jahres-Raten	10-Jahres-Raten
Kaneko et al.	90,0%	87,1%
Okui et al.	89,3%	79,4%
Murakami	89,6%	72,6%
Abe et al.	87,5%	68,5%
Chirurgische Klinik Köln		
Gesamtkrankengut	78%	52%
Tumoroperation	82%	62%

operation mit Lymphknotendissektion bei dieser Tumorform keinen prognostischen Gewinn. Dies könnte mit der relativ niedrigen Lymphknotenmetastasierungsrate (2,3% [1], 3,4% [12], 5,6% eigenes Krankengut) beim Mukosakarzinom erklärt werden. Allerdings haben Ostertag et al. [8] ebenfalls in einer nichtrandomisierten Untersuchungsreihe im Gegensatz zu den vorliegenden Resultaten auch beim Mukosakarzinom nach fehlender Lymphknotendissektion eine signifikant ungünstigere 5-Jahres-Überlebensrate festgestellt (79,3% versus 94,1% p = 0,02).

Bei Submukosatumoren traten nach Ulkusoperationen mehr Tumorrezidive auf, und die Prognose war deutlich ungünstiger als nach Radikaloperationen. Die Notwendigkeit der ausgedehnten Resektion und der systematischen Lymphknotendissektion bei dieser Tumorform ergibt sich aus der größeren Wahrscheinlichkeit befallener Lymphknoten (12,3% eigenes Krankengut, 18,6% [1], 21,7% [12]). Ähnliche Resultate ergaben sich in den erwähnten Untersuchungen [8]. Auch im Krankengut von Shiu et al. [10] waren bei frühen TNM-Stadien die Ergebnisse nach Radikaloperationen günstiger als bei distaler Resektion. Bereits früher hatten Priesching et al. [9] ungünstige Resultate nach Ulkusoperation beim Magenfrühkarzinom mitgeteilt. Desmond et al. [2] haben bei erst postoperativ nachgewiesenem Karzinom nach Resektion eines Ulcus ventriculi ohne erneute Tumoroperation schlechte Überlebensraten infolge gehäufter Tumorrezidive beobachtet.

Unter den genannten methodischen Einschränkungen sprechen die vorliegenden Ergebnisse für ein radikalchirurgisches Vorgehen sowohl beim Mukosa- wie beim Submukosakarzinom, nachdem deren Differenzierung präoperativ in der Regel nicht möglich ist. In den seltenen Fällen einer Ulkusexzision, beispielsweise nach Perforation, der lokalen endoskopischen Abtragung eines Polypen oder nach Ulkusoperation bei unklarer präoperativer Diagnose ist beim Nachweis eines Submukosakarzinoms die anschließende Radikaloperation anzustreben, wie es in zwei Fällen auch im eigenen Krankengut erfolgte.

Die Notwendigkeit eines radikalchirurgischen Vorgehens einerseits und der Rückgang des Operationsrisikos nach Gastrektomie anderseits haben im eigenen Krankengut zu einer Zunahme dieses Verfahrens auch bei Magenfrühkarzinomen geführt. Nachdem sich prognostisch bisher keine Unterschiede im Vergleich zur subtotalen Resektion ergaben, stellt sich die Frage nach der Berechtigung der Gastrektomie aufgrund der funktionellen Ergebnisse und der Beeinträchtigung der Lebensqualität. Die vorläufige Auswertung einer eigenen prospektiven randomisierten Studie, die zwei verschiedene Formen des Magenersatzes vergleicht, ergab drei Monate postoperativ eine erhebliche Gewichtsreduktion und eine meßbare Minderung der Lebensqualität gemessen an den Indizes von Karnofski und Spitzer. Der weitere Verlauf wird zeigen, ob es zu einer Besserung oder Verschlechterung der Situation des Patienten kommt. Die bisherigen Resultate zeigen jedoch die deutliche Beeinträchtigung des Allgemeinbefindens durch die Entfernung des gesamten Magens zumindest während der ersten postoperativen Monate. Dabei muß zum gegenwärtigen Zeitpunkt offenbleiben, welchen Einfluß die Art des Magenersatzes auf die Lebensqualität hat.

Literatur

1. Abe S, Ogawa Y, Nagasne N, Sasaki Y, Akansizu H, Hirose S, Yukaya H, Suekiro Sh (1984) Early gastric cancer. Results in a general hospital in Japan. World J Surg 8:308
2. Desmond M, Nicholls I, Brown C (1985) Further surgical management of gastric ulcer with suspected malignant change. Ann Roy Coll Surg Engl 57:101
3. Gall FP, Hermanek P (1984) Indikation für die systematische Lymphknotendissektion beim Magenkarzinom. In: Das Magenkarzinom. Hrsg. Rohde H u. Troidl H, Georg Thieme Verlag Stuttgart
4. Kaneko E, Nahamura T, Umedo N, Fujino M, Niwa H (1977) Outcome of gastric carcinoma detectes by gastric mass survey in Japan. GUT 18:626
5. Karnofski DA (1948) The use of uitrogen mustards in the palliative treatment of carcinoma. Cancer 634
6. Murakami T (1979) Early cancer of the stomach. World I Surg 3:685
7. Okui K, Suzuki M (1977) Evaluation on the recurrent cases of early gastric carcinoma. Gastroent Jpn 12:317

8. Ostertag H, Moritz H, Georgii A (1984) Lymphadenektomie und Überlebenszeit beim Frühkarzinom des Magens. In: Das Magenkarzinom. Hrsg. Rhode H u. Troidl H, Georg Thieme Verlag Stuttgart New York 170
9. Priesching A, Wagner O, Funovic F (1973) Subseröse Magenkarzinome. Wien, Med Wschr 123:135
10. Shiu MH, Papachristou DN, Kosloff C, Eliopoulos G (1980) Selection of operative procedure for adenocarcinomas of the midstomachs. Ann Surg 192:730
11. Spitzer WO, Dobson AJ, Hall J, Chesterman E, Levi I, Sheperd R, Battistar RN, Catchlave BR (1981) Measuring the quality of life of cancer patients – Concise QL-Index for use by physicians. J Chron Dis 34:585
12. Takagi K (1984) Grundprinzipien verschiedener Formen und Grade der Lymphadenektomie bei Patienten mit Magenkarzinom. In: Das Magenkarzinom. Hrsg. Rhode H u. Troidl H, Georg Thieme Verlag Stuttgart New York 149
13. TNM (1979) Klassifikation der malignen Tumoren. Springer Verlag Berlin Heidelberg New York

Indikationen und Möglichkeiten operativer Therapie beim Magenkarzinomrezidiv

P. SCHLAG, K. BUHL, J. BECK, A. QUENTMEIER

Trotz aller Bemühungen um Frühdiagnose und erweitertem chirurgischen Vorgehen versterben ca. 60–70% der Patienten mit einem Magenkarzinom trotz primär potentiell kurativer Operation an einem Rezidiv ihrer Erkrankung [2]. Neben der Aggressivität und den Wachstumseigenschaften der Tumoren wird die Rezidivfrequenz auch von der operativen Strategie beeinflußt (Tabelle 1). Entsprechend ihrer Häufigkeit treten Rezidive in Form von Fernmetastasen oder einer Peritonealkarzinose auf, wobei diese überwiegend durch eine zum Zeitpunkt der Operation noch okkulte Tumordissemination bedingt sind. Operationsabhängige Rezidive finden sich meist im ehemaligen Tumorbett, im Anastomosengebiet und nach subtotaler Magenresektion auch besonders im Restmagen [7]. Häufig sind die einzelnen Rezidivformen auch kombiniert anzutreffen (Tabelle 2).

Allgemeine operative Strategie beim Rezidiv des Magenkarzinoms

Im Folgenden soll Stellung bezogen werden, inwieweit bei Vorliegen eines Tumorrezidivs durch operative Maßnahmen noch Möglichkeiten bestehen, eine Kuration

Tabelle 1. Faktoren mit Einfluß auf die Rezidivfrequenz beim Magenkarzinom

1. *Tumorbiologische Faktoren*
   - Infiltrationstiefe und „Malignitätsgrad" des Primärtumors
   - „Metastasierungspotential" des Primärtumors
   - Abwehrlage des Tumorträgers
2. *Operationsabhängige Faktoren*
   - Mangelnde örtliche Radikalität (Resttumor im Magenstumpf und/oder perigastrischem Gewebe)
   - Intraoperative Verschleppung und Implantation von Tumorzellen

Tabelle 2. Häufigkeit und Formen des Magenkarzinomrezidivs (Literaturangaben)

Rezidiv im Restmagen bzw. Anastomosenrezidiv	10–30%
Lokoregionales Rezidiv	10–40%
Peritonealkarzinose	30–70%
Fernmetastasen	20–60%

zu erreichen und bei welchen Rezidivformen operative Eingriffe sinnvoll oder ggf. notwendig werden. Zu unterscheiden ist hierbei die Elektivoperation von Eingriffen, die durch Notfallindikationen beim Magenkarzinomrezidiv bedingt werden. In der Regel verfolgt vor allem die Elektivoperation eine kurative Zielsetzung. Dies wird vor allem bei Rezidiven bzw. Zweitkarzinomen im Magenrest nach vorausgegangener subtotaler Magenresektion anzustreben sein. Eine Restgastrektomie bietet hier die größte Chance auf Kuration. Dagegen sind Anastomosenrezidive nach Gastrektomie oder perigastrische Rezidive in der Regel aufgrund der postoperativen morphologischen Gegebenheiten entweder gar nicht operabel oder zumindest nicht kurativ angehbar. Eine Indikation zur Operation bei diesen Rezidivformen wird sich ebenso wie bei einer Peritonealkarzinose meistens nur aufgrund von Notfallsituationen ergeben. Die Beseitigung einer Obstruktion der Intestinalpassage entweder durch Enteroanastomose oder Tubusimplantationen steht hier im Vordergrund. Inwieweit zytoreduktive chirurgische Maßnahmen beim Magenkarzinomrezidiv unter der Vorstellung, zytostatische oder strahlentherapeutische Therapien effektiver zu gestalten, sinnvoll und indiziert sind, muß offen bleiben und kann nicht generell beantwortet werden. Insgesamt muß die Indikation zum Re-Eingriff beim Magenkarzinomrezidiv stets individuell überlegt und ausgerichtet werden.

Ergebnisse operativer Therapie beim Magenkarzinomrezidiv

Trotz der hohen Rezidivrate potentiell kurativ operierter Magenkarzinompatienten ist der Anteil von Rezidivoperationen äußerst gering und liegt auch in großen Serien unter 10% aller operativer Eingriffe bei dieser Erkrankung (Tabelle 3). Bei den entsprechenden Analysen [3, 4, 9] zeigt sich erwartungsgemäß auch, daß Tumorresektionen bei weniger als ¼ aller wegen eines Magenkarzinomrezidivs operierter Patienten möglich sind (Tabelle 4). Bei der überwiegenden Anzahl der Patienten

Tabelle 3. Anteil der Rezidiveingriffe in der Karzinomchirurgie

Autor	Behandlungs-Zeitraum	Gesamtzahl operierter Magenkarzinome	Anteil operierter Patienten mit Magen-Ca-Rezidiv (%)
Suzuki (1983)	1968–75	1796	7%
Meyer (1984)	1968–83	1445	8%
Chirurg. Klinik Heidelberg	1980–83	216	5%

Tabelle 4. Verteilung operativer Eingriffe beim Magenkarzinomrezidiv

Autor	Resektionen	keine Resektion		
		expl. Lap.	Umgehungs-anastomose	Sonstiges
Suzuki (1983)	27%	8%	55%	10%
Meyer (1984)	20%	68%	4%	8%
Chirurg. Klinik Heidelberg	21%	10%	53%	16%

Tabelle 5. Operative Therapieergebnisse beim Magenkarzinomrezidiv

Autor	postoperative Letalität	Überlebenszeit nach Rezidiveingriff
Suzuki (1983)	3%	70% der Patienten innerhalb des ersten postop. Jahr verstorben
Meyer (1984)	30%	mediane Überlebenszeit 12,6 Monate
Chirurg. Klinik Heidelberg	2%	kein Patient. lebt bisher über 18 Monate postop.

können keine Resektionen durchgeführt werden, wobei im allgemeinen Umgehungsanastomosen am häufigsten Anwendung finden. Naturgemäß handelt es sich hierbei meist nicht um elektive Karzinomeingriffe, sondern in der Regel um Notoperationen, die eine akute Komplikation von seiten des Tumorwachstums zu beheben versuchen. Vermieden werden sollten nach unserer Ansicht heutzutage die hohen Raten explorativer Laparotomien beim Magenkarzinomrezidiv [3]. Aufgrund der Möglichkeiten bildgebender Verfahren und invasiverer Diagnostik sollte es möglich sein, präoperativ inkurable Situationen zu erkennen. Andererseits sollten natürlich gerade bei zweifelhaften Befunden besonders bei langem rezidivfreien Intervall eher einmal zu häufig als zu wenig exploriert werden, sei es auch nur, um in dem einen oder anderen Fall den Verdacht auf ein Rezidiv auszuschließen. Nicht bewährt hat sich jedoch der programmierte Second-Look-Eingriff, wie er von Wangensteen Mitte der 50er Jahre durchgeführt wurde [10]. Hiermit konnte die Prognose der Patienten trotz teilweiser Vorverlegung der Rezidivdiagnose nicht nachdrücklich verbessert werden. Behandlungsergebnisse, wie sie nach operativer Rezidivtherapie beim Magenkarzinom erwartet werden können, sind in Tabelle 5 zusammengefaßt. Trotz einer für Rezidiveingriffe angemessenen postoperativen Letalität sind die erzielten Therapieresultate äußerst bescheiden. Im allgemeinen überlebt nach dem Rezidiveingriff kaum ¼ der Patienten das erste postoperative Jahr. Andererseits verzerrt eine pauschalierte Betrachtung. So können bei Rezidiven im Restmagen, vor allem wenn sie frühzeitig erkannt werden, zufriedenstellendere Überlebensraten erzielt und in Einzelfällen sogar 5-Jahres-Heilungen erreicht werden [3, 4]. Allerdings begegnet man in der Klinik der Situation eines isolierten und frühzeitig erkannten Rezidivs im Restmagen äußerst selten.

Ansätze zur Verbesserung operativer Therapieergebnisse beim Magenkarzinomrezidiv

Vor allem auf den günstigen Behandlungsresultaten frühzeitig erkannter Tumorrezidive basiert die Forderung nach regelmäßigen Kontrolluntersuchungen operierter Magenkarzinompatienten [6]. Nach eigenen Erfahrungen ist aber unter der abzuhandelnden Thematik der aus der Nachsorge gezogene Gewinn gering, insbesondere wenn sie sich auf gastrektomierte Patienten bezieht. Operative Möglichkeiten der Kuration eines Rezidivs bei diesen Patienten ergeben sich hier per se auch bei Frühdiagnostik praktisch nicht. Dies spiegeln auch die Ergebnisse unserer Tumornachsorge bei Magenkarzinompatienten der letzten beiden Jahre wider (Tabelle 6).

Tabelle 6. Tumornachsorge beim Magenkarzinom. Chirurg. Univ.-Klinik Heidelberg (Mai 1982 bis Mai 1984)

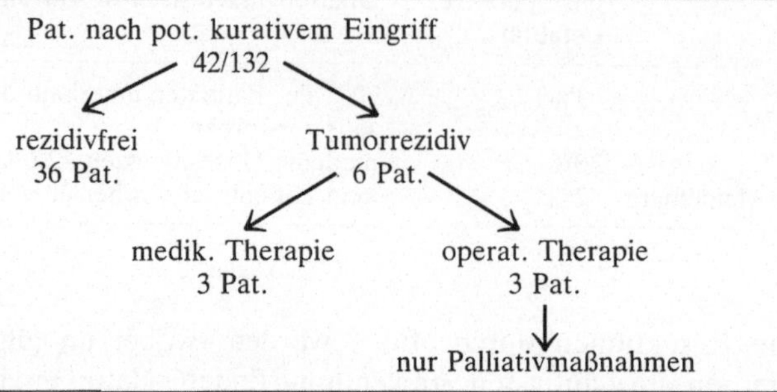

Tabelle 7. Sensitivität der Tumormarker CEA und CA 19–9 bei 18 Patienten mit einem Magenkarzinomrezidiv

	Ca 19–9	
	negativ	positiv
CEA negativ	2 (11,1%)	4 (22,2%)
CEA positiv	7 (38,9%)	5 (27,8%)

Unter Umständen sind aber die derzeit zur Verfügung stehenden Möglichkeiten zur Rezidivdiagnostik nicht subtil genug. Eine Tumormarker-Verlaufskontrolle, wie sie sich bei kolorektalen Karzinomen bewährt hat, versagt beim Magenkarzinom sehr häufig. Ein weiterführender Ansatz ergibt sich möglicherweise durch einen neueren Tumormarker [5]. Dieser Tumormarker (Ca 19–9) ist nach eigenen Erfahrungen bei 22% der Patienten mit einem Magenkarzinomrezidiv positiv, bei denen eine CEA-Verlaufskontrolle versagte (Tabelle 7). Ein Tumorrezidiv kann sich, wie der in Abb. 1 dargestellte Kurvenverlauf zeigt, durch einen kontinuierlichen Anstieg dieses Serum-Parameters im postoperativen Verlauf frühzeitig signalisieren, während der CEA-Wert unverändert im Normbereich bleibt. Problematisch ist aber auch hier, daß der Tumormarkeranstieg allein nur Hinweis geben kann auf das Vorliegen eines Rezidivs, das aber dann durch geeignete diagnostische Maßnahmen verifiziert und vor allem lokalisiert werden muß. Natürlich wird unter diesem Sachverhalt die Indikation zu einer Second-Look-Operation, ähnlich wie in der Kolonkarzinom-Chirurgie, großzügiger gestellt werden können. Ein weiterer Ansatz, die Therapieergebnisse zu verbessern, kann unter Umständen in additiven Behandlungsstrategien im Rahmen der operativen Rezidivtherapie gesehen werden. Hier kann sich eine perioperative Chemo- oder Strahlentherapie anbieten, wobei auch neuere Behandlungskonzepte wie z. B. das einer intraperitonealen Chemotherapie mittels spezieller nunmehr zur Verfügung stehender Peritonealkatheter ein besonders beim rezidivierten Magenkarzinom überprüfenswerter Ansatz sein könnte. Inwieweit eine intraarterielle Chemotherapie bei Lebermetastasierung auch beim Magenkarzinom Bedeutung gewinnt, muß offen bleiben, nachdem deren

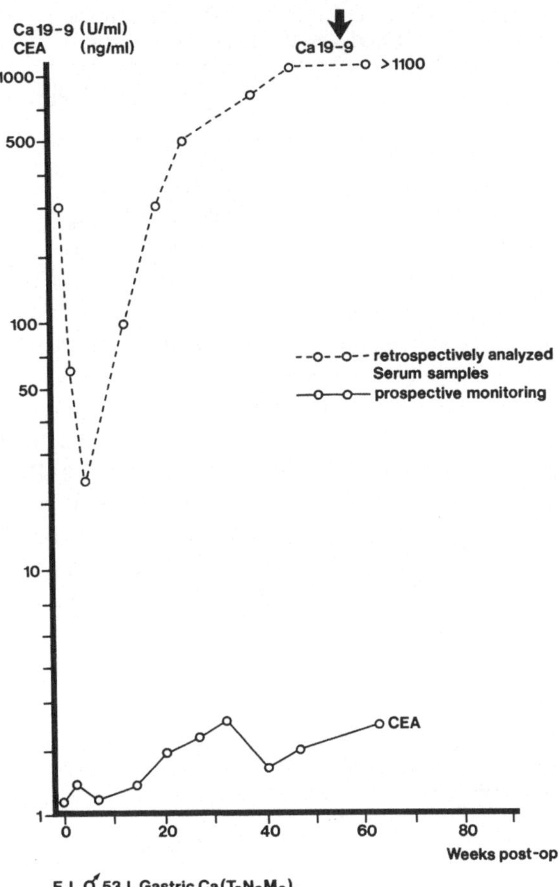

Abb. 1. Postoperatives CEA und CA 19–9 Monitoring bei einem Patienten mit potentiell kurativ operiertem Magenkarzinom. (Die CEA-Bestimmung erfolgte prospektiv, die Analyse von Ca 19–9 vergleichend retrospektiv anhand eingefrorener Serumproben.)

Wertigkeit bei wesentlich hierfür geeigneter erscheinenden Tumortypen noch keineswegs geklärt ist [1].

Nicht zuletzt aufgrund der therapeutischen Unsicherheiten und Schwierigkeiten muß vor allem die Prophylaxe des Karzinomrezidivs weiterhin im Vordergrund stehen. Es gilt durch adäquate Operationstechniken Rezidive im Restmagen zu vermeiden und einen lokoregionalen Tumorrückfall zu mindern. Inwieweit hierzu adjuvante Behandlungsmaßnahmen im Rahmen der operativen Primärtherapie Zusätzliches leisten, wird derzeit vielerorts überprüft [6]. Die eigenen Erfahrungen sind enttäuschend [8].

In einer kontrollierten Studie zur Wertigkeit einer postoperativen adjuvanten Chemotherapie bei potentiell kurativ operierten Magenkarzinompatienten konnten wir durch eine Kombinationschemotherapie mit 5-Fluorouracil und BCNU keinen günstigen Einfluß auf die Rezidivfrequenz beobachten. Erfreulicherweise sind, wie die Ergebnisse dieser Studie zeigen, 50% der Patienten 5 Jahre postoperativ rezidivfrei (Tabelle 8). Dieses günstige Resultat sehen wir in Zusammenhang mit der durchgeführten operativen Strategie. Allerdings konnten durch die gewählte

Tabelle 8. Adjuvante 5-FU/BCNU-Therapie-Studie bei Magenkarzinom (5-Jahres-Ergebnisse). Lokalisation und Häufigkeit der Rezidive

	Chemotherapie-Gruppe n = 42	Kontroll-Gruppe n = 53
Anastomose	2 (5%)	3 (6%)
Regionales Rezidiv	9 (22%)	14 (26%)
Fernmetastasen	8 (19%)	9 (17%)
Gesamt	19 (45%)	26 (49%)

Zusatztherapie weder die Häufigkeit lokaler Rezidive noch die Rate von Fernmetastasen weiter gesenkt werden.

Es wäre vermessen, feststellen zu wollen, daß innerhalb der letzten 10 Jahre ein entscheidender Durchbruch in der chirurgischen Behandlung des Magenkarzinomrezidivs stattgefunden hätte. Dennoch wäre Resignation sicherlich nicht richtig. Ansporn können die Therapieresultate sein, bei denen durch Frühdiagnostik und rechtzeitige operative Therapie, vorwiegend bei den Rezidivfällen nach subtotaler Magenresektion, in Einzelfällen Kuration erzielt werden konnte. Wenngleich in den meisten anderen Situationen beim Magenkarzinomrezidiv durch operative Eingriffe der Ausgang der Erkrankung nicht beeinflußt werden kann, so wird doch in vielen Fällen der Krankheitsverlauf für den Patienten durch die operativen Maßnahmen erträglicher gestaltet werden können.

Literatur

1. Ensminger WD, Gyves JW (1984) Regional Cancer Chemotherapy. Cancer Treatment Reports 68:101–115
2. Herfarth Ch, Merkle P, Schlag P (1981) Das Magencarcinom. Chirurg 52:193–200
3. Meyer HJ, Pichlmayr R (1984) Möglichkeiten und Grenzen der chirurgischen Therapie beim Magenkarzinomrezidiv: Ergebnisse nach 120 Reinterventionen. Langenbecks Arch Chir (Kongreßbericht in Druck)
4. Pichlmayr R, Büttner D (1976) Reintervention bei Carcinomen von Oesophagus, Cardia und Magen. Langenbecks Arch Chir 342:227–235
5. Quentmeier A, Schlag P, Schmidt-Gayk H, Herfarth Ch (1984) Ca 19–9 und CEA: Fortschritt bei der Diagnose und Verlaufsbeobachtung des Magencarcinoms durch kombinierte Bestimmung zweier Tumormarker. Langenbecks Arch Chir (Kongreßbericht in Druck)
6. Schlag P, Merkle P, Herfarth Ch (1979) Neue Aspekte in der Konzeption adjuvanter und nachsorgender Therapie des Magencarcinoms? Chirurg 50:432–435
7. Schlag P, Herfarth Ch (1984) Beziehung zwischen Ausdehnung des operativen Primäreingriffs und Häufigkeit lokoregionärer Rezidive. In: Rohde H, Troidl H (Hrsg.) Das Magenkarzinom. Georg Thieme Verlag Stuttgart New York 138–142
8. Schreml W, Schlag P, Herfarth Ch, Abel U, Lohrmann HP, Linder F, Queisser W, Trede M, Brass B (1984) Adjuvant 5-FU/BCNU in Gastric Carcinoma. In: Jones SE, Salmon SE (eds) Adjuvant Therapy of Cancer IV. Grune & Stratton, New York (in Druck)
9. Suzuki H, Endo M, Nakayama K (1983) A Review of the Five-Year Survival Rate and Clinicopathologic Factors in Stomach Cancer Treated by Surgery Alone. Intern Advances Surg Oncol 6:271–308
10. Wangensteen DH et al (1954) An Interim Report upon the „Second Look" Procedure for Cancer of the Stomach, Colon and Rectum and for „Limited Intraperitoneal Carcinosis". Surg Gyn & Obstet 99:257–267

Zur Therapie und Prognose des Magenstumpfkarzinoms

K. SCHWAMBERGER

Ein Magenstumpfkarzinom liegt dann vor [4, 5], wenn der maligne Tumor nach einer Mindestfrist von 5 Jahren nach der Erstoperation auftritt und wenn dieser Eingriff wegen eines gutartigen Leidens erfolgte.

Da üblicherweise auch Magenkarzinome nach Gastroenterostomie zu dieser Erkrankung gerechnet werden, wäre der Ausdruck „Karzinom im operierten Magen" oder auch „Operationsfolgekarzinom" zutreffender als der Terminus „Magenstumpfkarzinom".

Eigenes Krankengut

Im Zeitraum 1959–1983 überblicken wir an der I. und der II. Univ.-Klinik für Chirurgie in Innsbruck insgesamt 305 Karzinome in einem operierten Magen (Tabelle 1).

Der „typische" Patient ist ein Mann, der im Alter von 39 Jahren magenreseziert wurde, und zwar meist nach Billroth II in der Modifikation Polya/Reichel/Wilms [7, 8, 13], also retrocolisch ohne Braun'sche Fußpunktanastomose (vgl. auch Abb. 1).

Nach einem freien Intervall von etwa 27 Jahren tritt im 66. Lebensjahr das Operationsfolgekarzinom auf [10].

Die Art des Ersteingriffes geht aus Abb. 1 hervor: Bei 290/305 Patienten (= 95,1%) beobachteten wir ein Stumpfkarzinom in einem B-II-Magen, davon 281mal in einer Modifikation ohne und nur 9mal mit Braun'scher Fußpunktanastomose. In 9 Fällen (= 2,9%) war die Erstoperation eine Gastroenterostomie und 6 Karzinomfälle (= 2,0%) wurden in einem nach Billroth I resezierten Organ gesehen.

Tabelle 1. Eigenes Krankengut an Karzinomen in einem operierten Magen (1959–1983)

Gesamtzahl	305
Durchschnittswerte:	
Alter bei Erstoperierten	39
Alter bei Diagnosestellung des Magenstumpfkarzinoms	66
Freies Intervall	27

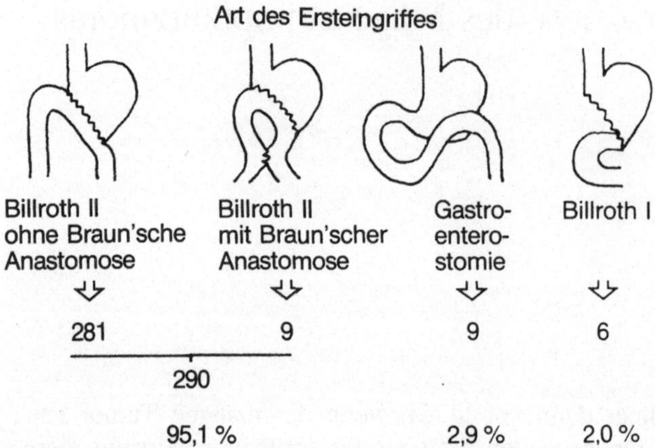

Abb. 1. Art des Ersteingriffes bei 305 Magenstumpfkarzinomen

Therapie

Nach heutigem Wissen bringen weder strahlentherapeutische noch zytostatische Maßnahmen, sondern nur die Radikaloperation eine Heilungschance.
Zum Zeitpunkt der Diagnosestellung sind jedoch nur etwa die Hälfte der Magenstumpfkarzinome radikal operabel [3, 6]. In unserem eigenen Krankengut konnte bei 133 der 305 Patienten (= 43,6%) eine Radikaloperation durchgeführt werden, bei 139 (= 45,5%) erfolgte ein Palliativeingriff, 33 Kranke (= 10,9%) wurden nicht operiert (Tabelle 2).

Radikaloperation

Bei Fehlen von Lebermetastasen und Peritonealkarzinose streben wir einen kurativen Eingriff an, natürlich falls dem Patienten zumutbar. Da das Magenstumpfkarzinom nicht selten die Organgrenzen überschreitet, muß der Eingriff oft erweitert werden und stellt damit für den Patienten eine beträchtliche Belastung dar. Bei günstigen Fällen entfernen wir auch isolierte Lebermetastasen durch eine entsprechende Leberteilresektion (vgl. auch Abb. 2).
Die Radikaloperationen sind in Abb. 2 verzeichnet. Der Regeleingriff ist die Stumpfgastrektomie, die wir in 106 der 133 Fälle durchführten. Bei 17 Patienten mußte der Eingriff erweitert werden (Kolon-, Pankreas- und Leberteilresektionen).

Tabelle 2. Therapie bei 305 Magenstumpfoperationen

Radikaloperationen	Keine Operation	Palliativoperation
133	33	139
43,6%	10,9%	45,5%

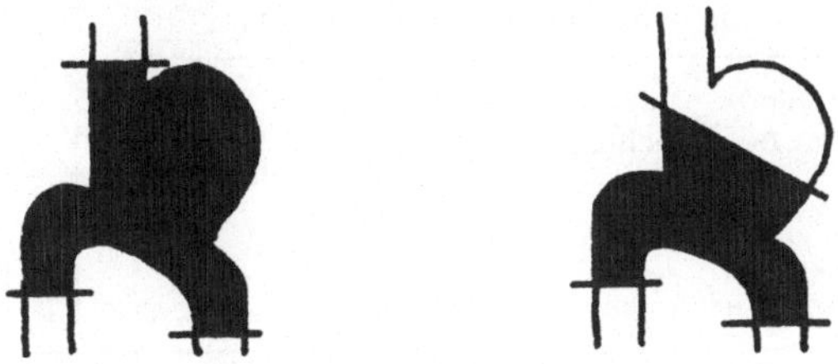

Stumpfgastrektomie		Nachresektion
106	davon mit	27
7	Kolonresektion	2
7	Pankreasteilresektion	
1	Kolon- und Pankreasteilresektion	
2	Leberteilresektion	
	Kolon- und Leberteilresektion	2

Letalität: 26/133 Patienten = 19,5 %

Abb. 2. Radikaloperationen bei Magenstumpfkarzinomen (n = 133)

Die Wiederherstellung der Kontinuität erfolgte meist durch eine Ösophagojejunostomie End/Seit mit einer Roux'schen Y-Schlinge. In den letzten Jahren wird auch vermehrt – nach End/End – Anastomose zwischen ehemaliger zu- und abführender Schlinge – nach Siewert/Peiper [12] – mittels Ösophagojejunostomie und Jejunoplicatio rekonstruiert.

In 27 Fällen wurden kleine, im unmittelbaren Anastomosenbereich gelegene Malignome durch eine Nachresektion behandelt, 4mal erweitert durch Mitresektion angrenzender Organe.

Hier ist die Neuanlage eines Billroth II mit Roux'scher Schlinge das Rekonstruktionsverfahren der Wahl.

Die Letalität beträgt in unserem Krankengut 19,5%, 26 der 133 Patienten sind während des Klinikaufenthaltes verstorben.

Palliativeingriff

139 Patienten (= 45,5% des Krankengutes) waren nicht operativ kurabel (Tabelle 3).

In 77 Fällen wurde lediglich eine explorative Laparotomie durchgeführt, die die Inoperabilität des Tumors zeigte.

Passagebehinderungen und Blutungen – in einem Fall auch eine Perforation – sind die wesentlichen Indikationen für palliative Nachresektionen oder Gastrektomien (n = 31). 17mal konnte die Ernährung nur durch eine äußere Fistel gesichert werden, wobei sich natürlich die Frage erhebt, ob solche Maßnahmen einen lebenswerten Zustand schaffen und damit sinnvoll sind. Bei 12 Patienten wurde an die obersten, nicht befallenen Magenabschnitte eine Gastroenterostomie angelegt, die funktionellen Ergebnisse sind nicht befriedigend.

Bei Stenosesymptomatik und Inoperabilität stellt die Methode der endoskopischen Pertubation [1, 11] eine echte Alternative und damit eine wesentliche Bereicherung unseres therapeutischen Rüstzeugs dar.

Tabelle 3. Palliativeingriffe beim Magenstumpfkarzinom

Explorative Laparotomie	77
Palliative Gastrektomie oder Nachresektion	31
Äußere Fistel	17
Gastroenterostomie	12
Übernährung	1
Endoskopische Pertubation	1
Insgesamt	139
Letalität: 28 Patienten = 20,1%	

Die Letalität der Palliativmaßnahmen entspricht mit 20,1% ziemlich genau der Klinikletalität der Radikaloperationen.

Prognose

Die Prognose des Magenstumpfkarzinoms ist schlecht. Saegesser und Jämes [9] konnten 1972 in der Literatur nur 11 Patienten finden, die das 5. postoperative Jahr rezidivfrei erlebten.

Die Absterbekurve (Abb. 3) von Böckl und Lill [2] zeigt, daß beim Magenstumpfkarzinom – unabhängig von der eingeschlagenen Therapie – nach 2 Jahren nur mehr etwa 10% der Patienten leben.

In unserem eigenen Krankengut sind von den palliativ oder nichtoperierten Patienten binnen Jahresfrist alle verstorben (Abb. 4). Aber auch der Großteil der Radikaloperierten erliegt binnen kurzer Frist ihrem Tumorleiden. Nach 1 Jahr leben noch etwa 25%, nach 3 Jahren 15%, nach 5 Jahren nur mehr 10% (Abb. 5).

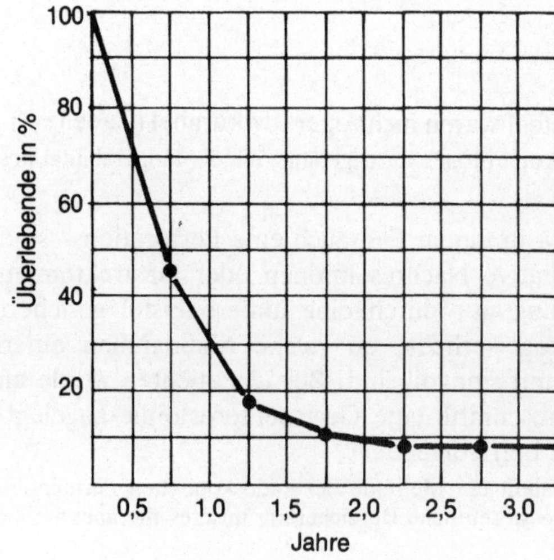

Abb. 3. Absterbekurve beim Magenstumpfkarzinom, unabhängig von der eingeschlagenen Therapie (nach Böckl und Lill [2])

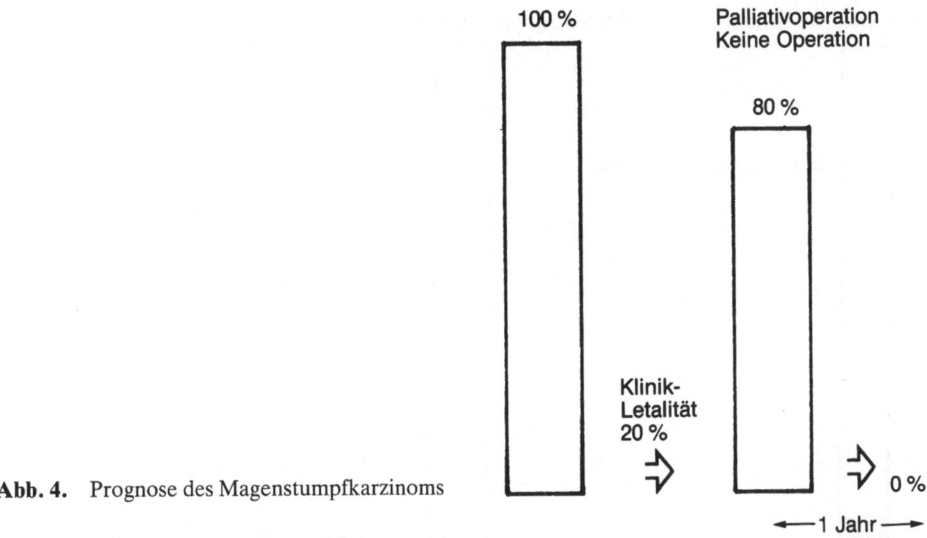

Abb. 4. Prognose des Magenstumpfkarzinoms

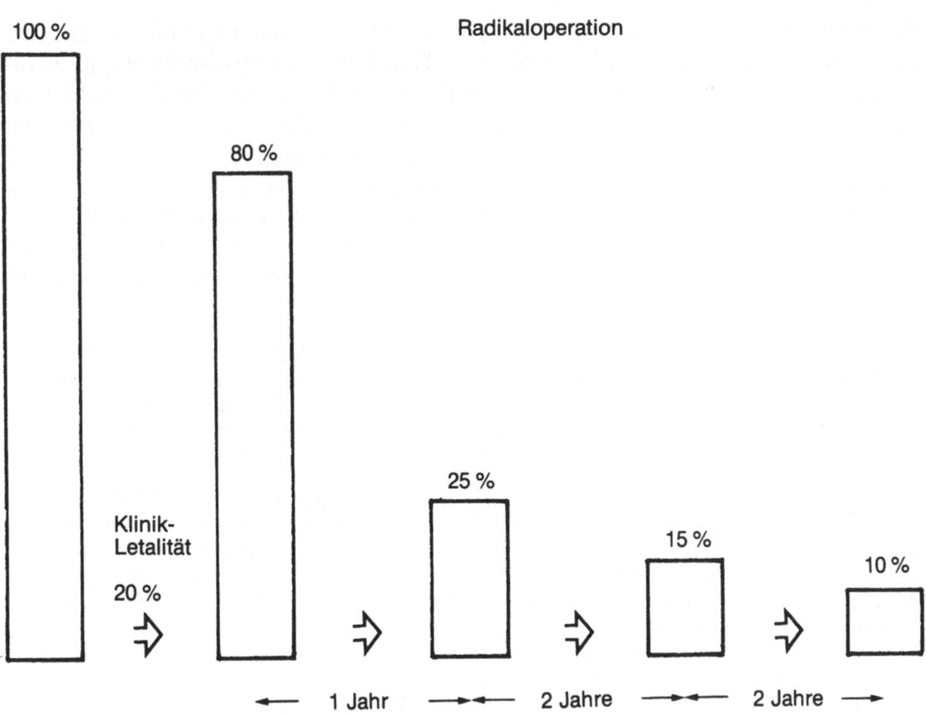

Abb. 5. Prognose des Magenstumpfkarzinoms

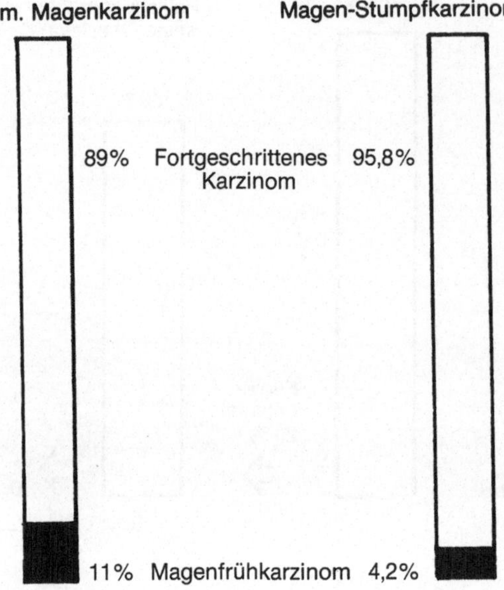

Abb. 6. Rate der Frühkarzinome im operierten und nichtoperierten Magen

Magenstumpf-Frühkarzinome

Die Magenstumpf-Frühkarzinome bzw. die Frühformen des Operationsfolgekarzinoms sollen kurz getrennt erörtert werden. Durch die rechtzeitige Therapie ist die Prognose entscheidend besser, das Auffinden dieser Frühformen stellt – neben der Prophylaxe durch refluxverhütende Operationsmethoden – eine bzw. derzeit die einzige Möglichkeit dar, die Überlebensraten zu verbessern.

Während wir derzeit etwa 11% der primären Magenkarzinome im Stadium des early cancers diagnostizieren, beträgt der entsprechende Prozentsatz beim Karzinom im operierten Magen nur 4,2% (Abb. 6).

Wir konnten bisher 13 Fälle von Frühformen eines Magenstumpfkarzinoms auffinden (Tabelle 4).

Bei 11 Patienten war die Erstoperation ein Billroth II, bei 2 ein Billroth I. Das freie Intervall betrug 26,4 Jahre, ist also mit dem des fortgeschrittenen Stumpfneoplasmas identisch. Bei Zugrundelegen der Einteilung nach Laurén handelte es sich um 9 intestinale und 4 diffus-infiltrierende Formen. Bei einem Patienten waren die regionalen Lymphknoten besiedelt. Nach der japanischen Nomenklatur

Tabelle 4. Frühkarzinome in einem operierten Magen (n = 13)

Voroperation		Histologie		Typ		Therapie	
Billroth I	2	Intestinal	9	Typ I	4	Stumpfgastrektomie	11
Billroth II	11	Diffus-infiltrierend	4	Typ IIa	4	Nachresektion und Umwandlung B I → B II	2
				Typ IIb	3		
Freies Intervall		*Lymphknoten*		Typ IIc	1		
26,4 Jahre		frei	12	Typ III	1	*Letalität* ∅	
		besiedelt	1				

der Frühkarzinome nach ihrem makroskopischen Erscheinungsbild entsprachen 8 Fälle der vorgewölbten Form (Typ I und IIa). Hier scheint ein Unterschied zum primären early gastric cancer zu bestehen, bei diesen überwiegen übereinstimmend die exulzerierten bzw. vertieften Formen.

Bei 11 Patienten führten wir eine Stumpfgastrektomie durch, bei den zwei Karzinomen nach B I eine Nachresektion und Umwandlung in einen B II mit Rouxscher Schlinge. Von diesen Operierten haben wir keinen postoperativ verloren.

Prognose

Bei 6 der 13 Patienten liegt der Eingriff mehr als 5 Jahre zurück. Von diesen 6 leben noch 3, jeweils 8, 8, 7 Jahre nach der Operation (Abb. 7). 3 Patienten sind verstorben, einer nach 5 Jahren an einem Bronchuskarzinom und 2 nach 1 bzw. 2 Jahren aus kardialer Ursache. Diese Patienten waren bei der Obduktion von seiten des Magenstumpfkarzinoms rezidivfrei. 1 Patient lebt jetzt 4 Jahre, und 6 weitere wurden erst vor 2 oder weniger Jahren operiert. Insgesamt zeigen diese Zahlen – soweit bei dem kleinen Krankengut solche Aussagen erlaubt sind – eine deutliche Verbesserung der Prognose gegenüber dem Gesamtkrankengut.

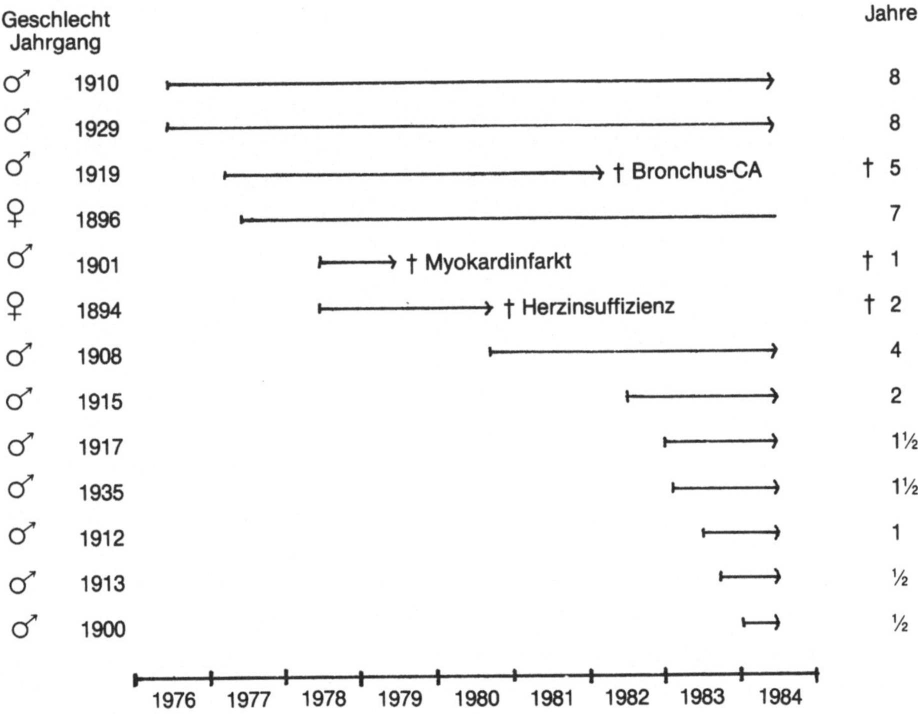

Abb. 7. Überlebenszeiten beim Magenstumpf-Frühkarzinom (n = 13)

Literatur

1. Atkinson M, Ferguson R (1977) Fibreoptic endoscopic palliative intubation of inoperable oesophago-gastric neoplasms. Brit Med J I:266
2. Boeckl O, Lill H (1963) Über das Magenstumpfkarzinom. Münchn med Wschr 105:615
3. Eckert P, Eichfuss HP, Rehner M, Schreiber HW (1975) Operative Therapie. In: Das Karzinom im operierten Magen (Hrsg. Dahm K und Rehner M) Thieme Stuttgart
4. Gerstenberg E, Albrecht A, Krentz K, Voth H (1965) Das Magenstumpfkarzinom: eine Spätkomplikation des operierten Magens. Dtsch med Wschr 90:2185
5. Hilbe G, Salzer GM, Hussl H und Kutschera H (1968) Die Carcinomgefährdung des Resektionsmagens. Langenbecks Arch Chir 323:142
6. Kootz F (1967) Das Stumpfkarzinom nach Operation wegen eines benignen Magenleidens. Bruns' Beitr klin Chir 215:275
7. Polya E (1911) Zur Stumpfversorgung nach Magenresektion. Zbl Chir 38:892
8. Reichel P (1908) Diskussion: Verh dtsch ges Chir 37:211
9. Saegesser F and Jämes D (1972) Cancer of the gastric stump after partial gastrectomy (Billroth II principle) for ulcer. Cancer 29:1150
10. Schwamberger K (1983) Magenstumpfkarzinom: Pathogenese und Therapie. In: Therapie postoperativer Störungen des Gastrointestinaltraktes (Hrsg. Demling L, Lux G und Domschke W) Thieme Stuttgart New York
11. Schwamberger K, Aigner F (1983) Bisherige Erfahrungen mit der endoskopischen Tubus-Implantation. Extracta gastroenterologica 12:377
12. Siewert JR, Peiper HJ, Jennewein HM, Waldeck F (1973) Die Ösophago-Jejunoplicatio. Eine Anastomosentechnik zur Refluxverhütung nach totaler Gastrektomie. Chirurg 44:115
13. Wilms H (1911) Zur Stumpfversorgung nach Magenresektion. Zbl Chir 38:1087

Das Krebsproblem des operierten Magens – Präkanzerosen als Indikation zum Korrektureingriff

P. LANGHANS, K. BÖTTCHER, H. BÜNTE

Einleitung

Eine Progredienz chronischer Schleimhautveränderungen als Folge einer Magenoperation gilt heute als gesichert [8, 10, 14, 15, 16, 25, 32, 37, 42, 45, 46].
Darüber, ob derartige morphologische Veränderungen ein Krebsrisiko darstellen und wenn, in welchem Maße, ist sehr wenig bekannt. Ob und wann solche Schleimhautveränderungen einen Korrektureingriff erforderlich machen, um einer möglichen Krebsentstehung vorzubeugen, ist aus verschiedenen Gründen noch umstritten.
Zur Klärung dieser Fragen erscheint es unumgänglich, zunächst herauszuarbeiten, ob der operierte Magen tatsächlich eine präkanzeröse Situation darstellt und was als Präkanzerose angesehen werden muß.

Der operierte Magen – eine präkanzeröse Situation?

Von besonderem Interesse war schon immer die Frage, ob die *Magenoperation das Risiko der Krebsentstehung im Magen erhöht, vermindert oder dieses nicht berührt.*
In der Tat lassen sich sowohl für die Erhöhung der Krebsgefährdung als auch für deren Verminderung gewichtige Argumente anführen (Abb. 1).
Die in der Literatur vertretenen Ansichten hierzu sind sehr unterschiedlich, zumal sich die Belastung des operierten Magens durch eine spätere Krebsentstehung naturgemäß nicht allein durch Zahlen über Operations- und Karzinomhäufigkeit

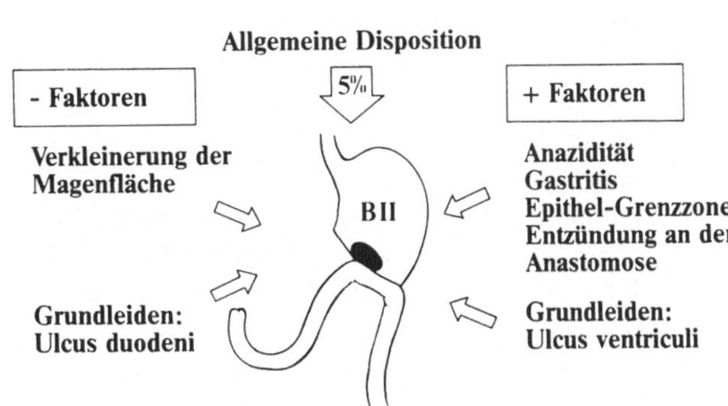

Abb. 1. Plus- und Minus-Faktoren zur Krebsdisposition des operierten Magens (nach [18])

ermitteln läßt. Es kann daher nur punktuell zu dieser Frage Stellung genommen werden, wobei einige herausragende Meinungen wiedergegeben seien.
Auf der einen Seite wird die *Verminderung des Krebsrisikos* nach Operationen wegen gutartiger Magenleiden angenommen. Wolfsohn stellt sich 1928 die Frage, nachdem er selbst bei 1200 Fällen gastroenterostomierter Ulkuskranker keine sicheren Karzinome beobachtete, ,,ob bei Zuständen, in denen Dünndarmschleimhaut sich mit der Magenschleimhaut in ständiger Berührung befindet, irgendeine karzinomhemmende Wirkung auf die Magenschleimhaut festzustellen ist". Er gewinnt aus seinen Zahlen den Eindruck, daß die Gastroenterostomie die Karzinomentwicklung im Magen verhindert oder verzögert [50].
Auch Bauer sieht in der Entfernung des entarteten Ulcus ventriculi durch Resektion eine Verminderung des Karzinomrisikos als gegeben an. Dabei vergleicht er allerdings die von Staemmler mit 14% ermittelte Entartungsfrequenz des Ulcus ventriculi mit der durch seine Mitarbeiter Heinzel und Laqua gefundenen Stumpfkarzinomfrequenz von 1,35%, die jedoch wegen des zugrundeliegenden Vergleichsmaterials mit den bekannten statistischen Schwächen behaftet ist [2, 22, 49].
Nach ähnlichen Untersuchungen schließen auch Denck und Salzer 1959 sowie Kronberger und Hafner 1968 auf eine verminderte Karzinomgefährdung nach Resektion [13, 27].
Becker und Freund sind 1964 aufgrund ihrer Untersuchungen im eigenen Krankengut zu dem Schluß gekommen, ,,daß die Resektion innerhalb bestimmter Grenzen Schutz vor einem späteren Karzinom verleiht". Aus der unterschiedlichen Verteilung der Karzinome bei verschiedenen Operationsverfahren folgern sie, daß etwaigem Zurückbleiben von Antrumresten große Bedeutung für die Entstehung des Karzinoms und für die Krebsverteilung zukommt [4].
Eine andere Autorengruppe sieht im operierten Magen eine *erhöhte Karzinomgefährdung*. So entnahmen Kühlmayer und Rokitansky aus ihrer Sektionsstatistik von 1954, daß das primäre Magenstumpfkarzinom bei Magenresezierten mit 10,6% im Obduktionsgut doppelt so häufig erscheint wie die allgemeine Disposition zum Magenkarzinom in der Normalbevölkerung von 5,9%. Noch etwas häufiger fanden sie ein Karzinom bei 12,9% Gastroenterostomierter ohne Resektion [28].
Einen Zusammenhang zwischen der *Grundkrankheit und der Karzinomhäufigkeit* im operierten Magen fanden Griesser und Schmidt 1964 bei ihrer retrospektiven klinischen Betrachtung. Dabei sahen sie bei Patienten, die wegen Ulcera ventriculi reseziert oder gastrojejunostomiert worden waren, die Entstehung eines Karzinoms in 13–16%, nach Operationen eines Duodenalulkus nur in 6,25% der Fälle. Weiterhin stellten sie eine Karzinominzidenz von 7% nach B-I-Resektionen gegenüber 15–16% nach Gastrojejunostomie mit und ohne Magenresektion wegen Ulcera ventriculi fest. Bei vorbestehendem Ulcus duodeni konnten sie eine Erhöhung der Karzinominzidenz gegenüber der Normalbevölkerung feststellen [19].
Helsingen und Hillestad fanden 1956 eine Karzinomgefährdung wegen Ulcus ventriculi dreimal so hoch wie nach Operationen wegen Ulcus duodeni. Dabei war das männliche Geschlecht gleich häufig betroffen wie das weibliche [23].
Boller bemerkte 1959, daß das Grundleiden ,,Magengeschwür" die doppelte Krebshäufigkeit zur Folge hat wie das Zwölffingerdarmgeschwür. Die Art der Operation ist nach seiner Meinung für die Krebsentstehung im Stumpfmagen ohne Bedeutung [7].

Krebsrisiko und Operationsverfahren

Ein weiterer Gesichtspunkt bei der Beurteilung des Krebsrisikos ist die Betrachtung des vorangegangenen Operationsverfahrens. Die gängigen Operationsverfahren in der Ulkuschirurgie waren die Gastroenterostomie sowie die Resektionsverfahren nach Billroth I und Billroth II. Während die Gastroenterostomie allgemein als sehr disponierend für die Krebsentstehung an der Anastomose angesehen wird, besteht heute noch weitgehend Unklarheit darüber, welches der resezierenden Verfahren am risikoärmsten ist.

Aus einer zusammenfassenden Weltstatistik erscheint auf den ersten Blick das Risiko nach Billroth-II-Resektionen mit 74% Anteil an allen Magenstumpfkarzinomen gegenüber der Gastroenterostomie mit 18% und der Billroth-I-Resektion mit 8% um ein Vielfaches höher [21]. Bei genauer Betrachtung erweist sich diese Einschätzung jedoch als trügerisch (Abb. 2).

Aus geschichtlichen Überlegungen zur Ulkuschirurgie heraus ist eine Risikoeinschätzung unter den einzelnen Operationsverfahren nicht zulässig. Vergleicht man nämlich diese Zahlen mit den 25 Jahre zuvor durchgeführten Routineoperationsverfahren, so erkennt man, daß der Häufigkeitsgipfel der Krebserwartung nach der bis in die zwanziger Jahre überwiegend durchgeführten Gastroenterostomie schon längst vorüber ist, das Maximum der Krebserwartung nach der bis in die sechziger Jahre vermehrt angewandten Billroth-II-Resektion augenblicklich erwartet wird und das Krebsrisiko nach der erst in den sechziger Jahren vermehrt in der Ulkuschirurgie durchgeführten Billroth-I-Resektion erst in den Jahren 2000 bis 2010 zu erwarten ist. Das bedeutet aber auch, daß sich das statistisch errechnete Verhältnis

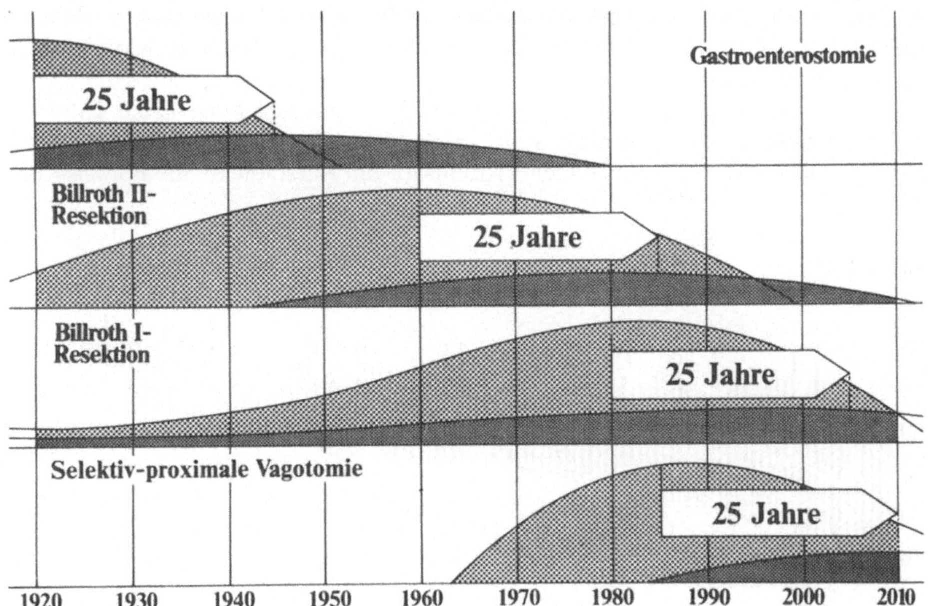

Abb. 2. Erwarteter Häufigkeitsgipfel von Karzinomen im operierten Magen in Abhängigkeit vom vorangegangenen Operationsverfahren (nach [21])

der nach Billroth-I- und Billroth-II-Resektionen aufgetretenen Magenstumpfkarzinome noch zuungunsten der Billroth-I-Resektion verschieben kann. Nach diesen Ausführungen versteht es sich von selbst, daß das Krebsrisiko nach den Vagotomieverfahren erst recht noch nicht abschätzbar ist [21].

Das vermutete geringe oder fehlende Krebsrisiko, das als positives Argument für die Vagotomie angeführt wird, darf nicht zur Durchführung dieser Operationsmethode verleiten, solange es noch keine den Resektionsverfahren vergleichbare gesicherten Langzeitergebnisse gibt und Denkmodelle sowie experimentelle Untersuchungsergebnisse eine derartige Sorglosigkeit in dieser Richtung nicht aufkommen lassen [30].

Freies postoperatives Intervall

Vergleicht man das Alter von Patienten mit einem Karzinom im operierten Magen und das mit primärem Magenkarzinom, so ergibt sich nach Berechnungen von Gerstenberg und Mitarbeitern ein gemeinsamer Gipfel des Auftretens beider Erkrankungen um das 60. Lebensjahr [18].

Diese Feststellung darf natürlich nicht zu der Annahme verleiten, daß es sich um dieselbe Krankheit handelt, wie von einigen Autoren postuliert, zumal der Abstand zwischen Operation und späterer Krebsentstehung umso kleiner ist, je älter der Patient zum Zeitpunkt der ersten Operation war [9] (Abb. 3).

Vielmehr ist dafür die unterschiedliche Grunderkrankung mit differenter Pathomorphologie von entscheidender Bedeutung. Erfolgte nämlich die Resektion wegen eines Ulcus ventriculi, so erklärt sich das kürzere Entstehungsintervall zwanglos daraus, daß in einer vorgeschädigten Magenschleimhaut der chronische Reiz im Sinne eines duodenogastrischen Refluxes in relativ kurzer Zeit eine Karzinomentstehung auslösen kann.

Weiterhin spricht für das höhere Krebsrisiko des operierten Magens die Tatsache, daß trotz Resektion des normalerweise am meisten befallenen Magenanteils – des distalen Drittels – ein sehr hoher Prozentsatz an Karzinomen im Fundus- und

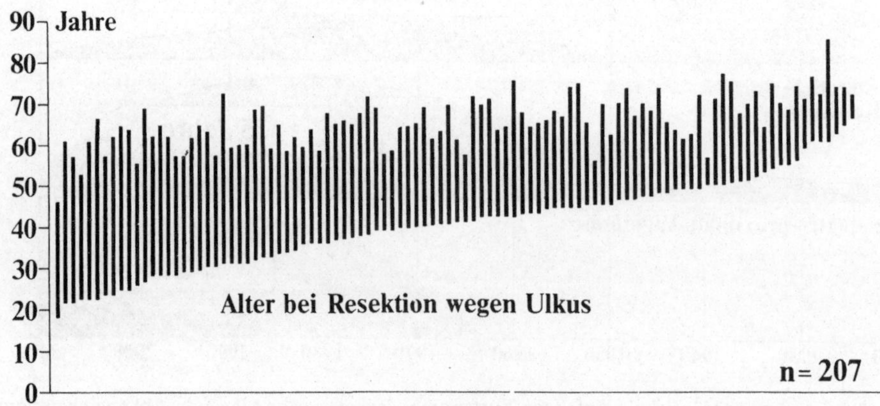

Abb. 3. Freies Intervall bei Patienten mit Magenstumpfkarzinom (nach [9])

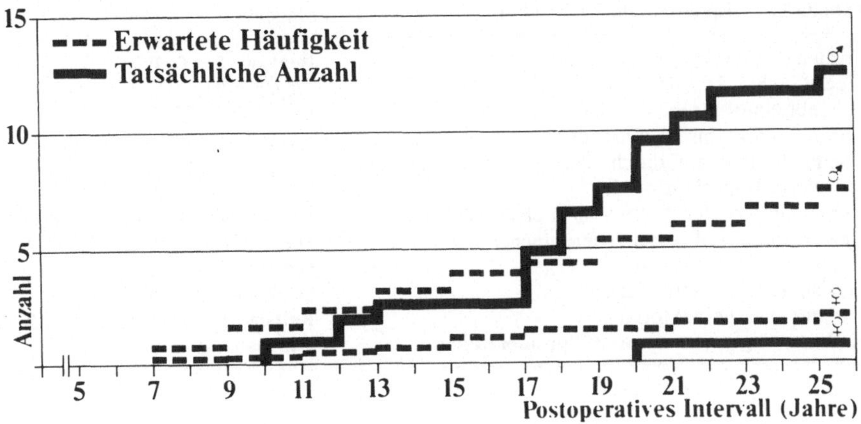

Abb. 4. Erwartete und tatsächliche Häufigkeit von Magenstumpfkarzinomen (nach [14])

Kardiabereich des resezierten Magens vorkommt, in einer höheren Rate als im nicht resezierten Magen.

Außerdem kann es kein Zufall sein, daß diese Karzinome an der Anastomose entstehen, der „Arena multifaktoriellen Krebsgeschehens".

Wollte man nur annähernd korrekte Zahlen zur Karzinominzidenz des operierten Magens erheben, so müßte man alle Patienten bis zum Tode nachbeobachten, da noch nach einem sehr langen Intervall Karzinome als Folge einer Operation auftreten können.

Unter Berücksichtigung der Tatsache, daß das durchschnittliche postoperative Intervall in großen Statistiken mit 27 Jahren angegeben wird, können retrospektive Studien daher, sofern sie kein ausreichendes Intervall berücksichtigen, keiner kritischen Prüfung standhalten [44].

Gerade in der Literatur der letzten Jahre wird das höhere Krebsrisiko des operierten Magens wieder neu in Frage gestellt [24, 39].

So folgern Schafer und Mitarbeiter 1983 unter Zugrundelegung eines Durchschnittsintervalls von 17,4 ± 11,4 Jahren, daß der operierte Magen gegenüber der Normalbevölkerung kein höheres Krebsrisiko birgt. Diesen Autoren muß eine Unkenntnis der älteren Literatur zu diesem Thema vorgeworfen werden, denn aus fast allen früheren retrospektiv durchgeführten Untersuchungen wurde der Fehler des zu kurzen Nachbeobachtungsintervalls bekannt [39].

Bereits 1977 konnten Domellöf und Janunger zeigen, daß das Krebsrisiko des operierten Magens erst nach einem 17jährigen postoperativen Intervall signifikant gegenüber dem nichtoperierten Magen ansteigt [14] (Abb. 4).

Experimentelle Untersuchungsergebnisse

Von den vielfältigen zum Karzinom disponierenden operationsbedingten Faktoren werden heute unter anderem der unphysiologisch gesteigerte duodenogastrische

Tabelle 1. Disponierende Krebsfaktoren des operierten Magens

Narbengewebe der Anastomose	Beatson, G. T. 1926
Mechanischer Reiz der Narbe	Angerer, H. 1927
Durchblutungsstörung der Schleimhaut	Lurje, A. 1935
Chronisch-atrophische Gastritis	Konjetzny, G. E. 1938
Chemische Irritation durch alkalischen Dünndarmsaft	Beyer, W. 1943
Induzierte Hypochlorhydrie	Debray, Ch. et al. 1959
Vereinigung zweier Arten von Intestinalschleimhaut	Becker, Th., Freund, E. 1964
Lysolezithin als Mukosabarrierebrecher	Davenport, H. W. 1970
Intragastrale Nitrosation	Schlag, P. et al. 1977
Persistierendes Nahtmaterial	Schönleben, K. et al. 1979
Immunologische Faktoren	Reissigl, H., Schwamberger, K. 1980
Refluxbedingte gesteigerte Zellproliferation	Langhans, P. et al. 1982

Reflux, die chronisch-atrophische Gastritis, die Narbenbildung an der Anastomose, das unterschiedliche Nahtmaterial, das Lysolezithin als schädigendes Agens für die Mukosa-Barriere, eine bakteriell bedingte N-Nitrosation und in letzter Zeit auch immunologische Faktoren genannt [3, 5, 11, 26, 38, 40, 41] (Tabelle 1).

Experimentell untersucht, jedoch noch nicht endgültig für die Karzinogenese bewiesen, sind der duodenogastrische Reflux, die bakteriell bedingte N-Nitrosation und das Nahtmaterial [31, 40, 48].

In eigenen tierexperimentellen Untersuchungen an Ratten konnte gezeigt werden, daß nach verschiedenen resezierenden und nicht resezierenden Operationsverfahren am Magen nach einem äquivalenten biologischen Intervall Karzinome in großer Anzahl auch ohne Kanzerogen-Applikation entstehen (Abb. 5a u. b; 6a u. b).

Da die Häufigkeit des spontanen Auftretens von Magenkarzinomen bei der Ratte überaus selten ist, erscheint es gerechtfertigt, das Karzinom im operierten Magen als Operationsfolgekarzinom zu bezeichnen.

Auch bei aller gebotenen Vorsicht bei der Übertragbarkeit tierexperimenteller Untersuchungsergebnisse auf den Menschen muß heute der duodenogastrische Reflux als ein wesentlicher Faktor für die Karzinogenese im operierten Magen gelten.

Morphologie des operierten Magens

Trotz aller kontroversen Meinungen birgt unseres Erachtens der operierte Magen auch aus morphologischer Sicht ein hohes Krebsrisiko. Im Rahmen eigener Nachuntersuchungen Magenoperierter bis nach einem 20jährigen postoperativen Intervall zeigt sich eine unterschiedliche Häufung morphologischer Veränderungen in Abhängigkeit vom Untersuchungszeitpunkt [30] (Abb. 7a u. b).

Die an der Anastomose – also am locus minoris resistentiae für die Karzinomentstehung – gefundenen chronischen Magenschleimhautveränderungen lassen gegenüber der anastomosenfernen Region eine deutliche Progredienz der Prämalignität erkennen.

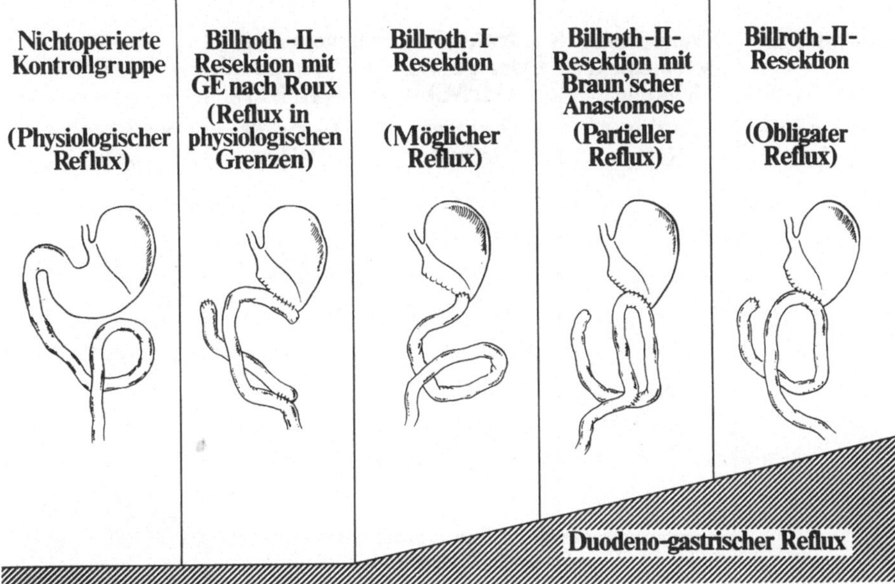

Abb. 5a

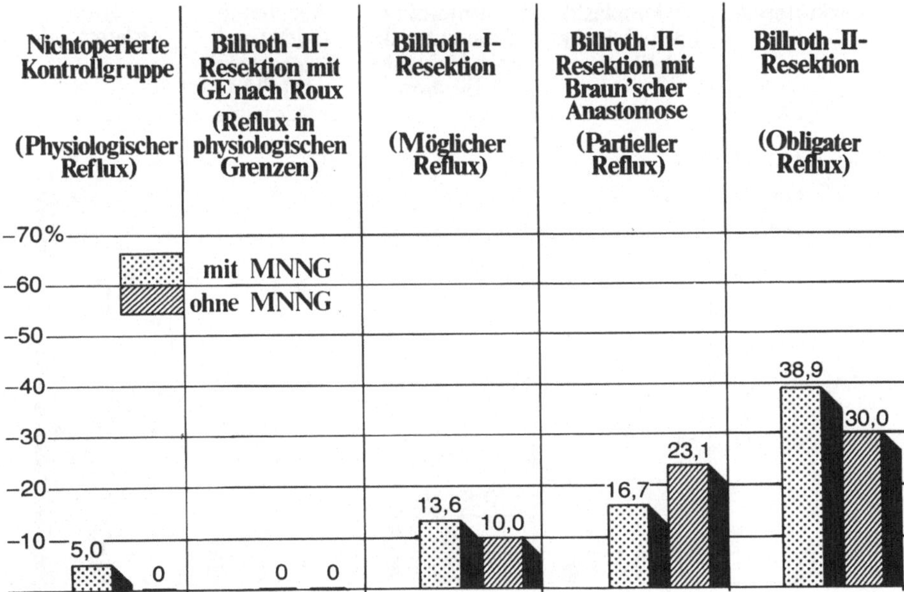

Abb. 5b

Abb. 5a u. b. Prozentuale Häufigkeit von Karzinomen im operierten Magen nach resezierenden Verfahren in Abhängigkeit vom Operationsverfahren und dem damit verursachten duodenogastrischen Reflux (tierexperimentelles Untersuchungsergebnis)

Gastrotomie
Physiologischer Reflux
Pyloroplastik nach Heineke-Mikulicz
Geringer Reflux
Gastrotomie u. Pyloroplastik (H.-M.)
Geringer Reflux
Vagotomie (SPV) u. Pyloroplastik (H.-M.)
Geringer Reflux
Gastro-enterostomie
Wiederholter Reflux
Duodeno-gastrischer Reflux

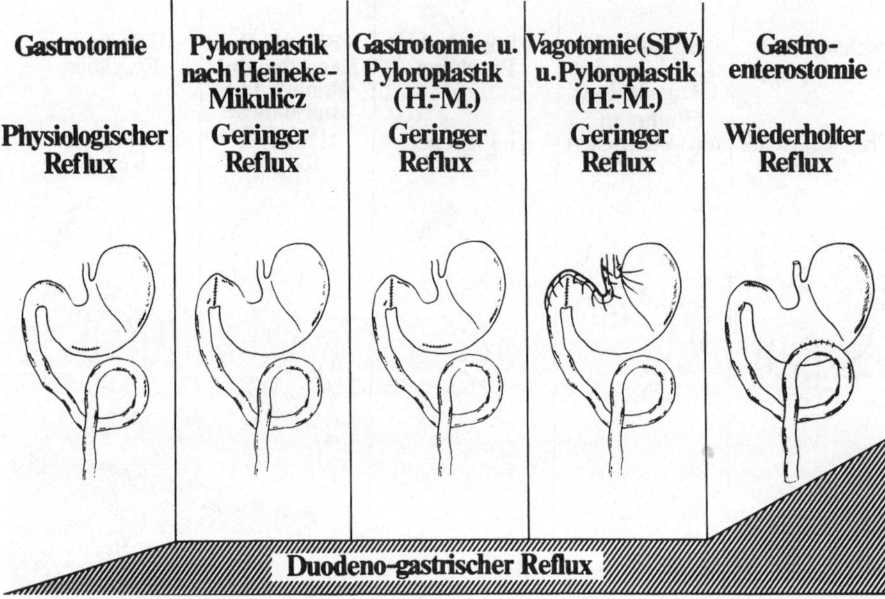

Abb. 6a

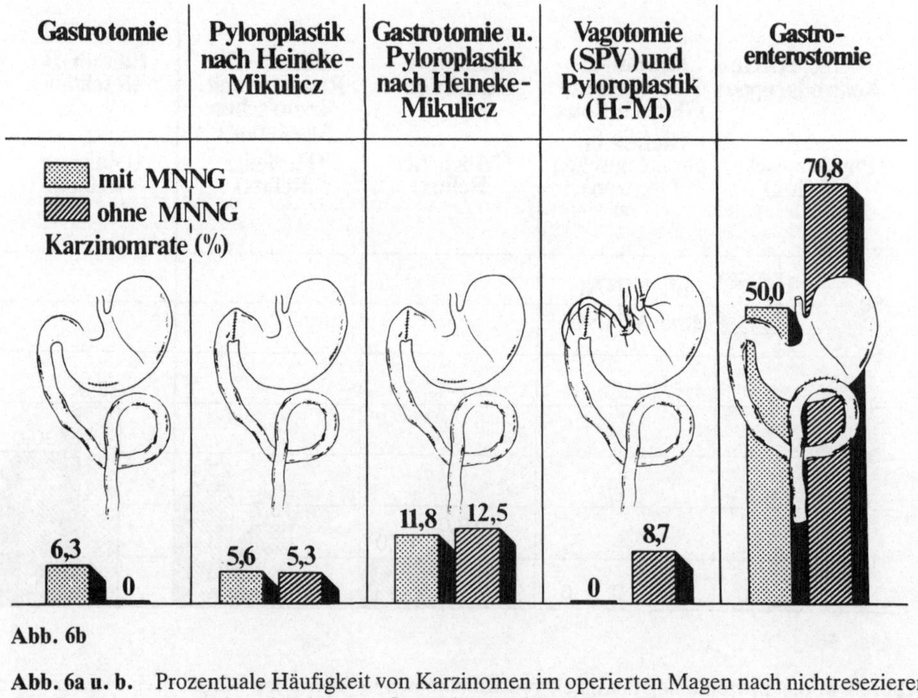

Gastrotomie
Pyloroplastik nach Heineke-Mikulicz
Gastrotomie u. Pyloroplastik nach Heineke-Mikulicz
Vagotomie (SPV) und Pyloroplastik (H.-M.)
Gastro-enterostomie
mit MNNG
ohne MNNG
Karzinomrate (%)
6,3
0
5,6
5,3
11,8
12,5
0
8,7
50,0
70,8

Abb. 6b

Abb. 6a u. b. Prozentuale Häufigkeit von Karzinomen im operierten Magen nach nichtresezierenden Verfahren in Abhängigkeit vom Operationsverfahren und dem damit verursachten duodenogastrischen Reflux (tierexperimentelles Untersuchungsergebnis)

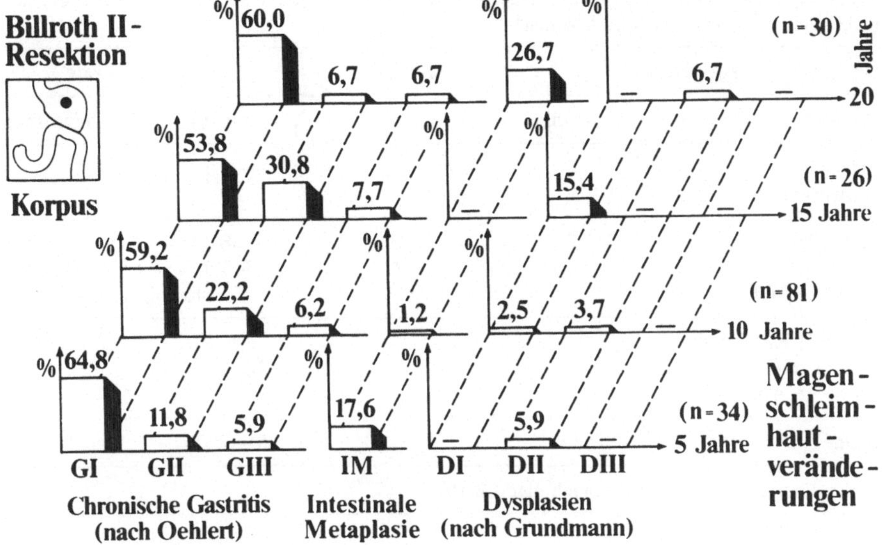

Abb. 7a

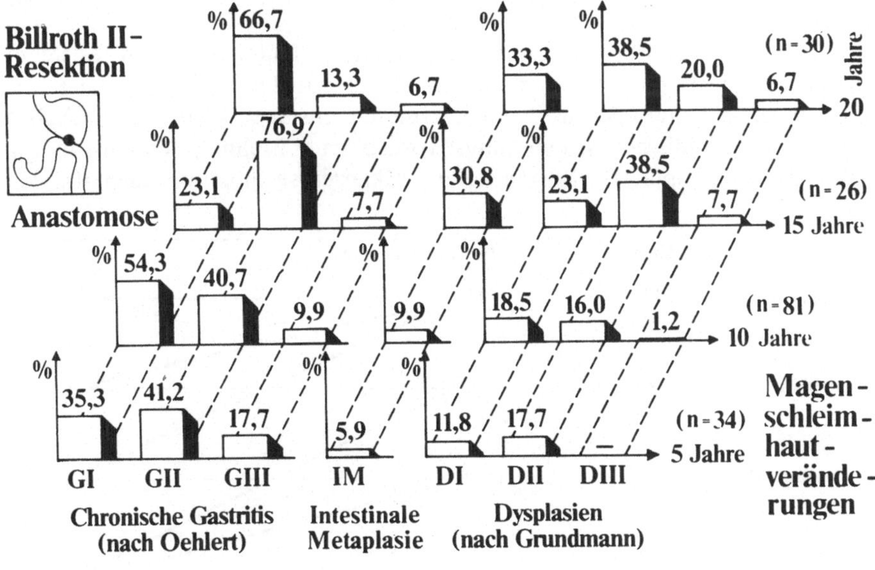

Abb. 7b

Abb. 7a u. b. Magenschleimhautveränderungen im Korpusbereich und an der Anastomose nach Billroth-II-Resektionen. Durchschnittliches postoperatives Intervall: 5, 10, 15, 20 Jahre (n = 171)

Tabelle 2. Auswertung von 7 frühen Operationsfolgekarzinomen des Magens. Krankengut der Chirurgischen Universitätsklinik Münster

Erstoperation		Intervall	Überlebensrate	
Verfahren	Anzahl	Jahre ∅	lebend	verstorben
Gastro-enterostomie	1	33	1 – 3 J.	–
Billroth-II-Resektion (retrokol. GE)	4	22	3: 8 J. / 1 J. / 4 Mo.	1 Rezidiv-eingriff
Billroth-II-Resektion (antekol. GE + Braunsche Anast.)	2	8	2: 10 J. / 1 Mo.	–
Summe	7	19,6	6 = 87,7%	1
Inzidenz bei 330 Vorsorgeuntersuchungen 2,1%				

Unter insgesamt 330 Patienten, die sich zum Teil mit Symptomen, zum Teil asymptomatisch einer endoskopischen Untersuchung unterzogen, konnten 7 Patienten mit einem „frühen Karzinom“ gefunden und rechtzeitig operiert werden (Tabelle 2).

6 Patienten leben heute noch, wenn auch nicht bei allen die 5-Jahres-Heilungsgrenze erreicht ist [6].

Offerhaus und Mitarbeiter konnten bei ähnlichen Untersuchungen feststellen, daß geringgradige Dysplasien im operierten Magen zunehmen, Dysplasien III. Grades nicht reversibel sind und aus ihnen Karzinome entstehen können [37] (Abb. 8).

Umso unverständlicher ist eine jüngst vorgebrachte Meinung, daß aus morphologischer Sicht der operierte Magen keine präkanzeröse Situation darstellt. Aufgrund

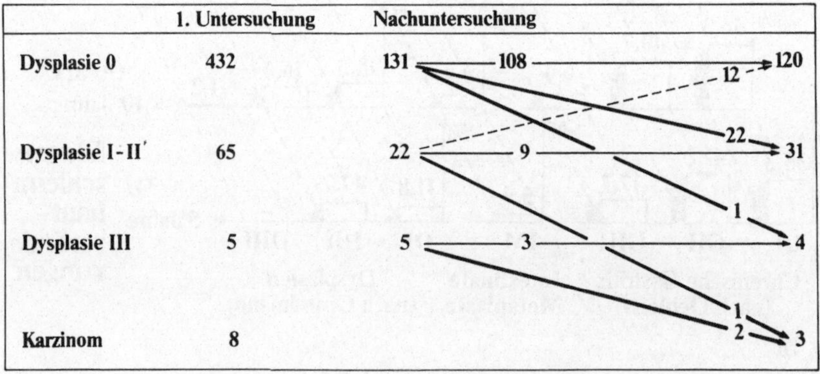

Abb. 8. Verlaufsbeobachtung chronischer Schleimhautveränderungen im resezierten Magen (nach [37])

ätiopathogenetischer Überlegungen würde man überwiegend Karzinome vom Intestinaltyp erwarten, was jedoch nicht der Fall sei [24]. Diese Hypothese ist aber einerseits nicht haltbar, weil hier nur Überlegungen zur Karzinogenese über eine chronisch-atrophische Gastritis eingehen und andererseits die Histogenese diffuser Magenkarzinome nicht ausreichend geklärt ist.

Prävention durch Früherkennung

Die meisten Pathologen sind sich jedoch einig, daß die im operierten Magen auftretenden chronischen Schleimhautveränderungen im Sinne von schweren Dysplasien Krebsvorstufen darstellen und damit eine präkanzeröse Situation vorliegt [17, 20, 34, 35, 36].

Gerade weil die Frage nach der Reversibilität der Dysplasien und der sich daraus ergebenden klinisch-therapeutischen Konsequenzen unterschiedlich beantwortet wird, muß der Magenoperierte in ein straffes Nachsorgeprogramm aufgenommen werden (Tabelle 3).

Besondere Bedeutung kommt in diesem Zusammenhang der Endoskopie mit gezielter Biopsie zu. Allein mit dieser Untersuchungsmethode läßt sich ein frühes Karzinom in einem operierten Magen entdecken und einem kurativen Eingriff mit verbesserter Prognose zuführen.

Ein weiterer Vorteil besteht in der Möglichkeit von Befundkontrollen in sinnvollen Abständen und damit im Erkennen der Progredienz prämaligner Schleimhautveränderungen. Die Nachuntersuchungsintervalle sollten von vornherein flexibel gehalten werden und nach jeder Untersuchung wieder individuell neu festgelegt werden. Empfehlungen aus der Literatur, in 3jährlichen oder ½jährlichen Intervallen nachzuuntersuchen, sind für die Prävention eines Karzinoms naturgemäß unzureichend und zweckentfremdend [9, 24].

Tabelle 3. Präkanzerosen des Magens und ihre klinische Bedeutung [nach 36]

„precancerous condition“	atrophische Gastritis intestinale Metaplasie enterokolische Metaplasie hyperplasiogener Polyp	karzinomatöse Entwicklung möglich, aber nicht sicher; Basis für „precancerous changes“	keine invasive Therapie
„precancerous change“	Dysplasie III adenomatöser Polyp mit Atypien	karzinomatöse Entwicklung wahrscheinlich – erforderlicher Zeitraum unbekannt	jede polypöse Veränderung entfernen
„early cancer“	typische Histologie	Operation wie jedes Karzinom	Operationsart – Entscheidung des Chirurgen

Tabelle 4. SFM-Klassifikation

	Symptomatik		Funktion		Morphologie
I	Keine Beschwerden	I	Normale Funktion	I	Normale Magenschleimhaut Chronische Oberflächengastritis
II	Leichte Beschwerden (Keine ärztliche Behandlung erforderlich)	II	Kompensierte Funktionsstörungen	II	Chronische Gastritis mit beginnender Atrophie
III	Deutliche Beschwerden (Ärztliche Behandlung notwendig)	III	Intermittierender Funktionsausfall	III	Chronisch-atrophische Gastritis Intestinale Metaplasie Dysplasien I.–III. Grades
IV	Starke Beschwerden (Versagen konservativer Behandlung)	IV	Totaler Funktionsverlust	IV	Ulkus Karzinom

Indikation zum Korrektureingriff

Unsere Strategie bei Krebsrisikopatienten richtet sich nach einer Klassifikation, die Symptomatik (S), Funktion (F) und Morphologie (M), abgestuft in 4 Schweregrade, berücksichtigt [32] (Tabelle 4).

Eine absolute Operationsindikation besteht beim totalen Funktionsverlust und beim therapieresistenten, zu Komplikationen neigenden Ulkus sowie beim Karzinom.

Prämaligne morphologische Veränderungen fordern dagegen eine differenziertere Beobachtungs- und Behandlungsstrategie.

Werden beispielsweise bei einem beschwerdefreien Patienten anläßlich einer Routineuntersuchung schwere Dysplasien festgestellt, wird eine Kontrollendoskopie nach einem halben Jahr empfohlen.

Ein Korrektureingriff mit Umwandlung in ein weniger refluxbelastetes Verfahren erscheint bei der Progredienz prämaligner Magenschleimhautveränderungen unter Berücksichtigung des postoperativen Intervalls, des Alters des Patienten bei der Erstoperation sowie der Erkrankung, die zur Erstoperation führte, indiziert.

Häufig konnten wir gleichzeitig mit Beginn oder Zunahme von Beschwerden ein Auftreten von Funktionsstörungen beobachten. Beides wird bei der Indikationsstellung zur Operation mitberücksichtigt und ist oft mit der Progredienz prämaligner morphologischer Veränderungen vergesellschaftet.

Das operative Vorgehen richtet sich nach dem Primäreingriff und zielt auf eine Resektion der Anastomose beziehungsweise der Pyloroplastik als Prädelektionsstelle für das Entstehen eines Karzinoms (Abb. 9).

Eigenes Krankengut

Im Zeitraum von 1979 bis 1984 wurden an der Chirurgischen Universitätsklinik Münster bisher 11 Patienten mit schwersten prämalignen morphologischen Verän-

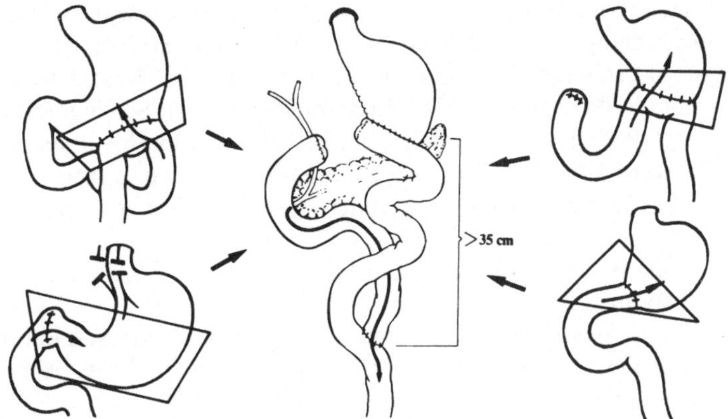

Abb. 9. Korrektureingriffe wegen prämaligner Magenschleimhautveränderungen

Tabelle 5. Auswertung von 11 Patienten, bei denen hauptsächlich wegen prämaligner Veränderungen ein Korrektureingriff durchgeführt wurde. Krankengut der Chirurgischen Universitätsklinik Münster

Patienten (♂u.♀)	Alter (1. OP)	Grund-leiden	Operations-verfahren	Intervall (Jahre)	Präkanzerosen	SFM-Klassifikation S	F	M
H. P.♂	48	UV	Gastrotomie	4	CAG, D II, Metaplasie	IV	II	III
K. P.♂	41	UV	B I	6	CAG, D I, Metaplasie	III	II	III
H. R.♂	32	UD	B II	8	CAG, Metaplasie	IV	III	III
H. S.♂	28	UD	B II	9	CAG, D III	IV	III	III
H. B.♂	39	UD	B II	9	D III mit Atypien	IV	I	III
H. K.♂	41	UD	B II	9	CAG, D I, Metaplasie	IV	III	III
D. S.♂	20	UD	B II	15	„borderline lesion“	III	II	III
E. M.♂	41	UD	B II	16	D III mit Atypien	III	I	III
F. P. ♂	21	UD	B II	25	CAG, D III	III	III	III
H. V.♀	30	UD	B I	26	D III mit Atypien	IV	III	III
H. S.♂	27	UD	B II	29	D III mit Atypien	IV	III	III

CAG = chronisch atrophische Gastritis; D I–III = Dysplasien I. bis III. Grades; UV = Ulcus ventriculi; UD = Ulcus duodeni

derungen operiert (Tabelle 5). Bei 10 Patienten wurde eine Nachresektion mit Umwandlung in die „Münstersche Modifikation“ mit Gastroenterostomie nach Roux durchgeführt, bei einem Patienten war eine Restgastrektomie indiziert. Hier wurde die Passage ebenfalls mit einer Roux'schen Schlinge wiederhergestellt.
Alle 11 Patienten haben den Eingriff komplikationslos überstanden und sind heute beschwerdefrei. Bei den endoskopisch-bioptischen Kontrolluntersuchungen ließen sich bisher keine schwerwiegenden morphologischen Veränderungen mehr nachweisen.
Die relativ kleine Anzahl der Patienten erklärt sich aus der Schwierigkeit der Indikationsstellung.
Geht man davon aus, daß durch eine Umwandlungsresektion dem Patienten dieses Krebsleiden erspart bleibt, so glauben wir, unsere Strategie bei Krebsrisikoerkrankungen nicht nur rechtfertigen zu können, sondern auch weiterhin fordern zu müssen.

Literatur

1. Angerer H (1927) Zur Histologie alter Gastroenterostomiestellen und deren Umgebung. Dtsch Z Chir 201:229–242
2. Bauer KH (1951) Über den heutigen Stand des Krebsproblems. Wiener Klinische Wochenschrift 33:451–457
3. Beatson GT (1926) Carcinoma of the stomach after gastro-jejunostomy. British Medical Journal I:15
4. Becker Th und Freund E (1964) Magenkarzinom und Ulcuschirurgie. Zentralblatt für Chirurgie 89:455–460
5. Beyer W (1943) Zur Frage des Gastroenterostomiekrebses und seiner örtlichen Vorbedingungen. Arch Klin Chir 204:445–461
6. Böttcher K, Langhans P, Kautz G (1984) Prävention des Magenstumpfkarzinoms? In: Kraft-Kinz J, Kronberger L (Hrsg.) Kongreßbericht der 25. Jahrestagung der Österreichischen Gesellschaft für Chirurgie und der ihr assoziierten Fachgesellschaften, Styria Graz
7. Boller R (1959) Über das primäre Stumpfkarzinom des Magens. Krebsarzt 14:421–425
8. Borchard F, Schacht U, Palomba PP, Mahmud H, Moschinski D, Mittelstaedt A (1982) Refluxgastropathie und Dysplasien im Resektionsmagen. In: Bünte H, Langhans P (Hrsg.) 100 Jahre Ulkus-Chirurgie, Urban & Schwarzenberg, München Wien Baltimore
9. Cappel J, Lüders K, Ungeheuer E (1983) Neue Erkenntnisse in der Ätiopathogenese des Magenstumpfkarzinoms. Helvetica chirurgia acta 50:103–106
10. Clémençon G, Gloor F (1978) Welche Formen der chronischen Gastritis sind als Präkanzerosen aufzufassen? Zeitschrift f Gastroenterologie 16:686
11. Davenport HW (1970) Effect of lysolecithine, digitonin and phospholipase A upon the gastric mucosal barrier. Gastroenterology 59:505–509
12. Debray Ch, Roux M, Chevillotte R, Segal S (1950) Les cancers du moignon gastrique aprés gastrectomie pour ulcus. Arch Mal App Digestif 39:702–716
13. Denck H, Salzer G (1957) 21 Jahre Ulcuschirurgie an der Klinik Denk in Wien, 1933–1954. VI. Teil: Die Frage der Karzinomgefährdung des Ulcuskranken und Magenresezierten. Gastroenterologica 88:94–109
14. Domellöf L, Janunger KG (1977) The risk for gastric carcinoma after partial gastrectomy. American J of Surgery 134:581–584
15. Drapanas Th, Bethea M (1974) Reflux gastritis following gastric surgery. Annals of Surgery 179:618–627
16. Du Plessis DJ (1962) Gastric mucosal changes after operations on the stomach. South African Medical Journal 36:471–478

17. Elster K (1974) Doubtful cases and precancerous lesions (indicative list of various methods). In: Grundmann E, Grunze H, Witte S (eds): Early Gastric Cancer, S 176 Springer Berlin Heidelberg New York
18. Gerstenberg E, Albrecht A, Krentz K, Voth H (1965) Das Magenstumpfkarzinom: eine Spätkomplikation des operierten Magens? Dtsch med Wschr 90:2185–2190, 2195–2196
19. Griesser G, Schmidt H (1964) Statistische Erhebungen über die Häufigkeit des Karzinoms nach Magenoperationen wegen eines Geschwürsleidens. Medizinische Welt II:1836–1840
20. Grundmann E (1974) Histologie und Histogenese des Magenfrühkarzinoms. Therapiewoche 24:3824–3831
21. Heger RA, Langhans P, Hohenstein J (1982) Risikoeinschätzung von Spätkomplikationen in der Ulkuschirurgie. In: Bünte H, Langhans P (Hrsg.) 100 Jahre Ulkus-Chirurgie. Urban & Schwarzenberg, München Wien Baltimore
22. Heinzel J, Laqua H (1954) Magencarcinome nach früheren Resektionen wegen Ulcus ventriculi bzw. duodeni. Langenbecks Archiv für klinische Chirurgie 278:87–95
23. Helsingen N, Hillestad L (1956) Cancer development in the gastric stump after partial gastrectomy for ulcer. Annals of Surgery 143:173–179
24. Hermanek P, Riemann JF (1982) The operated stomach – still a precancerous condition? Endoscopy 14:113–114
25. Kliems G, Paquet KJ, Lindstaedt H, Miederer S (1979) Atrophic gastritis after Billroth I gastrectomy. Endoscopy 2:127–130
26. Konjetzny GE (1938) Der Magenkrebs. Enke Stuttgart
27. Kronberger L, Hafner H (1968) Über das „primäre Stumpfcarcinom" nach Ulcusresektion. Chirurg 39:118–122
28. Kühlmayer R, Rokitansky O (1954) Das Magenstumpfcarcinom als Spätproblem der Ulcuschirurgie. Langenbecks Archiv für klinische Chirurgie 278:361–375
29. Langhans P, Bues M, Heger RA, Korfsmeier KH (1982) Zellkinetische Untersuchungen mit ^{3}H-T idin im operierten Rattenmagen. Zeitschrift f Gastroenterologie 20:574
30. Langhans P (1983) Krebsgefährdung des operierten Magens – Aspekte zu Risiko, Pathogenese, Prophylaxe und Prävention. Klinikarzt 12:370–389
31. Langhans P, Heger RA, Hohenstein J (1983) Die Bedeutung traumatisierender Eingriffe für die Karzinogenese am Magen – tierexperimentelle Langzeituntersuchungen. In: Heitland W (Hrsg.) Ergebnisse der chirurgischen Onkologie, Enke Stuttgart
32. Langhans P, Bues M, Heger RA (1984) When is a corrective procedure indicated for the operated stomach? Scandinavian Journal of Gastroenterology 19:235–236 (Suppl 92)
33. Lurje A (1935) Krebs der gastroenteroanastomotischen Öffnung. Zbl f Chir 62:2304–2308
34. Ming SC (1979) Dysplasia of the gastric epithelium. Front Gastrointest Res 4:164
35. Nagayo T (1971) Histological diagnosis of biopsied gastric mucosa with special reference to that of borderline lesions. Gann Monograph 11:245–256
36. Oehlert W (1978) Klinische Pathologie des Magen-Darm-Traktes. Schattauer Stuttgart New York
37. Offerhaus GJA, van den Brandt-Gräbel V, Huibregtse K, van des Stadt J, Tytgat GN (1983) Ist der operierte Magen eine Präkanzerose? Zeitschrift f Allgemeinmedizin 59:1842–1846
38. Reissigl H u. Schwamberger K (1980) Der operierte Magen – eine Präkanzerose? In: Beger HG, Bergemann W, Oshima H (Hrsg.) Das Magenkarzinom – Frühdiagnose und Therapie. Thieme Stuttgart New York
39. Schafer LW, Larson DE, Melton LJ, Higgin JA, Ilstrup DM (1983) The risk of gastric carcinoma after surgical treatment für benign ulcer disease. New England J of Medicine 309:1210–1213
40. Schlag P, Böckler R, Meyer H, Belohlavek D (1979) Nitrite and N-Nitrosocompounds in the operated stomach. In: Herfarth Ch, Schlag P (Hrsg.) Gastric cancer Springer Berlin Heidelberg New York
41. Schönleben K, Langhans P, Schlake W, Kautz G, Bünte H (1979) Gastric stump carcinoma – cancerogenic factors and possible preventive measures. Acta hepatogastroenterologica 26:239–247
42. Schrumpf E, Stadaas J, Myren J, Serck-Hanssen A, Aune S, Osnes M (1977) Mucosal changes in the gastric stump 20–25 years after partial gastrectomy. Lancet II:467–469

43. Schwamberger K, Reissigl H u. Aigner F (1982) Magenstumpfkarzinom – eine Folge der resezierenden Ulkuschirurgie? In: Bünte H, Langhans P (Hrsg.) 100 Jahre Ulkus-Chirurgie. Urban & Schwarzenberg München Wien Baltimore
44. Schwamberger K (1983) Magenstumpfkarzinom: Pathogenese und Therapie. In: Demling L, Lux G, Domscke W (Hrsg.) Therapie postoperativer Störungen des Gastrointestinaltraktes. Thieme Stuttgart New York 1983
45. Siurala M (1974) Atrophic gastritis: A possible precancerous condition. Neoplasma 21:253
46. Skinner JM, Heenau PJ, Whitehead R (1975) Atrophic gastritis in gastrectomy specimens. British J of Surgery 62:23–25
47. Stegemann B, Liening M u. Richter KD (1982) Krebsrisiko nach Vagotomie aus experimenteller Sicht. In: Bünte H, Langhans P (Hrsg.) 100 Jahre Ulkus-Chirurgie. Urban & Schwarzenberg München Wien Baltimore
48. Stegemann B, Langhans P u. Richter KD (1982) Beeinflußt das Nahtmaterial die Karzinogenese bei Dünndarm- und Magennahtreihen im Tierexperiment? In: Thiede A, Hamelmann H (Hrsg.), Moderne Nahtmaterialien und Nahttechniken in der Chirurgie, Springer Berlin Heidelberg New York
49. Staemmler M (1963) Zit n Bauer KH: Das Krebsproblem. 2. Aufl Springer Berlin Göttingen Heidelberg
50. Wolfsohn G (1928) Magenkarzinom nach Gastroenterostomie. Zentralblatt für Chirurgie 55:535

Prognose –
Additive Maßnahmen – Nachsorge

Lebenserwartung nach kurativer und palliativer Magenresektion

W. SASSE, A. HEINICKE

In den Jahren von 1974–1984 wurden uns 853 Patienten mit einem Magenkarzinom zur Behandlung zugewiesen (Abb. 1).

Nach der primären operativen Therapie wurden alle Patienten in einem computerunterstützten Nachsorgesystem erfaßt [4]. Die klinische Nachsorge erfolgte in der Abteilung für Chirurgische Onkologie. Es ist uns so gelungen, von allen Patienten ein lückenloses Pathogramm, bis zu ihrem Tode, zu erhalten; ein praktisch 100%iges Follow-up. Bei der Todesursachenforschung konnten wir so von allen verstorbenen Patienten die Todesursache erfahren. Von 581 verstorbenen Magenkarzinom-Patienten sind nur 22 = 3,8% an tumorunabhängigen Leiden verstorben, 559 = 96,2% letztlich an den Folgen ihres Tumorleidens.

Da bei unseren Karzinom-Patienten keine Zusatztherapien durchgeführt wurden, können wir ein rein chirurgisch therapiertes Krankengut vorstellen, an dem der Effekt weiterer Zusatzmaßnahmen gemessen werden kann.

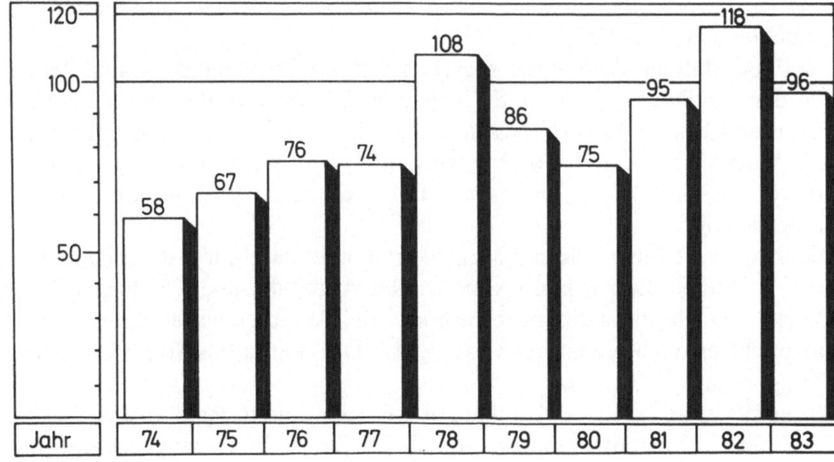

Abb. 1. 853 Magenkarzinome 1974–1984. Anzahl pro Jahr

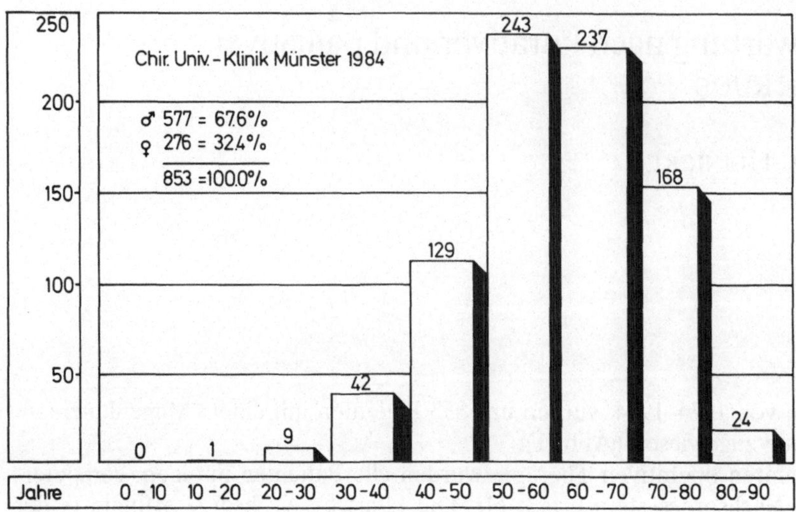

Abb. 2. Magenkarzinome 1974–1984. Alter und Geschlecht

Krankengut der Klinik

Wir haben mit Hilfe der elektronischen Datenverarbeitung eine 10-Jahres-Analyse unserer Magenkarzinom-Patienten durchgeführt. Die klinischen Daten stammen aus dem Tumorarchiv der Klinik. Eingeschlossen sind alle Fälle, die in der Zeit vom 1. 1. 1974 bis zum 31. 12. 1983 operiert wurden. Analysiert wurde die Überlebenszeit der Patienten. Das ist

- im Überlebensfall die Zeitspanne zwischen dem Tag der Operation und dem Stichtag (31. 12. 1983);
- im Todesfall die Zeitspanne zwischen dem Tag der Operation und dem Todestag.

Die den Abbildungen zugrunde liegenden Überlebenstafeln wurden nach der von Cutler und Ederer 1958 [1] beschriebenen Methode im Rechenzentrum der Universität Münster berechnet. Hierbei wurden – wenn nicht anders vermerkt – stets nur die vor dem 1. 1. 1983 operierten Fälle, die nicht postoperativ verstorben sind, berücksichtigt.

Die Altersverteilung unserer Magenkarzinome zeigt ein Altersmaximum zwischen dem 50. und 60. Lebensjahr (Abb. 2). Der Anteil der über 70jährigen Tumorpatienten ist beim Magenkarzinom recht hoch. 192 Patienten waren über 70 Jahre alt, das entspricht einem Prozentsatz von 22,5%. Das Verhältnis von Männern zu Frauen beträgt 67,6% zu 32,4%.

Unser sicher selektiertes Krankengut weist eine hohe Rate von Kardiakarzinomen auf. Von 853 Magenkarzinomen sind 224 = 26,3% im Bereich der Kardia lokalisiert (Tabelle 1).

Die Stadieneinteilung aller 853 Magenkarzinome ist in der Tabelle 2 zusammengefaßt. Im unteren abgesetzten Bereich sind die prätherapeutischen, klinischen Stadien aufgezeichnet. Hier lag in der Regel Inoperabilität vor, bei denen wir

Tabelle 1. 853 Magenkarzinome 1974–1984

Lokalisation	Zahl	%
Kardia	224	26,3
Magen	548	64,2
Magenstumpf	81	9,5
Gesamtzahl	853	100,0

Tabelle 2. Stadieneinteilung von 853 Magenkarzinomen 1974–1984

Tumorstadium	Zahl	%
T_1 N_0 M_0	57	6,7
T_2 N_0 M_0	63	7,4
T_3 N_0 M_0	113	13,2
$T_{1.2.3}$ N_1 M_0	139	16,3
$T_{1.2.3}$ $N_{2.3}$ M_0	81	9,5
T_4 N_X M_0	122	14,3
T_X N_X M_1	243	28,5
T_2 N_x M_0	2	0,2
T_3 N_X M_0	23	2,7
T_4 N_X M_x	1	0,1
T_X N_X M_0	9	1,1
Gesamtzahl	853	100,0

Tabelle 3. Tumorstadien von 853 Magenkarzinomen über/unter 70 Jahre (1974–1984)

T	N	M	Zahl gesamt	Zahl über 70	Zahl unter 70	% über 70	% unter 70
1	0	0	57	3	54	1,6	8,2
2	0	0	63	17	46	8,9	7,0
3	0	0	113	23	90	12,0	13,6
1.2.3	1	0	139	34	105	17,7	15,9
1.2.3	2.3	0	81	20	61	10,4	9,2
4	x	0	122	34	88	17,7	13,3
x	x	1	243	35	208	18,2	31,5
2	x	0	2	2	0	1,0	0,0
3	x	0	23	17	6	8,9	0,9
4	x	x	1	1	0	0,5	0,0
x	x	0	9	6	3	3,1	0,5
Gesamtzahl			853	192	661	100,0	100,0

lediglich palliative Maßnahmen vornehmen konnten. Im oberen Bereich der Tabelle 2 sind die postoperativen histopathologischen Stadien (pTNM) abgebildet. Auffällig ist der hohe Anteil der zum Zeitpunkt der Primärtherapie schon weit fortgeschrittenen Karzinome, besonders der schon metastasierenden Karzinome (TX NX M1 = jedes T und jedes N mit Fernmetastasen). Bei nur 233 Patienten = 27,3% war der Tumor auf den Magen beschränkt, ohne Lymphknoten- und Fernmetastasen.

Ein interessanter Aspekt ergab sich bei der Analyse der Tumorstadien bei über und unter 70jährigen Patienten (Tabelle 3). Das Frühkarzinom (T1 N0 M0) kommt bei über 70jährigen äußerst selten vor, das fernmetastasierende (TX NX M1) ist bei unter 70jährigen beinahe doppelt so häufig anzutreffen. Die gleiche Beobachtung haben auch Noltenius und Tetzner 1984 bei pathologisch-anatomischen Studien gemacht [3].

Im Rahmen unserer 10-Jahres-Analyse haben wir die Häufigkeitsveränderungen der verschiedenen Tumorstadien im Verlauf der letzten 10 Jahre untersucht. Die absoluten Zahlen sind in Tabelle 4 zu erkennen, der jeweilige prozentuale Anteil pro Jahr in Abb. 3.

Wir haben folgende Tendenzen im einzelnen festgestellt:

T 1 N 0 M 0 – abfallende Tendenz
T 2 N 0 M 0 – deutlich abfallende Tendenz
T 3 N 0 M 0 – deutlich ansteigende Tendenz
T 1.2.3 N 1 M 0 – ansteigende Tendenz
T 1.2.3 N 2.3 M 0 – deutlich ansteigende Tendenz
T 4 N X M 0 – unterschiedlich, nicht abfallende Tendenz
T X N X M 1 – deutlich abfallende Tendenz

Zusammenfassend ist festzustellen, daß die prognostisch günstigen Tumorstadien zahlenmäßig abnehmen, die lokal ausgedehnten Tumorstadien mit Lymphknotenmetastasen deutlich zunehmen, erfreulicherweise aber das schon metastasierte (M1) Magenkarzinom in seiner Häufigkeit abnimmt. Eine epidemiologische Deutung ist natürlich anhand unseres Materials nicht möglich.

Tabelle 4. TNM-Stadien von 853 Magenkarzinomen im Verlaufe von 10 Jahren (1974–1984)

T	N	M	74	75	76	77	78	79	80	81	82	83	Total
1	0	0	8	4	4	4	4	4	5	9	6	9	57
2	0	0	9	7	7	6	7	5	4	4	13	1	63
3	0	0	7	12	6	7	7	16	9	13	13	23	113
1.2.3	1	0	8	6	4	11	17	21	12	19	26	15	139
1.2.3	2	0	2	6	7	13	12	5	6	5	10	15	81
4	x	0	6	7	9	6	20	10	16	24	15	9	122
x	x	1	18	21	37	23	35	19	20	20	28	22	243
2	x	0	0	0	1	0	0	0	1	0	0	0	2
3	x	0	0	0	0	3	3	6	2	1	6	2	23
4	x	x	0	0	0	0	0	0	0	0	1	0	1
x	x	0	0	4	1	1	3	0	0	0	0	0	9
Total			58	67	76	74	108	86	75	95	118	96	853

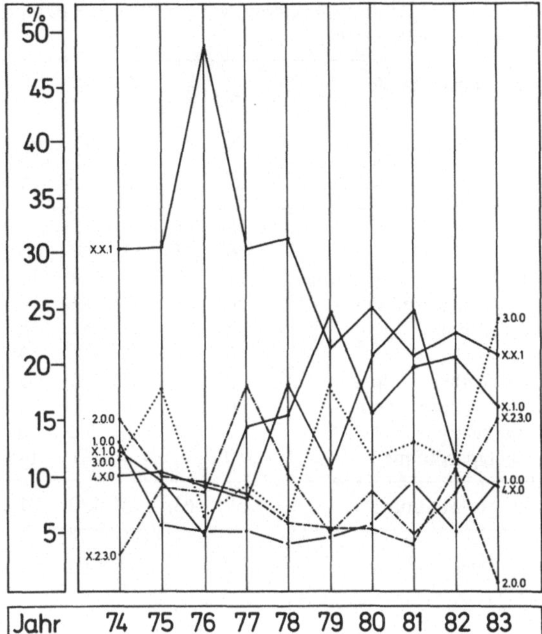

Abb. 3. TNM-Stadien von 818 Magenkarzinomen im Verlauf von 10 Jahren (1974–1984)

Therapiemethoden

Eine Übersicht über die in den letzten 10 Jahren angewandten Therapiemethoden zeigt Tabelle 5. Die klassischen ⅔-Resektionen nach Billroth I und II haben wir zugunsten der weniger refluxbelasteten Resektion mit Gastroenterostomie nach dem Rouxschen Y-Prinzip auch beim Magenkarzinom verlassen. Alle distalen Karzinome und Tumoren des intestinalen Typs im mittleren Drittel wurden nach

Tabelle 5. 853 Magenkarzinome 1974–1984. Anzahl pro Jahr und Operationsmethode

Operationsmethode	74	75	76	77	78	79	80	81	82	83	Gesamtzahl
B I	6	8	7	7	12	2	4	2	2	1	51
B II	14	10	14	6	8	11	12	4	3	2	84
B II (Roux-y-Anastomose)	0	0	0	7	8	12	10	18	29	29	113
Proximale Resektion	5	10	7	9	10	8	6	9	17	24	105
Gastrektomie	13	8	9	7	9	16	13	22	24	19	140
GE	1	3	5	8	6	2	1	2	4	0	32
Endoprothese – op –	3	5	4	7	15	11	1	5	2	1	54
Endoprothese – endo –	0	0	0	0	0	7	9	2	12	6	36
Konservativ	2	5	2	4	4	3	1	7	4	3	35
Probelaparotomie	14	18	28	19	36	14	18	24	21	11	203
Anzahl pro Jahr	58	67	76	74	108	86	75	95	118	96	853

Tabelle 6. Operationsmethoden von 853 Magenkarzinomen bei verschiedenen Tumorstadien 1974–1984

Operationsmethode	T_1 N_0 M_0	T_2 N_0 M_0	T_3 N_0 M_0	$T_{1,2,3}$ N_1 M_0	$T_{1,2,3}$ $N_{2,3}$ M_0	T_4 N_X M_0	T_X N_X M_1	T_2 N_X M_0	T_3 N_X M_0	T_4 N_X M_X	T_X N_X M_0	Gesamtzahl
B I	12	11	9	8	3	2	6	0	0	0	0	51
B II	10	7	17	20	10	10	10	0	0	0	0	84
B II (Roux-y-Anastomose)	21	17	23	24	14	8	6	0	0	0	0	113
Proximale Resektion	6	8	27	42	14	5	3	0	0	0	0	105
Gastrektomie	8	16	35	41	18	14	8	0	0	0	0	140
GE	0	1	0	1	3	7	20	0	0	0	0	32
Endoprothese – op –	0	1	2	2	5	12	25	0	6	1	0	54
Endoprothese – endo –	0	0	0	0	0	15	11	0	10	0	0	36
Konservativ	0	2	0	0	0	6	10	2	6	0	9	35
Probelaparotomie	0	0	0	1	14	43	144	0	1	0	0	203
Zahl pro Stadium	57	63	113	139	81	122	243	2	23	1	9	853

dieser Methode reseziert. Ausgedehnte Karzinome vom diffusen Typ wurden durch eine Gastrektomie in zunehmendem Maße reseziert. Proximale Resektionen stellen den Hauptanteil beim Kardiakarzinom und beim Funduskarzinom dar.

Die hohe Frequenz der Endoprothesen als palliative Maßnahme ist auf das hohe Aufkommen der Kardiakarzinome (Tabelle 1) in unserem Krankengut zurückzuführen. Die Endoprothesenimplantation wurde in den letzten 5–6 Jahren fast ausschließlich endoskopisch durchgeführt. Die Zahl der Probelaparotomien als einzige Maßnahme verhält sich relativ konstant, leider ist diese Zahl immer noch viel zu hoch.

Obwohl wir die zu wählende Operationsmethode nicht vorwiegend vom Tumorstadium abhängig machen, sondern in erster Linie von Lokalisation und lokaler Ausdehnung des Tumors (Klassifikation nach Laurén), gibt es Bezüge von Operationsmethoden und Tumorstadium (Tabelle 6).

Im unteren Teil der Tabelle sind die palliativen Maßnahmen, die Probelaparotomien und konservative Maßnahmen angegeben, sie wurden vorwiegend bei weit fortgeschrittenen Tumorstadien durchgeführt. Die überwiegende Zahl von Resektionen und Gastrektomien wurden bei lokal abgrenzbaren Tumoren durchgeführt mit und ohne Lymphknotenbeteiligung. Eine nicht kleine Zahl von Resektionen wurde auch bei weit fortgeschrittenen Stadien (T4 NX M0 und bei TX NX M1) als *palliative* Resektion vorgenommen.

Die Therapiemethoden beim Kardiakarzinom und beim Magenstumpfkarzinom sind in Tabelle 7 und 8 aufgelistet. Bei den operablen Kardiakarzinomen haben wir in den letzten 10 Jahren hauptsächlich die proximale Resektion in 84,6% der Fälle angewandt, beim operablen Magenstumpfkarzinom in 63% der Fälle die Gastrektomie.

Tabelle 7. Operationsmethoden von 224 Kardiakarzinomen 1974–1984

Operationsmethode	Zahl	%
B I	0	0
B II	0	0
Resektionen (Roux)	0	0
Proximale Resektionen	88	39,3
Gastrektomien	16	7,1
GE	0	0
Endoprothese – op –	40	17,9
Endoprothese – endo –	29	12,9
Konservativ	13	5,8
Probelaparotomien	38	17,0
Gesamtzahl	224	100,0

Tabelle 8. Operationsmethoden von 81 Magenstumpfkarzinomen 1974–1984

Operationsmethode	Zahl	%
B I	1	1,2
B II	4	4,9
Resektionen (Roux)	12	14,8
Gastrektomien	29	35,8
GE	2	2,5
Endoprothese – op –	3	3,7
Endoprothese – endo –	3	3,7
Konservativ	4	4,9
Probelaparotomien	23	28,4
Gesamtzahl	81	100,0

Resektionsquoten

Unsere *Gesamtresektionsquote* in den letzten 10 Jahren von 1974 bis 1984 liegt bei 57,8%, *Palliativresektionen* führten wir 105mal durch, das entspricht einem Prozentsatz von 12,3%, daraus resultiert ein Prozentsatz von *Kurativresektionen* von 45,5% (Tabelle 9). Setzt man die Gesamtresektionen unseres Krankengutes mit 100% an, so liegt der prozentuale Anteil an Palliativresektionen bei 21,3% (Tabelle 10).
Beim Kardiakarzinom erreichen wir eine Resektionsquote von 46,4% (Tabelle 11). Beim Magenstumpfkarzinom eine von 56,8% (Tabelle 12).

Tabelle 9. Resektionsquoten von 853 Magenkarzinomen 1974–1984

Resektionen	Zahl	%
Gesamtresektionen	493	57,8
Palliativresektionen	./. 105	./. 12,3
Kurativresektionen	388	45,5

Tabelle 10. Palliativresektionsquote von 493 resezierten Magenkarzinomen 1974–1984

Resektionen	Zahl	%
Gesamtresektionen	493	100,0
Kurativresektionen	388	78,7
Palliativresektionen	105	21,3

Tabelle 11. Resektionsquote von 224 Kardiakarzinomen 1974–1984

Therapiemethoden	Zahl	%
Resektionen, Gastrektomien	104	46,4
Nichtresektionen	120	53,6
Gesamtzahl	224	100,0

Tabelle 12. Resektionsquote von 81 Magenstumpfkarzinomen 1974–1984

Therapiemethoden	Zahl	%
Resektionen, Gastrektomien	46	56,8
Nichtresektionen	35	43,2
Gesamtzahl	81	100,0

Überlebenszeiten

Die 5- und 10-Jahres-Überlebenszeiten von 757 resezierten und nicht resezierten Magenkarzinom-Patienten einschließlich postoperativer Todesfälle zeigt die Abb. 4. Nach 5 Jahren leben noch 22%, nach 10 Jahren noch 18%, ein Unterschied von nur 4%. Die *Gesamtletalität* in den Jahren von 1974 bis 1984 betrug 11,6%, in den letzten 4 Jahren konnte sie auf einen Prozentsatz von 8,6% gesenkt werden.

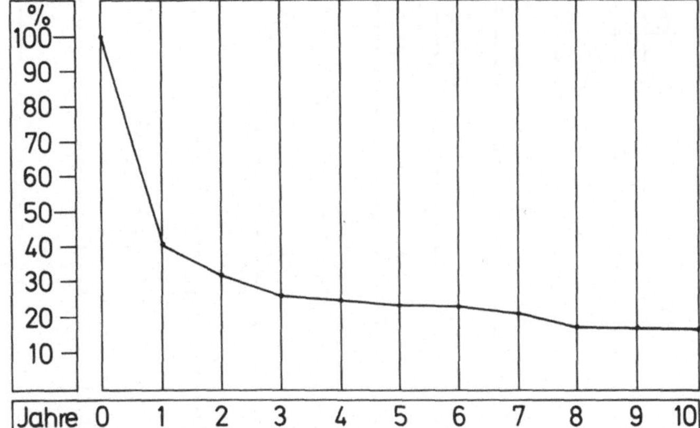

Abb. 4. Überlebenszeit aller 757 Magenkarzinome, einschließlich postop. Verstorbener (1974–1983)

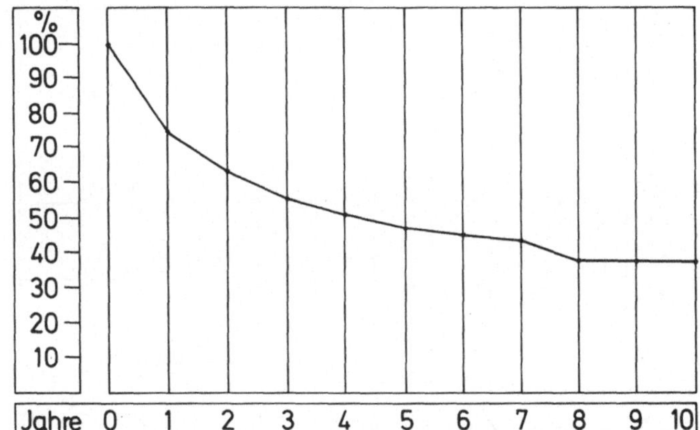

Abb. 5. Überlebenszeit von 418 resezierten Magenkarzinomen (1974–1983)

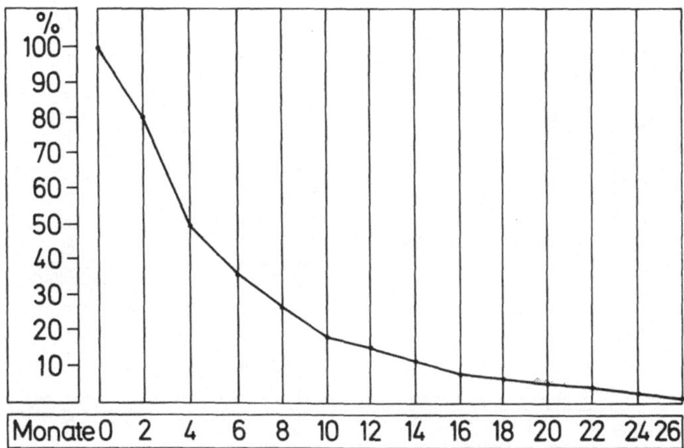

Abb. 6. Überlebenszeiten aller nicht resezierten Magenkarzinome (n = 339) (1974–1983)

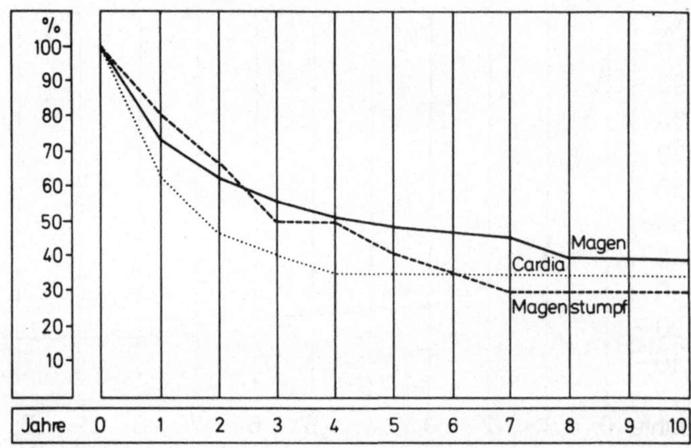

Abb. 7. Überlebenszeiten von 418 resezierten Magenkarzinomen, davon 32 resezierte Magenstumpfkarzinome und 61 resezierte Kardiakarzinome (1974–1984)

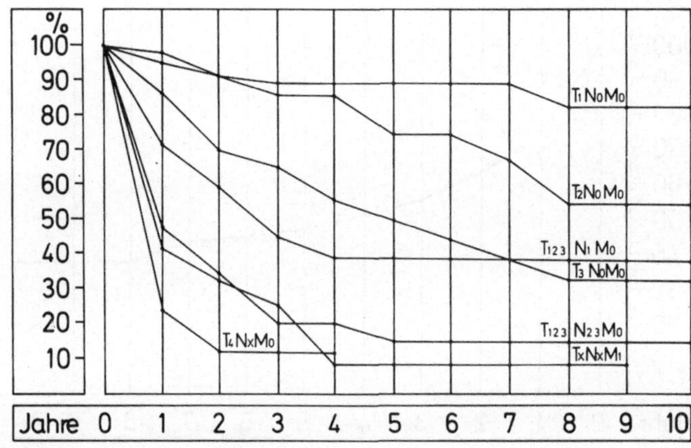

Abb. 8. Überlebenszeit von 418 resezierten Magenkarzinomen in Abhängigkeit vom TNM-Stadium (1974–1984)

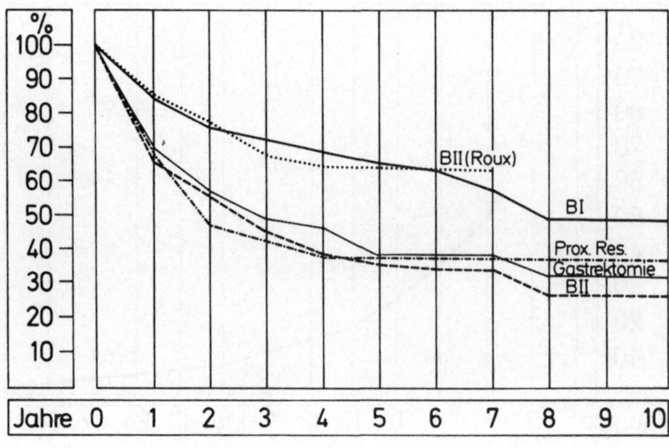

Abb. 9. Überlebenszeit von 418 resezierten Magenkarzinomen in Abhängigkeit von den Operationsmethoden (1974–1983)

Signifikant günstiger sind die 5- und 10-Jahres-Überlebenszeiten bei den resezierten Fällen (Abb. 5), nach 5 Jahren leben noch 47%, nach 10 Jahren noch 37%. Eine sehr schlechte Prognose haben alle die Fälle, bei denen eine Resektion nicht mehr möglich war (Abb. 6). Knapp 50% sind nach 4 Jahren verstorben, nach 2 Jahren sind alle Patienten tot.
Die Überlebenszeiten der resezierten Magenstumpf- und Kardiakarzinome im Vergleich mit allen Magenresezierten zeigt die Abb. 7.
Die Prognose radikal operierter Magenkarzinome hängt wesentlich vom Tumorstadium ab (Abb. 8) und zeigt enge Beziehungen zur Resektionsform (Abb. 9).
Interessant ist die relativ günstige 5- und 10-Jahres-Überlebenszeit bei Tumorstadien mit regionären, tumornahen Lymphknotenmetastasen (N1). Die schlechteste Prognose haben eindeutig Patienten mit weit fortgeschrittenen Stadien und solche mit Fernmetastasen (M1).
Gastrektomierte Tumorpatienten haben eine ungünstigere Prognose als solche, bei denen eine Resektion nach B I oder eine Resektion mit Rouxscher Y-Anastomose durchgeführt wurde. Die Ursache ist darin zu suchen, daß Gastrektomien bei weit fortgeschrittenen und diffusen Karzinomen durchgeführt werden, die ja bekanntlich eine schlechtere Prognose haben. Die Prognose bei Patienten, bei denen eine proximale Resektion vorgenommen wurde, ist nahezu identisch mit der Prognose der Kardiakarzinome, da wir hierbei in 84,6% der Fälle proximale Resektionen durchgeführt haben (Abb. 7).

Palliativresektionen

Definition: Jede nicht radikale Magenresektion ist eine palliative Magenresektion. Eine eingeschränkte *geplante* Resektion ist dann gegeben, wenn eine Fernmetastasierung vorliegt, weiterhin wenn wegen einer lokalen Tumorausbreitung eine Resektion mit entsprechenden Sicherheitsabständen eine Radikalität nicht gewährleisten kann, oder wenn z. B. wegen eines ungünstigen Allgemeinzustandes eine radikale Resektion nicht möglich ist (Tabelle 13). Eine *nicht geplante* Palliativresektion liegt vor, wenn postoperativ am Operationspräparat festgestellt wurde, daß die bekannten und anerkannten Sicherheitsabstände nicht eingehalten werden konnten, so daß Tumorgewebe bis in den Resektionsrand oder bis nahe an ihn heranreicht. Wir sind uns bewußt, daß hier eine Grauzone subjektiver Beurteilung vorliegt, die zu sehr unterschiedlichen Ergebnissen führen kann.

Tabelle 13. Jede nicht radikale Magenresektion ist eine palliative Magenresektion

1. Geplante eingeschränkte Magenresektion:
   a) Fernmetastasen
   b) ausgedehnte Tumor- und/oder LK-Ausbreitung – Lokalbefund –
   c) ausgedehnte Tumor- und/oder LK-Ausbreitung – Patientenzustand –
2. Nicht geplante eingeschränkte Magenresektion:
   a) Abtragungsränder nicht tumorfrei
   b) kein genügender Sicherheitsabstand
   hier: Tumorgewebe reicht bis nahe an den Resektionsrand

Tabelle 14. 105 Palliativresektionen, Tumorstadium 1974–1984

T	N	M	Zahl	%
1	0	1	2	1,9
2	2	0	1	1,0
3	1	1	9	8,6
3	2	0	36	34,3
3	2	1	16	15,2
3	3	0	4	3,8
3	3	1	2	1,9
4	0	0	4	3,8
4	0	1	1	1,0
4	1	0	11	10,5
4	2	0	15	14,3
4	2	1	3	2,9
4	3	0	1	1,0
Gesamtzahl			105	100,0

Nach diesen Kriterien lag in unserem Krankengut bei folgenden Tumorstadien eine palliative Resektion vor (Tab. 14).

Wir sind weiterhin der Frage nachgegangen, ob man die doch hohe Zahl von Palliativresektionen einer bestimmten Operationsmethode anlasten muß. Tabelle 15 besagt, daß von allen 105 Palliativresektionen der höchste Prozentsatz bei den klassischen B-II-Resektionen und den Gastrektomien liegt.

Bezieht man aber die Operationsmethode auf die im gesamten Berichtszeitraum von 10 Jahren jeweils durchgeführte Operationsmethode, so ergibt sich ein etwas anderes Bild.

B I – von 51 → 11 palliativ = 21,6%
B II – von 84 → 28 palliativ = 34,5%
B II-Roux – von 113 → 24 palliativ = 21,2%
Proximale Resektion – von 105 → 14 palliativ = 13,3%
Gastrektomie – von 140 → 28 palliativ = 20,0%

Auch hier liegt die höchste Rate bei den Resektionen nach B II, die wir bis 1980 am häufigsten durchführten. B I, Roux und Gastrektomien müssen mit dem gleichen Prozentsatz belastet werden. Am günstigsten schneidet auch hier die proximale Resektion ab.

Tabelle 15. 105 Palliativresektionen, Operationsmethoden 1974–1984

Operationsmethode	Zahl	%
B I	11	10,5
B II	28	26,7
B II (Roux-y-Anastomose)	24	22,9
Proximale Resektion	14	13,3
Gastrektomie	28	26,7
Gesamtzahl	105	100,0

Überlebensraten nach kurativen und palliativen Magenresektionen

Wie die Abb. 10 zeigt, erreichen wir durch die *kurativen* Magenresektionen eine 5-Jahres-Überlebenszeit von 55% und eine 10-Jahres-Überlebenszeit von 44%. Bei den *Gesamtresektionen* erreichen wir vergleichsweise eine 5-Jahres-Überlebenszeit von 47% und eine 10-Jahres-Überlebenszeit von 37%. Die 5-Jahres-Überlebenszeit bei den *palliativen* Resektionen beträgt 9%, die 10-Jahres-Überlebenszeit ebenfalls 9%.

Alle nicht resezierten Karzinome haben eine äußerst schlechte Prognose, alle Patienten sind nach 2 Jahren tot, 50% sind nach 4 bis 5 Monaten gestorben (Abb. 10).

Wodurch wurden die relativ günstigen Überlebenschancen bei den Palliativresektionen erreicht?

In einem nicht geringen Prozentsatz wurde wahrscheinlich

1. durch Fehlbeurteilung bei allein makroskopisch intraoperativ diagnostizierten Fernmetastasen, besonders der Leber
   und
2. durch Fehlbeurteilung bei allein makroskopisch, intraoperativ diagnostizierten Lymphknotenmetastasen der 2. Station (Sammellymphknoten)

eine mehr oder weniger eindeutige Radikalität erreicht.

Zur Vermeidung dieser Fehleinschätzungen sind unbedingt intraoperative Schnellschnittuntersuchungen notwendig.

Ein weiterer therapeutischer Ansatz zur Senkung der relativ hohen Zahl von Palliativresektionen und Steigerung kurativer Resektionen ist bei der Gruppe der *nicht geplanten* eingeschränkten Resektionen zu suchen, wo wir postoperativ an den oralen Resektionsrändern Tumorzellen nachweisen konnten. Bei Karzinomen im proximalen Anteil des Magens und bei ausgedehntem Karzinom des mittleren und oberen Drittels wurde nicht selten die submuköse Infiltration, auch in tiefen Schichten nach oral, unterschätzt. Auch Koga [2] hat solche makroskopisch verdeckten Tumorausbreitungen beobachtet.

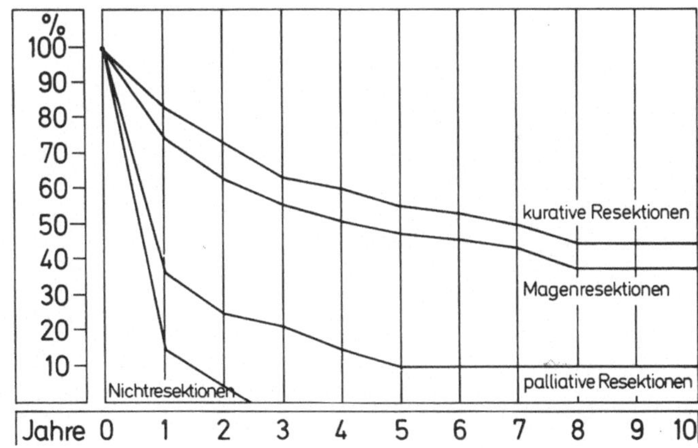

Abb. 10. Überlebenszeiten von 418 Magenkarzinomen, 336 kurativen Resektionen, 82 palliativen Resektionen, 339 Nichtresektionen

Zur Vermeidung dieser Fehleinschätzungen am oralen Resektionsrand bei makroskopisch schwieriger Entscheidung über die Abgrenzung des Infiltrationsbereiches sollten intraoperative histologische Untersuchungen am oralen Stumpf des resezierten Magens durchgeführt werden. Geschieht das nicht und werden postoperativ im OP-Präparat Tumorzellen im oralen Resektionsrand festgestellt, so ist konsequenterweise eine Nachresektion anzustreben.

Literatur

1. Cutler SJ, Ederer F (1958) Maximum Utilization Of The Life Table Method In Analyzing Survival. J Chron Dis 8:699
2. Koga S, Kaibara H, Nishidoi H, Kimura O (1983) Klinische und pathologische Betrachtungen von Patienten mit positivem Krebsbefund im oralen Stumpf des resezierten Magens. Langenbecks Archiv Chir 359:153
3. Noltenius H, Tetzner C (1984) Vorkommen, Metastasen und natürlicher Verlauf von behandelten und unbehandelten malignen Tumoren bei 70 Jahre alten Patienten. Onkologie 7:100
4. Sasse W, Altenpohl U, Szuwart U (1976) Computerunterstütztes Nachsorgesystem für Tumorpatienten durch ein Krebsregister. Chirurg 47:66

Bedeutung der Chemotherapie in der Behandlung des Magenkarzinoms

H. O. KLEIN, P. DIAS WICKRAMANAYAKE

DeVita und Mitarbeiter [2] stuften noch 1975 das Magenkarzinom als eine Erkrankung ein, bei der eine Lebensverlängerung durch zytostatische Chemotherapie nicht erwiesen sei. Seither sind jedoch Fortschritte bei der Behandlung dieses Tumorleidens gemacht worden [3, 1]. Remissionsraten um ca. 40% lassen sich bei fortgeschrittenem Magenkarzinom erzielen. Die medianen Überlebenszeiten schwanken für Patienten, die auf die Therapie angesprochen haben, zwischen 5 und 14 Monaten. Komplette Remissionen werden sehr selten beobachtet. Solche Ergebnisse wurden vorwiegend mit dem FAM-Protokoll (5-Fluorouracil, Adriamycin, Mitomycin C) von McDonald und Mitarbeitern [6] erzielt. Modifikationen dieses Protokolls erbrachten keine Therapieverbesserung [4, 7]. Klinisch experimentelle Untersuchungen sind daher angezeigt.
In unserer Arbeitsgruppe wurde in einer Phase-II-Studie beim fortgeschrittenen, metastasierten Magenkarzinom eine sequentielle Behandlung mit hochdosiertem Methotrexat (MTX) und 5-Fluorouracil (5-FU) sowie Adriamycin (ADM) – sogenanntes FAMeth-Protokoll – geprüft. Diese Kombination geht auf Untersuchungen von Cadman und Bertino [5] zurück. Die Autoren fanden, daß in vitro die sequentielle Gabe von MTX und 5-FU in bezug auf Tumorzellvernichtung (L1210 Leukämie) synergistisch wirkt, wenn zumindest ein Zeitabstand von 1 Stunde zwischen der Gabe von MTX und 5-FU besteht. Adriamycin wurde in unser Protokoll aufgenommen, da zellkinetische Untersuchungen bei Patienten mit Magenkarzinom, Aszites und Peritonitis carcinomatosa gezeigt hatten, daß zwischen dem 10. und 14. Tag nach MTX-5-FU ein sogenanntes Recruitment der Tumorzellen stattfindet, d. h. die Proliferation erneut beginnt. ADM ist monotherapeutisch gegenüber Karzinomzellen des Magens sehr wirksam [3].
Unser klinisches Behandlungsprotokoll (Tabelle 1) besteht aus hochdosierten Gaben von MTX (1,5 mg/m^2 Körperoberfläche) und 5-FU (1,5 mg/m^2 Körperoberfläche). MTX wird 1 Stunde vor 5-FU gegeben, wobei beide Zytostatika als Bolus injiziert werden. 24 Stunden nach Gabe von MTX beginnt eine Behandlung mit Citrovorum Faktor (15 mg/m^2 Körperoberfläche, q 6 h $\times$ 12, oral). 48 Stunden nach MTX-Gabe wird mittels einer HPLC-Methode bzw. eines Enzymimmunassays die Plasmakonzentration des MTX bestimmt. 14 Tage nach Gabe von MTX erfolgt eine Bolusinjektion von ADM (30 mg/m^2). Das Behandlungsprotokoll wird alle 28 Tage wiederholt. Studienpatienten müssen eine Kreatinin-Clearance von > 60 ml/min aufweisen.

Tabelle 1. Charakteristika der Patienten mit metastasierendem Magenkarzinom, die durch eine Behandlung mit dem FAMeth-Protokoll in eine komplette Remission kamen (n = 10)

Pat.	Alter (J)	K.-I.*	Operation	Histologie	Lokalisation der Metastasen	Therapiezyklen bis zur CR (N)	Konsolid. (N)	Rezidiv	Überlebenszeit (Monate)
L.W.	54	70–80	Totale Gastrektomie	Entdiff. Adenokarzinom	Schnittränder nicht tumorfrei	2	0	nein	17
J. G.**	62	50	Laparotomie: Inoperabel	Entdiff. Adenokarzinom	Magen; Pleurakarzinose li.	8	2	nein	41
T. H.	56	60	Totale Gastrektomie	Siegelringzell-Karzinom verschleimend	*Rezidiv:* Konglomerat-Tumor am Leberhilus	9		nein	17
W. H.	72	60	Inoperabel	Siegelringzell-Karzinom verschleimend	Magen; regionale Lymphknoten	7	0	ja	18
K. A.	66	50–60	⅔ Resekt. des Magens	Siegelringzell-Karzinom verschleimend	*Rezidiv:* Parakavale und -aortale Lymphknoten	4	2	nein	21
B. F.	24	60	Totale Gastrektomie (palliativ)	Entdiff. Adenokarzinom	Infiltration d. Pankreas, Lymphknoten paracaval und -aortal	5	1	ja	12†
M. B.	39	70	Subtotale Gastrektomie	Siegelring-Karzinom verschleimend	*Rezidiv:* Magen, Lymphknoten paraaortal	6	4	ja	16†
D. M.	54	70	Subtotale Gastrektomie	Adenokarzinom	*Rezidiv:* Paraaortale Lymphknoten, Pankreasinfiltration	3	5	nein	37
L. H.	62	60	Subtotale Gastrektomie	Diff. Adenokarzinom	*Rezidiv:* Lymphknoten paraaortal, am Nierenhilus, Mesenterium	6	0	nein	20
M. B.	44		Subtotale Gastrektomie	Wenig diff. scirrhöses Karzinom	Schnittränder nicht tumorfrei	3	0	nein	3

* Karnofsky-Index
** Bei „Second Look"-Operation kein Hinweis auf Tumor

Bislang wurden 83 Patienten mit fortgeschrittenem metastasiertem Magenkarzinom und einem schlechten Allgemeinzustand (Karnofsky-Index 50–70%) zytostatisch behandelt – davon 28% ambulant. Eine Zwischenauswertung (Stand 31. 8. 1984) ergibt eine Ansprechrate (komplette und partielle Remissionen) von 63% (52/83 Patienten). 10 Patienten (12%) sind bislang in eine klinisch komplette Remission gebracht worden. 2 dieser Patienten sind verstorben: einer verstarb an einem Rezidiv, das er nicht mehr behandeln lassen wollte. Ein anderer verstarb in Portugal. Die Todesursache konnte nicht eruiert werden. Von den restlichen 8 Patienten hat 1 Patient ein Rezidiv bekommen, das durch das gleiche Chemotherapieprotokoll wieder in eine klinisch komplette Remission gebracht wurde. Alle 8 Patienten sind zur Zeit seit 1 bis 31 Monate ohne zytostatische Behandlung und in kompletter Remission. Die Charakteristika dieser Patienten sind in Tabelle 2 wiedergegeben.

Tabelle 2. Behandlungsprotokoll für das metastasierende Magenkarzinom

Kombinationschemotherapie
Vor Beginn der zytostatischen Behandlung Bestimmung der 24-Std.-Kreatinin-Clearance

Tag 1	t = 0	1500 mg/m² MTX + 1 Amp. Paspertin	i.v.-Injektion
	t = 1 Std.	1500 mg/m² 5-FU + 1 Amp. Paspertin	i.v.-Injektion
Tag 2	24 Std. nach MTX-Gabe	15 mg/m² Leukovorin Tabletten alle 6 Std. während 72 Stunden	
Tag 14		30 mg/m² Adriamycin i.v.-Injektion	
		Förderung der Diurese	
Tag 1+2		jeweils 250 mg Diamox oral	
Tag 1–3			
stationäre Patienten:		3000 ml 5% Glucose / 24 Stunden sowie 250 mval $NaHCO_3/m^2/24$ Stunden	
ambulante Patienten:		3000 ml Trinkmenge pro Tag	

Ein- und Ausfuhrkontrolle von Flüssigkeit
pH-Kontrolle im Urin 4× täglich, pH sollte > 7,4 sein
Bei niedrigem pH-Wert Uralyt-u oral

Vermeidung von Medikamenteninteraktion
Keine Beimedikation von Urosin, Salicylaten
Keine prednisonhaltigen Medikamente
Keine kohlensäurehaltigen Getränke

Wiederholung der Behandlung frühestens nach 28 Tagen

48h nach MTX-Gabe Bestimmung des MTX im Serum. Die Serumkonzentration sollte weniger als 1×10^{-7} betragen.
Sollte der MTX-Spiegel mehr als 1×10^{-7} betragen, muß die Leucovorin-Gabe entsprechend der nachstehenden Formel neu berechnet werden:

Leucorovin [mg] = 10 × MTX [mg/l] × 0,76 × Körpergewicht [kg]

$$\text{MTX [mg/l]} = \frac{\text{MTX [mol/l]}}{10^{-6}\ \text{mol/l}} \times 0{,}5$$

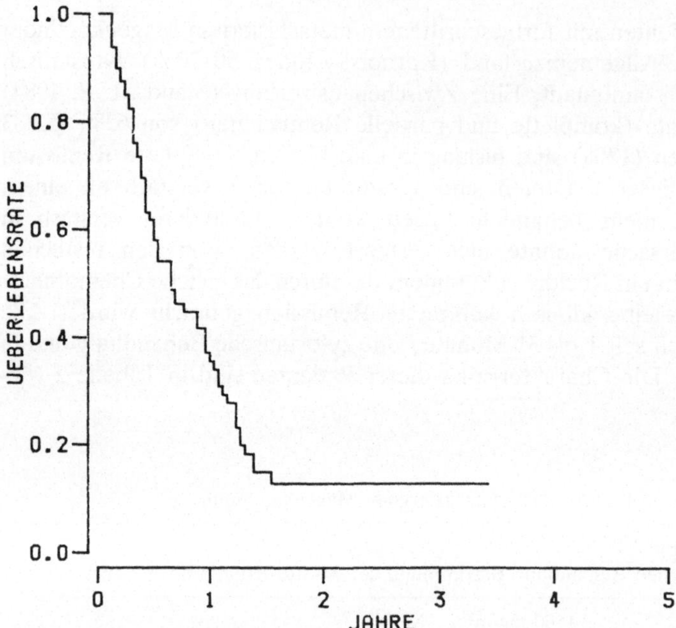

Abb. 1. Überlebenszeit-Kurve aller 83 Patienten mit metastasierendem Magenkarzinom, die mit dem FAMeth-Protokoll behandelt wurden. Mediane Überlebenszeit: 8 Monate

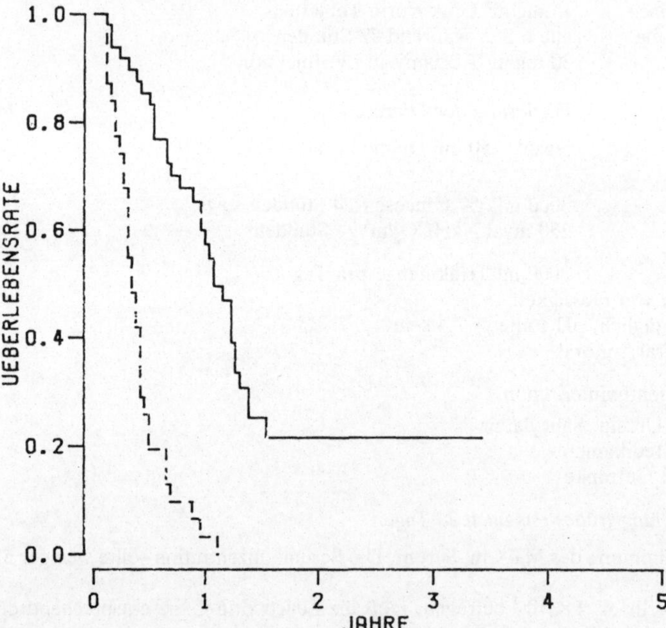

Abb. 2. Überlebenszeit-Kurven von Patienten mit metastasierendem Magenkarzinom, die auf eine Behandlung mit dem FAMeth-Protokoll angesprochen haben (CR und PR, n = 52) bzw. von Patienten, deren Leiden progredient war (n = 31). Mediane Überlebenszeit: 14 Monate für Patienten mit CR und PR; 4 Monate für Patienten mit fortschreitender Erkrankung. Der Unterschied der Überlebenszeit-Kurven ist hoch signifikant (Logrank-Test: $p < 0.00001$)

Die mediane Überlebenszeit

1. aller 83 Patienten beträgt 8 Monate,
2. von Patienten mit fortschreitendem Leiden, das nicht beeinflußt werden konnte, beträgt 4 Monate,
3. von Patienten in kompletter und partieller Remission beträgt 14 Monate.

Die mediane Überlebenszeit von Patienten in kompletter Remission ist zur Zeit noch nicht zu ermitteln. Die Überlebenskurve – berechnet nach der Kaplan-Meier-Methode – bildet ein Plateau: 78% der Patienten leben noch nach 41 Monaten.
Der Unterschied der Überlebenskurven von Patienten, die auf die Therapie angesprochen haben, und derjenigen mit fortschreitendem Leiden ist hoch signifikant (Logrank-Test: $z = 37{,}2242$, $p < 0.00001$). Die Überlebenskurven sind in Abb. 1, 2 und 3 wiedergegeben.
Die Rate schwerer Nebenwirkungen – ermittelt anhand der WHO-Kriterien – ist kleiner als 7%.
Faßt man die Ergebnisse zusammen, so läßt sich die Frage nach der Bedeutung der Chemotherapie für das fortgeschrittene metastasierte Magenkarzinom wie folgt beantworten:
Es besteht ein gewisser Optimismus, daß dieses Tumorleiden in naher Zukunft erfolgreich behandelt werden kann. Unsere Therapieergebnisse konnten im wesentlichen durch eine EORTC-Studie reproduziert werden. Eine derartige zytostatische Behandlung sollte jedoch nur in onkologischen Zentren durchgeführt werden.

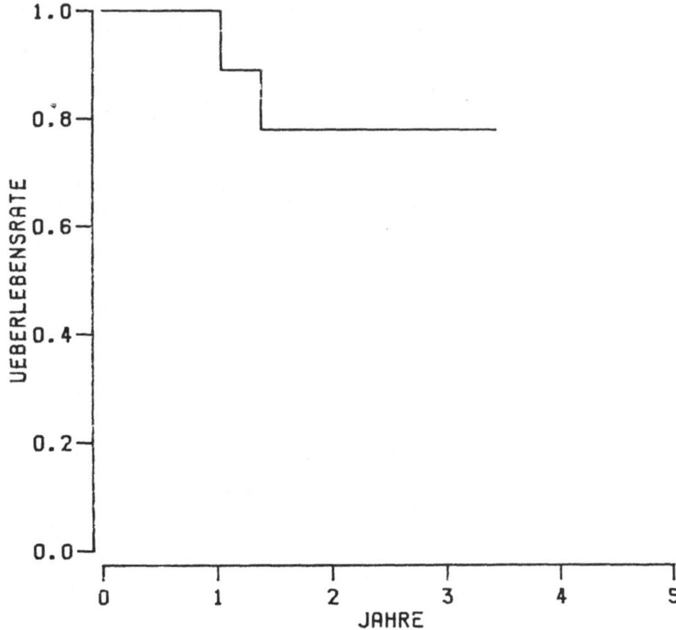

Abb. 3. Überlebenszeit-Kurve von Patienten mit metastasierendem Magenkarzinom, die durch eine Behandlung mit dem FAMeth-Protokoll in eine komplette Remission kamen ($n = 10$). Eine mediane Überlebenszeit ist noch nicht zu bestimmen. 78% der Patienten haben eine Überlebenswahrscheinlichkeit von 41 Monaten

Literatur

1. Cancer Chemotherapy (1979–1983) The EORTC Cancer Chemotherapy. Annuals Bd I–IV (Hrsg.) Pinedo HM, Elsevier, Amsterdam New York Oxford
2. DeVita VT, Young RC, Canellos GP (1975) Combination versus single agent chemotherapy: A review of the basis for selection of drug treatment of cancer. Cancer 35:98–110
3. Gross R, Klein HO (1981) Ergebnisse und Perspektiven der zytostatischen Behandlung des fortgeschrittenen Magenkarzinoms. Therapiewoche 31:5384–5393
4. Heim ME, Queißer W (1982) Derzeitiger Stand der zytostatischen Therapie fortgeschrittener Magen-Darm-Tumoren. Onkologie 5:46–48
5. Klein HO, Dias Wickramanayake P, Dieterle F, Mohr R, Oerkermann H, Brock J, Beyer D, Gross R (1982) Chemotherapieprotokoll zur Behandlung des metastasierenden Magenkarzinoms. Dtsch med Wschr 45:1708–1712
6. McDonald JS, Woolley PK, Smythe T, Ueno W, Hoth D, Schein PS (1979) 5-fluorouracil, adriamycin, and mitomycin C (FAM) combination chemotherapy in the treatment of advanced gastric cancer. Cancer 44:42–47
7. Queißer W, Schnitzler G, Heim ME, König H, Katz R, Fritze D, Herrmann R, Arnold H, Henß H, Trux F, Bloch R, Keymling M, Wolkewitz KD, Fritsch H, Hanisch I, Brumen L, Edler L (1984) Prospektive randomisierte Studie beim fortgeschrittenen Magenkarzinom. Dtsch med Wschr 109:976–980

Die Nachsorge des magenresezierten Patienten

H. HUCHZERMEYER, H. J. MEYER

Nach partieller und totaler Magenresektion können sich aufgrund der operativ bedingten Alterationen verschiedene Folgeerkrankungen entwickeln, die – da heute gut klassifiziert – einer konservativen oder chirurgischen Therapie zugänglich sind (Tabelle 1) [1, 2, 19]. Die nachfolgenden Ausführungen zur Nachsorge des Magenresezierten behandeln vornehmlich die lang anhaltenden postoperativen Störungen (die akuten chirurgischen und intensiv-medizinischen postoperativen Probleme gehören in die Hand des Chirurgen), wobei die konservativen Behandlungsmöglichkeiten im Vordergrund stehen.

Dumping-Syndrom

Ursache des Dumpings ist eine Inkontinenz des Magens. Die zu rasche Entleerung der Ingesta bewirkt eine Dehnung des Darmlumens und eine Beschleunigung der Darmpassage, hyperosmolare Nahrung mobilisiert Flüssigkeit aus dem extraluminären in den intraluminären Raum und führt damit zu einem osmotischen Ausgleich, aber auch zur Fehlverteilung des Blutvolumens. Unter Vermittlung nervaler Reflexmechanismen und humoraler Mediatoren reagiert der Patient hierauf mit verschiedenen gastrointestinalen und vasomotorischen Symptomen (Tabelle 2). Zusätzlich

Tabelle 1. Postoperative Syndrome nach Magenresektion

Frühdumping-Syndrom
Spätdumping-Syndrom
Duodenogastrischer Reflux, Refluxgastritis
Stumpfkarzinom
Refluxösophagitis
Metabolische Folgezustände
Syndrom der zuführenden – abführenden Schlinge
Rezidivulkus, Fadenulkus

Tabelle 2. Symptome des (Früh-)Dumping-Syndroms

Darmsymptome	Übelkeit, Aufstoßen, Völlegefühl, krampfartige Schmerzen, Erbrechen, Diarrhö
Vasomotorische Symptome	Schwäche, Schwindel, kalter Schweiß, Blässe, Tachykardie, Blutdruckabfall

Tabelle 3. Häufigkeit des Dumping-Syndroms [nach 2, 17, 19]

Vagotomie	SPV	0,9– 6%
	SPV, TV + Pyloroplastik	10–30%
Teilresektion	(B I, B II)	15–50%
Totale Gastrektomie		
Ösophago-Duodenostomie		~ 21%
Ösophago-Jejunostomie		~ 33%
Roux-Y		~ 15%
Jejunuminterponat (Eig. Krankengut)		17%

spielt bei einigen Patienten eine bakterielle Überwucherung des oberen Dünndarms und des Magens pathogenetisch eine Rolle. Die Angaben über die Inzidenz dieser Beschwerden variieren erheblich, bedingt durch nicht einheitliche Untersuchungsmethodik und verschiedene Intensität der Patientenbefragung (Tabelle 3) [2, 17, 19]. Die deutlichste Symptomatik findet sich bei nach B-II-resezierten Patienten, gefolgt von total gastrektomierten Patienten mit einfacher Ösophagoduodenostomie oder Ösophagojejunostomie mit und ohne Braunsche Anastomose als Rekonstruktionsverfahren. Im eigenen Krankengut mit totaler Gastrektomie litten 33% der Patienten mit Ösophagojejunostomie unter gravierenden, jedoch nur 17% der Patienten mit Jejunuminterponat nach Longmire unter leichten Beschwerden. Durch die Schaffung eines Ersatzreservoirs kann somit die Häufigkeit des Dumping-Syndroms gesenkt werden [9].

Ursache des selteneren Spät-Dumpings ist gleichfalls der zu rasche und unkontrollierte Nahrungs- und Flüssigkeitseinstrom in den oberen Dünndarm. Die Symptome (Schwächegefühl, Schwitzen, Hunger, Schwindel, Herzklopfen, Angstgefühl, Benommenheit) sind schwächer ausgeprägt als beim Früh-Dumping und treten frühestens nach einer Stunde, in der Regel nach zwei bis drei Stunden p. c. auf. Sie sind Folge einer vermehrten Insulinsekretion, möglicherweise spielen andere gastrointestinale Hormone und/oder eine gesteigerte Sensitivität gegenüber Insulin eine zusätzlich auslösende Rolle.

Entscheidend für die Therapie des Dumpings sind diätetische Maßnahmen, die sich vor allem gegen die beschleunigte Magenentleerung und/oder einen zu hohen osmotischen Reiz richten. Da bei Vorliegen eines Restmagens flüssige Speisen rascher entleert werden als feste, soll die Kost möglichst kleine Flüssigkeitsmengen („dry diet“) enthalten. Flüssigkeiten sollen nicht während oder kurz nach der Nahrungsaufnahme, sondern vor oder zwischen den Mahlzeiten eingenommen werden. Hyperosmolare Lösungen wie Zucker-, Kochsalz- und Aminosäuren-Lösungen, eiskalte oder sehr heiße Getränke, und, falls eine Unverträglichkeit besteht, Milch, sind zu meiden. Die Kost sollte schlacken- und proteinreich sein, wobei die Gesamtkalorienmenge auf 6–8 kleine Mahlzeiten über den Tag verteilt werden sollte. Langsames Essen und Hinlegen nach dem Essen wirken sich günstig aus. In einigen Fällen läßt sich auch die Symptomatik durch die Einnahme von 1–2 Teelöffeln Olivenöl zu Beginn der Mahlzeit mildern.

Der hemmende Effekt einer schlackenreichen Kost auf die Magenentleerung läßt sich durch Zusatz von natürlichen Füll- und Quellstoffen wie Guar (Glucotard) oder

Pektine verstärken. Diese Hemmung der Magenentleerung durch diese Quellsubstanzen und noch mehr eine durch sie hervorgerufene Bildung einer Diffusionsbarriere im Dünndarm führt zur Hemmung der Resorption von Kohlehydraten und damit zur Glättung postprandialer Blutzuckerspiegel [5, 10]. Dieses therapeutische Prinzip der Resorptionshemmung verfolgte in der Vergangenheit auch der Einsatz der Biguanide, die die Transportvorgänge im Dünndarmepithel verzögern. Eine solche Hemmung des aktiven Transports von Kohlenhydraten und Aminosäuren durch die Darmwand erfolgt auch durch die Gabe von (zu den Koronarmitteln zählenden) Prenylamin (Segontin-Dragees, Tagesdosis bis zu 360 mg). Das genaue Gegenteil, die Beschleunigung der Resorption von Kohlenhydraten und ein dadurch bedingter verringerter osmotischer Effekt wurde durch die Gabe von Tolbutamid vor den Mahlzeiten versucht.

Eine Reduktion postprandialer Blutzuckerspitzen läßt sich nicht nur durch eine Beeinflussung der Resorption selbst, sondern auch durch Enzymhemmer (Hemmung von alpha-Amylase und alpha-Glucosidasen) erzielen. Allerdings sind entsprechende Präparate noch nicht im Handel. Hemmer der pankreatischen alpha-Amylase (sog. Stärkeblocker) verzögern die Digestion und Resorption der Stärke, Hemmer der alpha-Glucosidasen (wie z. B. Acarbose) inhibieren im Dünndarmepithel die terminale Kohlenhydrat-Digestion [5, 12]. Beim Vorliegen eines Spät-Dumping erfolgt die Hemmung der intestinalen Glucoseabsorption in gleicher Weise durch eine schlackenreiche Kost evtl. unter Zusatz von Quellsubstanzen. Gelegentlich ist eine zusätzliche kleine Mahlzeit 2–3 Stunden p. c. erforderlich.

Die geschilderten diätetischen Maßnahmen, evtl. ergänzt durch Quellstoffe und in Zukunft vielleicht durch Enzymhemmer, bessern bei den meisten Patienten entscheidend die Dumping-Symptomatik.

Demgegenüber vermag eine medikamentöse Therapie mit einem Anticholinergikum (wie Atropin 3 × 0,3 bis 0,5 mg ½ Stunde a. c. oder Bellergal 3 × 1 Tabl. a. c.) oder dem Antihistaminikum und Serotoninantagonisten Cyproheptadinhydrochlorid (Periactinol, Nuran bis zu 4 × 4 mg/die) bzw. dem Migränemittel Methysergidbimaleinat (Deseril) nicht zu überzeugen. Das gleiche gilt für die bereits oben genannten Pharmaka: Prenylamin, Biguanide, Tolbutamid.

Auf eine bakterielle Überwucherung des oberen Gastrointestinaltrakts nach B-II-Resektion wurde kürzlich erneut hingewiesen [3]. Allerdings läßt bei diesen Patienten ein positiver H_2-Atemtest nach Glucosezufuhr nicht zwischen einer zu raschen Darmpassage oder einer bakteriellen Fehlbesiedlung unterscheiden. Man wird also im Einzelfall austesten müssen, ob die Symptomatik durch diätetische Maßnahmen (Quellsubstanzen) oder durch Metronidazol (Clont, Flagyl 2 × 400 mg), welches die anaeroben Bakterien vernichtet, zu beseitigen ist.

Mit diesen geschilderten konservativen Maßnahmen adaptiert sich somit der Resezierte in der Regel an die Mageninkontinenz, so daß nur in 1–2% eine chirurgische Therapie erforderlich wird.

Postoperativer enterogastraler Reflux

Sämtliche Operationsverfahren, die zu einer Zerstörung der Pylorus-Reflux-Barriere führen, können einen Reflux von aggressivem Duodenalinhalt (Gallensäuren,

Lysolecithin etc.) in den Magen zur Folge haben. Ein derartiger postoperativer Reflux („alkalische Refluxgastritis“) kann von Symptomen wie epigastrische Schmerzen, Aufstoßen, Völlegefühl, Übelkeit, Gewichtsverlust und galligem Erbrechen begleitet sein. Nahrungsaufnahme kann diese Symptome verstärken. Besonders charakteristisch ist das morgendliche Erbrechen von bitterer, klarer, gelber Flüssigkeit. Differentialdiagnostisch ist hier das seltene Syndrom der zuführenden Schlinge abzugrenzen, dessen Beschwerdebild (zunehmender Druck im rechten Oberbauch, Tachykardie, Schwindelgefühl, Übelkeit) nach heftigem gallischen Erbrechen ohne Nahrungsbestandteile verschwindet. Endoskopisch kann eine hochrote Schleimhaut besonders im Bereich der Anastomose (Magenerythem) angetroffen werden, die mit Galle belegt sein kann (red-green disease). Allerdings bestehen keine gesicherten Zusammenhänge zwischen dem Ausmaß des alkalischen Refluxes, der klinischen Symptomatik, dem endoskopischen Aspekt wie auch dem Auftreten und dem Ausmaß einer Gastritis (histologisch weisen 60–100% der Magenteilresezierten eine chronisch-atrophische Gastritis auf).

Konservative Therapieverfahren blieben bisher unbefriedigend. Am ehesten vermögen gallensäuren-bindende Antazida (wie z. B. Al-Mg-Hydroxid-Antazida, Maalox, Trigastril) die Symptomatik zu lindern. Dagegen hat das basische Anionenaustauscherharz Colestyramin (Quantalan, Cuemid), das gleichfalls einen gallensäurenbindenden Effekt hat, enttäuscht [13]. Ein Therapieversuch ist auch gerechtfertigt mit Motilitätsregulatoren wie Metoclopramid (Paspertin), Bromoprid (Viaben) und Domperidon (Motilium), die die Magenentleerung beschleunigen und dem enterogastralen Reflux entgegenwirken. H_2-Rezeptorantagonisten wie Pharmaka, die die Mukosabarriere stärken (Carbenoxolon, Amylopektinsulfat), haben bisher klinisch enttäuscht. Steht das gallige Erbrechen im Vordergrund, sind Antiemetika (wie z. B. Psyquil, Vomex) angezeigt. Nur selten ist bei teilresezierten Mägen die atrophische Gastritis derartig ausgeprägt, daß ein Intrinsic-Faktormangel zu Vitamin-B_{12}-Mangelanämien führt. Der obligat bestehende Befund einer Hypochlor- bzw. Achlorhydrie ist kein Anlaß, mit Säure zu substituieren.

Gelingt es nicht, mit konservativen Maßnahmen (dazu gehört auch das Vermeiden von Nikotin, Alkohol und magenschädlichen Medikamenten) die Symptomatik zu bessern, und besteht eine starke Gewichtsabnahme (geringere Symptomatik bei leerem Magen), muß eine Umwandlungsoperation erwogen werden.

Trotz zur Zeit noch kontroverser Auffassungen zur Pathogenese des Stumpfkarzinoms muß nach klinischen und experimentellen Studien eine kausale Beziehung zwischen Magenresektion und Karzinom im operierten Magen mit einer 2- bis 4fachen gesteigerten Inzidenz angenommen werden. Sicherlich bedarf der Kausalzusammenhang alkalischer Reflux – atrophische Gastritis – Magenkarzinom – der weiteren Diskussion und sicherlich stellt die gesteigerte Karzinomgefährdung des resezierten Magens noch keine Indikation zu einer prophylaktischen Umwandlungsoperation dar. Allerdings gehört es zu den Aufgaben der Endoskopie, gerade den B-II-Magen in die Vorsorgeuntersuchungen einzubeziehen (Tabelle 4). Denn die Verbesserung der Prognose des Magenstumpfkarzinoms ist wie beim primär fortgeschrittenen Karzinom augenblicklich nicht durch Operationsverfahren, sondern nur durch frühzeitige Diagnosestellung, also im Stadium des Frühkarzinoms, möglich. Im eigenen Krankengut fand sich zwischen Erstoperation und Manifestation des Magenstumpfkarzinoms ein Intervall von 5–56 Jahren, im Durchschnitt lag es bei 23

Tabelle 4. Endoskopische Vorsorgeuntersuchungen bei Magenkarzinom-Risikopatienten

Adenom, Borderline lesion	3–6 Monate
~ nach Ektomie	3–6 Monate
Morbus Ménétrier	1–2 Jahre
Chron. Gastritis, Perniziosa-Konstellation	2 Jahre
Chron. atrophische Gastritis	4 Jahre
B-II-Magen	2 Jahre

± 11 Jahre. Da jedoch auch hier eine Verkürzung dieses freien Intervalls bei Zunahme des Lebensalters der Patienten bei der Erstoperation nachzuweisen ist, somit eine inverse Korrelation zwischen Operationsalter und Karzinom-Manifestationsalter besteht (Abb. 1), sollten gezielte endoskopische Untersuchungen mit obligater Biopsie und kombinierter histologisch-zytologischer Untersuchung auch bei asymptomatischen Patienten durchgeführt werden, und zwar bei Erstoperation bis zum 35. Lebensjahr spätestens nach 15 Jahren, bei Erstoperation zwischen dem 35. und 50. Lebensjahr nach 10 Jahren und bei Erstoperation nach dem 50. Lebensjahr nach 5 Jahren [14].

Postoperative Refluxösophagitis

Bei der Refluxkrankheit des Ösophagus kann sich das aggressive Refluat aus Salzsäure und Pepsin, aus Magensekret und Duodenalinhalt, aber auch aus Galle und Pankreasenzymen allein (alkalische Refluxösophagitis) zusammensetzen. Ideale Voraussetzungen für einen pathologischen Reflux sind durch die Resektion der

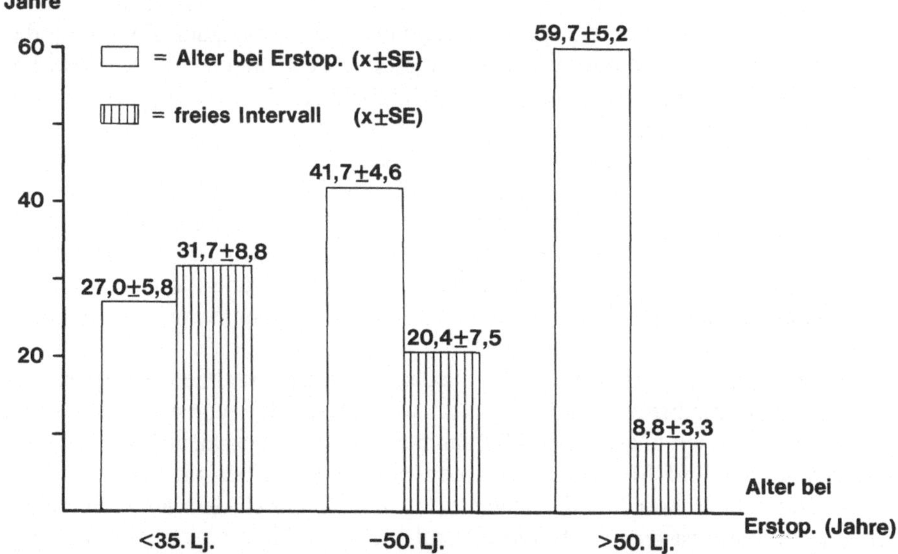

Abb. 1. Karzinome im operierten Magen. Freies Intervall in Abhängigkeit vom Patientenalter bei Erstoperation (n = 52) [aus 14]

Kardia (proximale Magenresektion, totale Gastrektomie) gegeben. Aber auch nach distaler Resektion klagen die Patienten über Refluxbeschwerden, wobei eine Refluxösophagitis häufiger nach B-II-Resektion als nach B-I-Resektion zur Beobachtung kommt. Wie es allerdings in diesen Fällen zur Störung des gastroösophagealen Verschlußventils im Sinne einer Schwächung des unteren Ösophagussphinkters bzw. der auxiliären Refluxmechanismen kommt, ist noch weitgehend unklar. Da eine schwere Refluxösophagitis nahezu die Regel nach proximaler Magenresektion ist, verläßt man dieses Verfahren zunehmend zugunsten der totalen Gastrektomie. Denn hier gelingt es abhängig vom gewählten Rekonstruktionsverfahren deutlich besser, die alkalische Refluxkrankheit zu vermeiden. Während die Inzidenz der Refluxösophagitis bei Patienten, bei denen die Kontinuität mit einfacher Ösophagoduodenostomie oder Ösophagojejunostomie mit und ohne Braun'sche Fußpunktanastomose durchgeführt wurde, besonders hoch ist (die Zahlenangaben variieren zwischen 33–100%, im eigenen Krankengut 75%), sind die Ergebnisse bei Ableitung des Intestinalinhalts durch eine Roux-Y-Anastomose oder durch eine orthograde Jejunum-Interposition nach Longmire deutlich besser [15, 19]. Entscheidend ist die Länge der ausgeschalteten Jejunumschlinge bzw. die Länge des Interponats und damit die Distanz zwischen Papilla Vateri und Ösophagus, die mindestens 40 cm betragen sollte. Nur so erschöpft sich das Refluat, ohne in den Ösophagus zu gelangen, und nur so läßt sich die Ösophagitisinzidenz auf unter 10% senken, wie wir in einer eigenen Studie zeigen konnten.

In dieser Studie überprüften wir, wie sich nach Gastrektomie die verschiedenen Rekonstruktionsverfahren, speziell aber die Schaffung eines Ersatzreservoirs mit Hilfe der von Longmire, Gütgemann, Schreiber und Seo angegebenen Methode der Interposition einer langen isoperistaltischen Jejunumschlinge auf die Langzeitmorbidität, speziell auch auf die Entwicklung einer Refluxösophagitis auswirken. An 35 Patienten im Alter von 29–73 Jahren (Durchschnittsalter 56 ± 10 Jahre), deren Jejunuminterposition (durchschnittliche Länge 35–40 cm) länger als ein Jahr (durchschnittliches Intervall 31 ± 15 Monate) zurücklag und die zum Zeitpunkt der Untersuchung tumorfrei waren, wurden zu diesem Zweck standardisierte endoskopisch-histologische Untersuchungen, röntgenologische Refluxprüfungen und szintigraphische Nüchternrefluxbestimmungen durchgeführt. 33 Patienten boten einen endoskopischen und histologischen unauffälligen Ösophagusbefund, ein Patient hatte – obwohl klinisch beschwerdefrei – eine Refluxösophagitis Stadium I und nur ein Patient hatte gravierende Beschwerden bei einer Refluxösophagitis Stadium III (Tabelle 5). Daneben zeigte sich in dieser Studie, daß auch bei der alkalischen Refluxösophagitis die Endoskopie allen anderen Verfahren überlegen war und der makroskopische Aspekt am zuverlässigsten mit der klinischen Symptomatik korrelierte.

Die konservative Therapie, speziell der alkalischen Refluxkrankheit der Speiseröhre, ist eine crux medicorum und entspricht weitgehend derjenigen bei alkalischer Refluxgastritis. Neben allgemeinen Maßnahmen werden gallensalzbindende Antazida, Colestyramin und Motilitätsregulatoren empfohlen. Über die therapeutische Wirksamkeit von Pharmaka, die einen Schutzfilm bilden (Alginsäure, Sucralfat) oder die Mukosaresistenz verbessern (Carbenoxolon-Alginsäure), gibt es noch keine Erfahrungen. Ist es bereits zu narbigen Stenosen gekommen, lassen sich diese mit den verschiedensten Techniken aufbougieren. Insgesamt fällt es bei der alkali-

Tabelle 5. Endoskopisch-bioptische Befunde an Ösophagus und Jejunum nach Gastrektomie und rekonstruktiver Interposition einer Jejunumschlinge (n = 35)

Endoskopie	Histologie		Zytologie
unauffällig n = 33	unauffällig	n = 21	unauffällig n = 8
Stadium I n = 1	initiale Ösophagitis	n = 13	PAP II n = 27
Stadium II n = 1	schwere Ösophagitis	n = 1	
Jejunuminterponat			
unauffällig n = 35	unauffällig	n = 18	unauffällig n = 33
	geringgradige Jejunitis	n = 16	PAP II n = 2
	Jejunitis und partielle Zottenatrophie	n = 1	

schen Refluxösophagitis im Vergleich zur Refluxgastritis leichter, bei konservativem Therapieversagen operativ zu intervenieren und eine Roux-Y-Ösophagojejunostomie oder eine Jejunuminterposition durchzuführen.

Metabolische Folgezustände

Anämie

30–50% der Magenresezierten entwickeln in der Folgezeit eine Anämie, stärker ausgeprägt bei totaler Gastrektomie und B-II-Resektion als nach B-I-Resektion. Ursache ist bei etwa ⅔ der Patienten ein Eisenmangel, bei ⅓ ein Vitamin-B_{12}-Mangel und nur selten ein Folsäuremangel, wobei Kombinationsformen häufig sind und Eisenmangelanämien die anderen Ursachen überdecken können [1, 11, 21]. Über die Faktoren, die im einzelnen derartige Mangelzustände hervorrufen können, orientiert Tabelle 6. Zur Diagnostik sollten außer dem peripheren Blutbild Eisen, Vitamin-B_{12} und Folsäure im Serum bestimmt werden. Beim Nachweis einer

Tabelle 6. Ursachen eines Eisen-, Vit.-B_{12}- und Folsäuremangels nach Magenresektion

Eisenmangel
Unzureichende Zufuhr mit der Nahrung
Resorptionsstörung ← Säuremangel
Resorptionsstörung ← rasche Darmpassage
Okkulte Blutverluste bei Gastritis

Vit.-B_{12}-Mangel
Unzureichende Zufuhr mit der Nahrung
Unzureichende Lösung aus der Proteinbindung
Mangel an Intrinsic-factor
Bakterieller Abbau

Folsäuremangel
Unzureichende Zufuhr durch einseitige Diäten

Anämie empfiehlt sich, auch bei partiell gastrektomierten Patienten einen Schilling-Test durchzuführen. Fällt er normal aus, wird in der Magenmukosa noch ausreichend Intrinsic factor gebildet. Bevor jedoch der Vitamin-B_{12}-Intrinsic factor-Komplex gebildet wird, müssen Magensäure und Pepsin Cobalamin aus seiner Eiweißbindung lösen. Bei einer atrophischen Schleimhaut kann aber die Säure- und Pepsinsekretion eher gestört sein als die Intrinsic factor-Sekretion, so daß abnorm niedrige Vitamin-B_{12}-Serum-Spiegel bei normalem Schilling-Test vorliegen. Bei diesen Patienten sollte die Resorption proteingebundenen Cobalamins geprüft werden, da nur diese Modifikation des Schilling-Testes sehr früh und mit hoher Sensivität eine Magenschleimhautatrophie anzeigt [6].

Eine Beeinträchtigung der normalen Fe-Resorption nach Gastrektomie und Rekonstruktion nach Roux oder einfacher Ösophagojejunostomie wird neben dem Wegfall von Säure und Pepsin vor allem der Umgehung des Duodenums zur Last gelegt. Beim Jejunuminterponat ist jedoch die physiologische Duodenalpassage wieder hergestellt. In dem von uns untersuchten (oben bereits genannten) Kollektiv von 35 Patienten mit Jejunuminterponat bestand 4mal ein erniedrigter Serum-Eisenspiegel, der 3mal zu einer mikrozytären Anämie geführt hatte. Da die Operation mindestens ein Jahr zurücklag und ein Tumorrezidiv oder Blutungen ausgeschlossen werden konnten, ist eine unzureichende Zufuhr von Eisen mit der Nahrung als Hauptgrund für den Eisenmangel anzusehen. Auch Bradley [4] konnte zeigen, daß 30% seiner Patienten in ihrer häuslichen Umgebung weniger als 85% der empfohlenen täglichen Eisenmenge zu sich nahmen.

Die Therapie des Eisenmangels besteht in der täglichen Gabe von 50–80 mg Eisen++ als Sulfat oder Gluconat per os. Im ersten postoperativen Jahr kann allerdings die Resorption gestört sein, so daß die parenterale Gabe bis zur Normalisierung der Resorption indiziert ist [11, 24]. Eine Substitution von Vitamin-B_{12} (1000 μg i. m. alle 2–3 Monate) ist bei teilresezierten Patienten mit fehlender Säure- oder Intrinsic factor-Sekretion und konsekutivem Vitamin-B_{12}-Mangel angezeigt. Sie ist absolut lebenslang notwendig nach totaler Gastrektomie, da der Cyanokobalaminspeicher der Leber nach 3–5 Jahren aufgebraucht ist. Eine orale Gabe von Vitamin-B_{12}-Intrinsic factor-Komplex ist in ihrem Effekt unsicher und abzulehnen. Da gerade nach Gastrektomie eine pathologische Besiedlung des Dünndarms mit anaeroben Bakterien stattfinden kann, besteht die Gefahr einer bakteriellen Spaltung dieses Komplexes. Eine spezifische Therapie mit Folsäure erübrigt sich fast immer, Voraussetzung ist allerdings die Aufnahme einer normalen gemischten Kost.

Gewichtsverhalten, Malnutrition, Malassimilation

Die Kontrolle des Gewichts ist der beste und einfachste Indikator, ob postoperativ Aufnahme, Digestion und Resorption der Nahrung ungestört verlaufen. Nach B-II-Resektion und nach totaler Gastrektomie wird in der Literatur ein Gewichtsverlust bei 20–84% der Patienten beschrieben [1, 4, 11]. Als Gründe hierfür werden einmal eine zu geringe Nahrungsaufnahme und zum anderen im Bereich von Magen, Dünndarm und/oder Pankreas gelegene Störungen mit nachfolgender Maldigestion und Malabsorption genannt (Tabelle 7).

Tabelle 7. Ursachen einer Malnutrition und Malassimilation nach Magenresektion

Malnutrition
Fehlen von Appetit und Hungergefühl
Völlegefühl bei fehlendem Reservoir
Angst vor Dumping-, Reflux- und dysphagischen Beschwerden
Sozioökonomische und emotionale Faktoren

Malassimilation
Ungenügende oder fehlende Produktion von Säure und Pepsin
Pankreozibale Asynchronie (Nebenschluß des Duodenums)
Exokrine Pankreasinsuffizienz
Zottenatrophie des Dünndarms
Beschleunigte Passage → verminderte Resorption
Beschleunigte Passage → verminderte Resorption von Gallensalzen
Bakterielle Fehlbesiedlung
Laktasemangel

Das Gewichtsverhalten nach distalen Magenresektionen bietet heute kaum noch klinische Probleme. Ein relevanter Gewichtsverlust beschränkt sich auf die wenigen Patienten mit schwerem Dumping- oder Blind-loop-Syndrom. Das bestätigt sich auch in einer Studie von Theisinger, in der nur 11 (1,3%) von 811 Patienten nach B-II-Resektion eine Gewichtsabnahme, bedingt durch ein Dumping-Syndrom, aufwiesen (Abb. 2) [20].

Besonders nach totaler Gastrektomie sind Ernährungsstörungen und daraus resultierender Gewichtsverlust oft beschriebene Erscheinungen. Nach neueren Untersuchungen zeigen aber auch hier die meisten Patienten, wenn sie nach 1–6 Monaten den postoperativen Katabolismus überwunden haben, häufiger eine Gewichtszunahme als eine -abnahme. So fand z. B. Adams in einer Übersicht bei 89 (63%) von 141 Patienten eine Gewichtszunahme [1].

Die Beurteilung, ob das neue, dann meist konstante Gewicht als zufriedenstellend angesehen werden kann, ist jedoch dadurch erschwert, daß über eine Referenzgröße keine allgemeine Übereinstimmung besteht. Einige Autoren vertreten die Auffassung, das normale Gewicht vor Ausbruch der bösartigen Grundkrankheit sei als Vergleichsstandard besonders aussagekräftig, da man den Patienten als seine eigene Kontrollgröße einsetze. Dagegen sei der Vergleich mit dem unmittelbar präoperativen Gewicht von eher zweifelhaftem Wert, da fast alle Patienten präoperativ erheblich an Gewicht eingebüßt hätten und eine Normalität somit nicht gegeben sei [1, 11].

Als Maßstab für Normalität im statistischen Sinne ist jedoch das Gewicht vor Krankheitsbeginn wenig geeignet, da bei den meisten Patienten häufig ein erhebliches Übergewicht bestand. Statt dessen wird daher von anderen Autoren als bessere Referenzgröße ein Idealgewicht betrachtet, das auf von der Metropolitan Life Insurance Company veröffentlichte Zahlenwerte Bezug nimmt. Die Relation des aktuellen Gewichts zu diesem Idealgewicht erlaubt festzustellen, ob der Patient ein für sein Alter, Geschlecht und Größe optimales Gewicht wiedererlangen konnte [4, 8, 18].

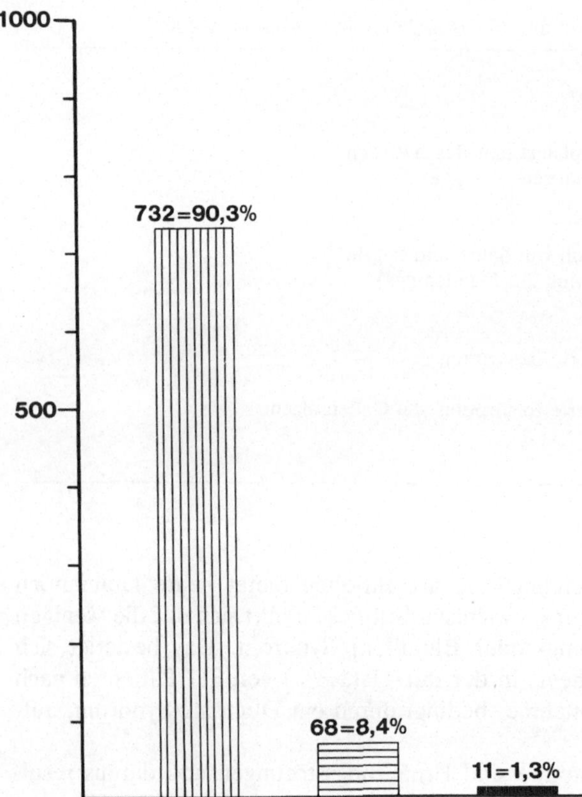

Abb. 2. Das Gewichtsverhalten nach Billroth-II-Resektionen (längsschraffiert: Gewichtszunahme mit Überschreiten des alten Gewichts; querschraffiert: Gewichtszunahme ohne Erreichen des alten Gewichts; schwarz: Gewichtsabnahme ohne anfängliche Zunahme desselben) [aus 20]

Die in eigenen Untersuchungen an 61 Patienten (53 Jejunuminterpositionen, 6 Ösophagojejunostomien mit doppelläufiger Jejunumschlinge, 2 Ösophagojejunostomien Roux-Y) gewonnenen Daten zeigen, daß lediglich 11,5% der Patienten das vor Krankheitsbeginn bestehende Gewicht wiedergewinnen konnten, ein Prozentsatz, der auch von Adams (10,5% bei 182 Patienten) angegeben wurde [1]. Das Durchschnittsgewicht unserer Patienten lag jedoch lediglich um 0,5%, das sind 330 g, unter dem durchschnittlichen Idealgewicht. Dabei wurde bereits ein Gewicht von mehr als 85% des Idealgewichts als zufriedenstellend bzw. weniger als 75% als inadäquat gewertet. Unter dieser 85%-Grenze lagen nur fünf (8,2%) der 61 von uns untersuchten Patienten (Abb. 3). Bedeutsam für den Ernährungszustand zum Untersuchungszeitpunkt war unter anderem das Ausmaß des Übergewichts vor Krankheitsbeginn. Zu diesem Zeitpunkt waren 45,9% der Patienten übergewichtig, sie lagen um 20% über ihrem Idealgewicht. Postoperativ erreichten lediglich 6,6% ihr Idealgewicht nicht (Abb. 3). Somit lagen die ursprünglich stark übergewichtigen Patienten trotz überdurchschnittlichen Gewichtsverlusts immer noch um 3,5% über ihrem Idealgewicht, während Patienten, die vorher in etwa ihr Idealgewicht besaßen, bei der Untersuchung um 8,4% darunter lagen. Das präoperative Gewicht in Relation zum Idealgewicht gestattet somit eine Prognose über das postoperative

Abweichungen vom Idealgewicht zum Zeitpunkt der Untersuchung

Abweichungen vom Idealgewicht vor Beginn der Krankheit

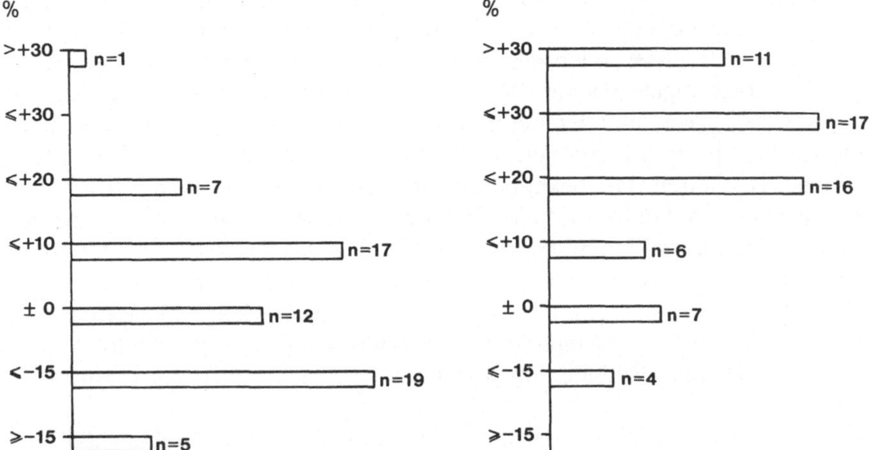

Abb. 3. Körpergewicht nach Gastrektomie (gesamt n = 61; Jejunuminterposition n = 53; Ösophagojejunostomie und Braun-Anastomose n = 6; Roux-Y n = 2)

Gewichtsverhalten. Patienten mit über dem Idealgewicht liegendem präoperativen Gewicht tolerieren die unvermeidlichen nutritiven Störungen weit besser als Patienten, die bereits präoperativ unter dem Idealgewicht liegen. Letztere befanden sich auch bei uns ausnahmslos postoperativ in einem nicht zufriedenstellenden Ernährungszustand.

In Übereinstimmung mit anderen Autoren [9, 22] konnten wir feststellen, daß die Patienten mit rekonstruktiven Verfahren nach Roux bzw. Longmire eine günstigere Gewichtsentwicklung aufwiesen als diejenigen mit einer Ösophagojejunostomie und Braunscher Anastomose. Während die beiden erstgenannten Gruppen ihr Idealgewicht um 2,5% übertrafen, lagen die Patienten mit Ösophagojejunostomie um 5,9% darunter.

Welche Rolle den in Tabelle 7 aufgeführten Ursachen für den Gewichtsverlust nach B-II-Resektion, besonders aber nach Gastrektomie (kalorisch unzureichende Nahrungsaufnahme und Malassimilation bzw. die Kombination dieser beiden Faktoren) zukommt, ist im einzelnen noch nicht geklärt. Zwar besteht bei etwa der Hälfte aller Gastrektomierten bei genauer Untersuchung eine Malabsorption von Fett und Protein [1, 4, 7, 11]. Aber der dadurch bedingte Verlust an Kalorien ist in der Regel gering und erklärt nicht allein die Gewichtsabnahme. Zudem besteht die Möglichkeit, durch eine Erhöhung der täglichen Fett- und Eiweißzufuhr um einen relativ geringen Betrag derartige Verluste zu kompensieren. Im eigenen Krankengut mit totaler Gastrektomie fand sich bei einer Fettausscheidung von 3,2 g bis 41,9 g/Tag (Mittelwert 7,7 g) nur eine minimale Absorptionsverschlechterung, wobei eine Abhängigkeit des Körpergewichts vom Ausmaß der Malassimilation nicht feststellbar war und Differenzen zwischen den Patienten mit und ohne erhaltene Duodenalpassage nicht gefunden werden konnten. Von den verschiedenen Gründen für die Malassimilation dürfte u. E. der pankreozibalen Asynchronie und der bakteriellen

Fehlbesiedlung die größte Bedeutung zukommen. Die nicht nahrungssynchrone Stimulation der Galle- und Pankreassekretion durch die Umgehung des Duodenums läßt sich am besten durch Pankreasfermentpräparate in Granulatform korrigieren. Der bakterielle Überwuchs ist Folge der fehlenden Bakterizidie des Magens oder eines Passagehindernisses oder des Ausfalls des interdigestiven myoelektrischen Komplexes infolge vagaler Denervation. Der Abbau von Vitamin B_{12}, die Dekonjugation von Gallensalzen und der Verbrauch von Fett und Lipase durch die Kolonflora kann zur Malabsorption von Fett, der fettlöslichen Vitamine A, D, E und K und von Vitamin B_{12} führen. Die bekannten Folgen sind Anämie (Vitamin B_{12}, Vitamin E), Sehstörungen (Vitamin A), hämorrhagische Diathese (Vitamin K), Osteoporose (Vitamin D), Diarrhöen und Gewichtsverlust. Für das Entstehen von Osteoporose und Osteomalazie werden neben der verminderten Aufnahme und Absorption von Vitamin D auch Störungen im Kalzium-Stoffwechsel (Mangel infolge einseitiger Ernährung, speziell bei Milchintoleranz, ungenügende Resorption infolge Umgehung des Duodenums, Bildung von Kalziumseifen bei Steatorrhoe) verantwortlich gemacht.

Bei den Diarrhöen handelt es sich wie bei den Postvagotomie-Durchfällen um chologene Diarrhöen. Differentialdiagnostisch ist hier besonders an Diarrhöen im Rahmen des postalimentären Frühsyndroms zu denken, der häufigsten Ursache einer Diarrhöe nach Magenresektion (Tabelle 8).

Die Therapie des Blind-loop-Syndroms besteht neben der Gabe von Antibiotika (Metronidazol, Tetracycline) in der Substitution der Vitamine A, D, E und K sowie von Kalzium, diätetisch unterstützt im Bedarfsfalle durch die Zufuhr mittelkettiger Triglyceride. Für die Behandlung der Durchfälle ist Colestyramin ($2 - 4 \times 4$ g) angezeigt, zu beachten ist allerdings die Malabsorption fettlöslicher Vitamine bei Langzeiteinnahme. Symptomatisch wirken auch Diphenoxylat (Reasec, bis zu 3×4 Tabl./Tag) oder Loperamid (Imodium, bis zu 6 Kapseln/Tag).

Insgesamt spielen jedoch die angeführten Resorptionsstörungen als Ursache einer Mangelernährung nur eine untergeordnete Rolle bei den meisten Patienten. Daher müssen auch andere Faktoren in Betracht gezogen werden, um die bestehenden Gewichtsprobleme zu erklären. So kann ein Gewichtsverlust bei unverändertem Energieverbrauch und nicht grob verschlechterter Nahrungsabsorption auch durch eine insgesamt eingeschränkte Zufuhr von Kalorien verursacht sein. Nach Studien der Eßgewohnheiten gastrektomierter Patienten konnte Roberts feststellen, daß die Mehrzahl der Untersuchten täglich weniger als 1800 kcal zu sich nahmen [16]. In einer anderen Studie mit gleicher Methodik betrug die durchschnittliche Tageskalorienaufnahme 2100 kcal [1].

Tabelle 8. Ursachen postoperativer Diarrhöen

Frühdumping-Syndrom	
Gesteigerter duodeno-kolischer Reflex	
Beschleunigte Darmpassage	
Malassimilation	
Bakterielle Fehlbesiedlung	} chologene
Vagotomie	} Diarrhöen
Milchunverträglichkeit, Glutenenteropathie	

Bradley verglich die Nahrungszufuhr unter häuslichen Bedingungen und in der Klinik mit den von der WHO empfohlenen täglichen Mindestmengen für Fett, Eiweiß, Kohlenhydrate, Mineralien und Vitamine. Dabei zeigte sich, daß in der häuslichen Umgebung lediglich 85% der zur Aufrechterhaltung des Idealgewichts notwendigen Kalorien aufgenommen wurden, während in der Klinik bei einer ‚ad libitum'-Diät die empfohlenen Kalorienmengen überschritten wurden [4]. Andere Untersucher verweisen ebenfalls auf die inadäquate Nahrungsaufnahme als Hauptursache des Gewichtsverlusts nach Gastrektomie [11, 23].

Verschiedene Komponenten können die Abneigung oder Unfähigkeit gastrektomierter Patienten bestimmen, umfangreichere Mahlzeiten und damit mehr Kalorien zu sich zu nehmen. Bis zu 40% der Patienten klagen über fehlenden Appetit oder nicht vorhandenes Hungergefühl, andere vermeiden größere Nahrungsmengen aus Furcht vor einem unangenehmen Völlegefühl infolge mangelnder Kapazität des Ersatzmagens oder Dumping-Beschwerden [1, 7, 11]. Dysphagie und weitere Beschwerden infolge eines Reflux von Duodenalsaft in den Ösophagus stellen zusätzliche Hindernisse für eine ausreichende Ernährung dar. Allerdings wies Bradley nach, daß die aufgenommenen Kalorienmengen in Abhängigkeit von der sozialen Umgebung schwanken [4].

Die oben aufgeführten Beschwerden sind also nur zum Teil für die Exokarenz verantwortlich und werden von weiteren Einflüssen ergänzt und überlagert. Dazu zählen das Fehlen persönlicher Initiative und Disziplin, ökonomische Schwierigkeiten – hier ist zum Beispiel an die Kosten einer proteinreichen, abwechslungsvollen Diät und die Probleme bei der Zubereitung von mehreren wohlschmeckenden Mahlzeiten pro Tag vor allem bei gleichzeitiger Berufstätigkeit zu denken – und depressive Verstimmungen in Verbindung mit der Furcht vor einem Karzinomrezidiv [4, 8].

Auch die eigenen Patienten wiesen ein tägliches Aufnahmedefizit von knapp 10% der empfohlenen Kalorienmenge auf. Bei den Patienten mit Ösophagojejunostomie

Tabelle 9. Therapie nach totaler Gastrektomie

1. *Ernährungsrichtlinien*
   Kalorienreiche Kost (kalorischer Mehrbedarf 10–20%)
   6–8 kleine Mahlzeiten
   Bei Bedarf mittelkettige Triglyceride
   Meiden von hyperosmolaren Zubereitungen, evtl. von Laktose
2. *Substitution*
   Pankreasfermente (als Granulat)
   Eisen-II-Präparate (postop. evtl. parenteral)
   Vit. A, D, E, K (alle 2 Monate)
   Vit. B_{12} 1000 μg i. m. (alle 2–3 Monate)
   Kalzium-Tbl. 1–2 g
3. *Bakterieller Überwuchs*
   Metronidazol (2 × 400 mg) oder
   Tetracyclin (3–4 × 500 mg) (für 2–4 Wochen)
4. *Diarrhöe*
   Diphenoxylat (bis zu 3 × 4 Tbl.)
   Loperamid (bis zu 3 × 2 Kapseln)
   Colestyramin (bis zu 4 × 4 g)

und Braunscher Anastomose waren die immer vorhandenen starken Refluxbeschwerden mitentscheidend für die inadäquate Nahrungsaufnahme und das niedrige Gewicht. Die befriedigende Ernährungslage bei den Patienten mit Jejunuminterponat war vor allem dadurch ermöglicht, daß Reflux- oder Dumping-Beschwerden weitgehend fehlten.

Gegen die totale Gastrektomie als Regeloperation bei Magenkarzinom wird vor allem als Argument die Langzeitmorbidität vorgebracht, wobei die Gewichtsprobleme („agastrische Dystrophie", „Verdauungskrüppel") besonders herausgestellt werden. Wie auch die eigenen Untersuchungen zeigen, stehen mit der Jejunuminterposition nach Longmire und der Y-förmigen Rekonstruktion nach Roux operative Verfahren zur Verfügung, die in bezug auf die postoperative Lebensqualität voll befriedigen können. Voraussetzung ist allerdings eine entsprechende diätetische Beratung, eine adäquate Substitutionstherapie, die Berücksichtigung sozioökonomischer Faktoren und nicht zuletzt ein konsequentes Nachsorgeprogramm (Tabelle 9).

Literatur

1. Adams JF 2 (1967), 137/3 (1968), 145/3 (1968) The clinical metabolic consequences of total gastrectomy. Scand J Gastroenterology 152
2. Becker HD, Caspary WF (1980) Postgastrectomy und postvagotomy syndromes. Springer Berlin Heidelberg New York
3. Bjørneklett A, Fansa O, Midtvedt T (1983) Small – bowel bacterial overgrowth in the postgastrectomy syndrome. Scand J Gastroenterol 18:277
4. Bradley EL, Isaacs J, Hersh T, Davidson ED, Millikan W (1975) Nutritional Consequences of Total Gastrectomy. Ann Surg 182:415
5. Caspary WF (1984) Stärkeblocker als Schlankmacher? Med Klinik 79:236
6. Dawson DW, Sawers AH, Sharma RK (1984) Malabsorption of protein bound vitamin B_{12}. Brit Med J 288:675
7. Everson TC (1952) Nutrition following total gastrectomy with particular reference to fat and protein assimilation. Surg Gynec Obstet 95:209
8. Goebell H (1979) Pathophysiological Consequences of total gastrectomy. In: Gastric cancer (Hrsg.) Herfarth Ch, Schlag P, Springer Berlin
9. Huguier M, Lancret JM, Bernard PF, Baschet C, Le Henand F (1976) Functional results of different reconstructive procedures after total gastrectomy. Br J Surg 63:704
10. Jenkins DJA, Gassul MA, Leeds AR, Metz G, Dilawari JG, Slavin B, Blendis JLM (1977) Effect of dietary fibre on complications of gastric surgery: prevention of postprandial hypoglycemia by pectin. Gastroenterology 72:215
11. Kelly WD, Mac Lean LD, Perry JF, Wagensteen O (1954) A study of patients following total or near total gastrectomy. Surgery 35:964
12. Mc Loughlin JC, Buchanan KD, Alam MJ (1979) A glycoside-hydrolase inhibitor in the treatment of dumping syndrome. Lancet II:605
13. Meshkinpour H, Elashoff J, Stewart H, Sturdevant RAL (1977) Effect of cholestyramine on the symptoms of reflux gastritis. Gastroenterology 73:441
14. Meyer HJ, Huchzermeyer H, Pichlmayr R (1982) Endoskopische Aspekte und chirurgische Behandlungsmöglichkeiten beim Karzinom im operierten Magen. Therapiewoche 32:1815
15. Nakayama K (1956) Evaluation of the various operative methods for total gastrectomy. Surgery 40:488
16. Roberts KE, Randall HT, Bane HN, Medwid A, Schwartz MK (1955) Studies of the physiology of the dumping syndrome. New York State J Med 55:2897
17. Scheurer U (1984) Diät bei Magen-Darm-Erkrankungen. Schweiz med Wschr 114:381
18. Schrock TR, Way LW (1978) Total Gastrectomy. Am J Surg 135:348

19. Siewert JR, Hinder RA, Blum AL (1984) Der operierte Magen und seine Folgezustände. In: Klin. Gastroenterologie. Demling L (Hrsg.) Thieme Verlag Stuttgart
20. Theisinger W (1977) Pathophysiologie und funktionelle Störungen am operierten Magen. In: Der operierte Magen. Die Gastroenterologische Reihe, Bd 2 Kali-Chemie Hannover
21. Tovey FJ, Clak CG (1980) Anaemia after partial gastrectomy: A neglected curable condition. Lancet I:956
22. Ultsch B (1977) Spätergebnisse der totalen Magenresektion. In: Der operierte Magen. Die Gastroenterologische Reihe, Bd 2 Kali-Chemie Hannover
23. Vanamee P (1960) Nutrition after gastric resection. Jama 172:2072
24. Wehner W (1960) Die orale und intravenöse Eisenbelastungsprobe nach Billroth-II-Operation. Zbl Chir 85:146

Tumornachsorge bei Magenkarzinompatienten

S. WALGENBACH, TH. JUNGINGER, H. H. WINTER

Einleitung

Vordringliches Ziel der Tumornachsorge ist die Rezidiv- und Metastasenfrüherkennung sowie die Diagnostik und Therapie der Folgeerscheinungen des partiellen oder totalen Organverlustes. Die Tumornachsorge dient ferner der psychosozialen Rehabilitation Tumorkranker und der Betreuung inkurabler Patienten, was in unserer Klinik zum Teil unter stationären Bedingungen im Rahmen einer speziell eingerichteten palliativen Station geschieht. Letztlich erlaubt die Tumornachsorge dem Therapeuten die Erfassung und Dokumentation des Krankheitsverlaufes sowie die Beurteilung der Behandlung [1, 2, 3].
Das eigene Nachsorgekollektiv radikal operierter Magenkarzinompatienten soll bezüglich der Annahme des Nachsorgeschemas durch die Patienten, der Nachweisrate von Tumorrezidiven und postoperativer Funktionsstörungen betrachtet werden.

Krankengut und Methodik

Seit dem 1. 8. 1976 werden wegen maligner Tumoren operierte Patienten ambulant in der Nachsorgesprechstunde betreut. Hier erfaßt sind 186 radikal operierte Magenkarzinompatienten – ungeachtet des Ausmaßes der Resektion –, die zwischen dem 1. 1. 1976 und dem 31. 12. 1982 operiert und bis zum 31. 12. 1983 in der Tumornachsorge betreut wurden. Im Rahmen des standardisierten Nachsorgeprogrammes unserer Klinik sind für diese Patienten während des ersten postoperativen Jahres 4, im zweiten 2 und anschließend jährliche Untersuchungen vorgesehen. Zwischenanamnese und ein klinischer Befund werden an jedem Termin erhoben sowie laborchemische Untersuchungen veranlaßt. Eine endoskopische und radiologische Kontrolle, eine Thoraxaufnahme sowie eine Sonographie des Abdomens erfolgen innerhalb der ersten beiden Jahre halbjährlich und anschließend jährlich (Tabelle 1).
Dieses Schema führen wir in Zusammenarbeit mit den Hausärzten durch. Der Patient wird schriftlich gebeten, den Hausarzt aufzusuchen, welcher gleichzeitig über den anstehenden Nachsorgetermin und die vorgesehenen Untersuchungen informiert wird. Nach Durchführung der entsprechenden Maßnahmen stellt sich der Patient mit den erhobenen Befunden in unserer Nachsorgesprechstunde vor, wo die

Tabelle 1. Magenkarzinom-Nachsorgeuntersuchungsprogramm – Chirurg. Univ.-Klinik Köln

	Monate nach Radikaloperation								
	3	6	9	12	18	24	36	48	60
Anamnese	•	•	•	•	•	•	•	•	•
Klin. Untersuchung	•	•	•	•	•	•	•	•	•
Kleines Labor	•	•	•	•	•	•	•	•	•
Gastroskopie, Ösophagusbreischluck		•		•	•	•	•	•	•
Sonographie Oberbauch		•		•	•	•	•	•	•
Röntgen Thorax 2 E		•		•	•	•	•	•	•

Tabelle 2. Magenkarzinom-Tumornachsorge – Einbestellverfahren

1. Vereinbarung des 1. Nachsorgetermins während des stationären Aufenthaltes
2. Erinnerungsschreiben gleichzeitig an

Patient	Hausarzt
▼	▼
Vorstellung beim Hausarzt	fälliges Untersuchungsprogramm

3. Durchführung der Untersuchungen vom Hausarzt nach seinen Möglichkeiten
4. Vorstellung des Patienten mit Befunden in der Nachsorge-Sprechstunde
5. Vervollständigung und Erweiterung der Diagnostik
6. Standardisierter Arztbrief:
   Ergebnisse, aktuelle Tumorklassifizierung, Mitteilung des nächsten Nachsorgetermins

Diagnostik ggf. komplettiert oder bei suspekten Befunden erweitert wird. Abschließend ergeht ein Bericht an den Hausarzt (Tabelle 2).
Gezielt nachuntersucht sind 30 gastrektomierte Patienten des o. g. Kollektivs, bei denen die Ösophago-Jejunostomie mit maschinellen Klammernahtgeräten erstellt wurde. Um die Auswirkungen dieses radikal-chirurgischen Vorgehens zu erfassen, wurden die Patienten im Rahmen der Nachsorge im Hinblick auf ihre subjektiven Beschwerden, laborchemische Veränderungen und funktionellen Störungen untersucht. Zuzüglich zu den bereits aufgeführten diagnostischen Maßnahmen erfolgte ein Glukosetoleranztest, ein Xylosebelastungstest und die Ermittlung der Chymotrypsinausscheidung im Stuhl.

Ergebnisse

Annahme des Nachsorgeschemas

Bis zum Ende des Beobachtungszeitraumes hätten – entsprechend unserem Nachsorgeschema und unter Berücksichtigung verstorbener sowie nach Rücksprache ausgeschiedener Patienten – 1160 Nachuntersuchungen angestanden. Insgesamt wurden jedoch nur 680 Untersuchungen von den Patienten wahrgenommen. Einen 3-Monats-Termin nahmen 60% aller vorgesehenen Patienten wahr. Bis zum 12-Monats-Termin fiel die Teilnahme auf unter 50%. Termingerecht zur 3-Monats-Untersuchung kamen 24% und zur 12-Monats-Untersuchung 17% der Patienten.

Tabelle 3. Magenkarzinom-Tumornachsorge – Zeitpunkt der Untersuchung

Nachsorgeuntersuchung geplant Mo. p. op.	erfolgt Mo. p. op.
3	3,5
6	7,9
9	12,8
12	20,0
18	28,8
24	40,9
36	50,0
48	58,3
60	67,0

Der relative Anstieg der tatsächlich und termingerecht durchgeführten Nachsorgeuntersuchungen ist bedingt durch die zeitliche Abweichung der Vorstellung vom geplanten Termin und der nicht regelmäßigen Teilnahme der Patienten an allen Terminen. Verspätet kommende Patienten täuschen bei geringer werdender Anzahl vorgesehener Nachuntersuchungen eine Zunahme der Beteiligung vor (Abb. 1). Dies verdeutlicht Tabelle 3. Aus ihr ist ersichtlich, daß die erste Nachuntersuchung im Median 3,5 Monate postoperativ erfolgte. Die sechste, im 24. postoperativen Monat geplant, jedoch erst nach 40,9 Monaten durchgeführt wurde.

Rezidivdiagnostik und Therapie

Im Rahmen der 680 durchgeführten Nachsorgetermine stellten wir bei 23 Patienten 35mal die Diagnose eines lokalen oder regionalen Rezidivs bzw. einer Fernmetastasierung. Insgesamt wurde die Mehrzahl bis zum Ablauf des zweiten postoperativen Jahres diagnostiziert mit einer Häufung um den 18. postoperativen Monat. So

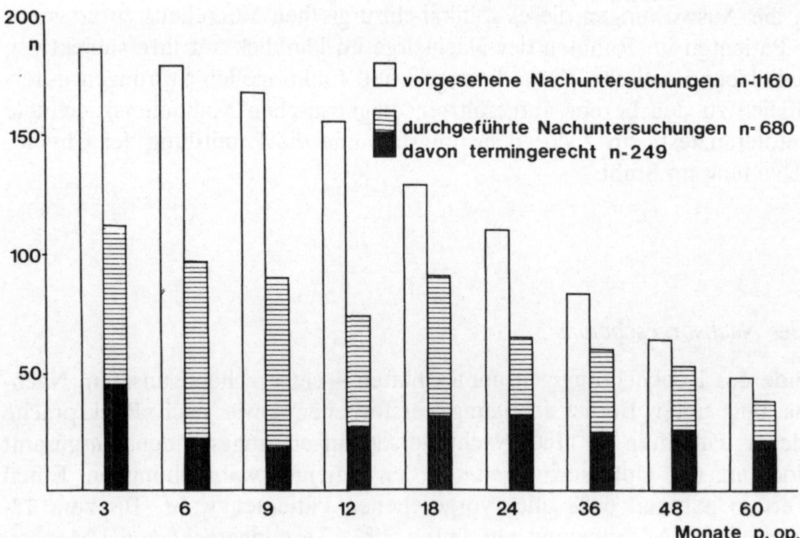

Abb. 1. Durchführung der Nachsorgeuntersuchungen

entdeckten wir über 80% der lokalen Rezidive bis zum 21. postoperativen Monat und über 80% der Fernmetastasen bis zum 18. postoperativen Monat. Lymphknotenmetastasen beobachteten wir in der Regel später (Abb. 2). Auch die Mehrzahl der Patienten, bei denen eine Progredienz des Tumorleidens diagnostiziert wurde, erschien nicht termingerecht zur vorgesehenen Nachuntersuchung (Abb. 3). Zum Diagnosezeitpunkt war nur 1 Patient mit einem Lokalrezidiv radikal reoperabel. 2 palliative Eingriffe wurden vorgenommen, 8 Patienten der Chemotherapie und 1 Patient der Strahlentherapie zugeführt. Die restlichen 11 Patienten wurden ausschließlich symptomatisch behandelt (Tabelle 4).

Postoperative funktionelle Störungen nach Gastrektomie

Nach Einführung der maschinellen Klammernahtgeräte zur Erstellung der Ösophago-Jejunostomie sank die Letalität der Gastrektomie in unserer Klinik unter 3%,

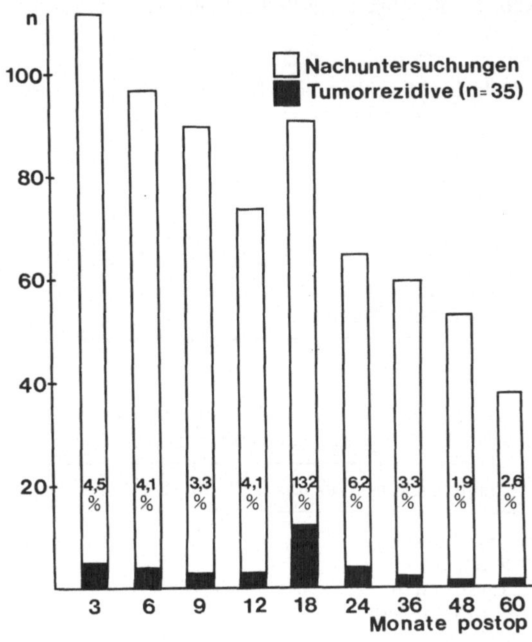

Abb. 2. Diagnosezeitpunkt der Tumorrezidive

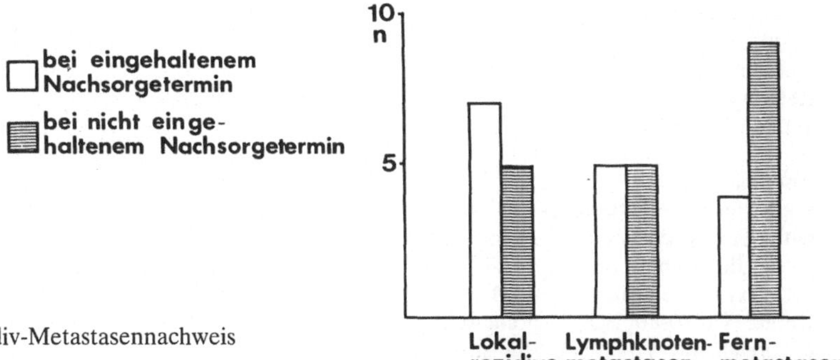

Abb. 3. Rezidiv-Metastasennachweis (n = 35)

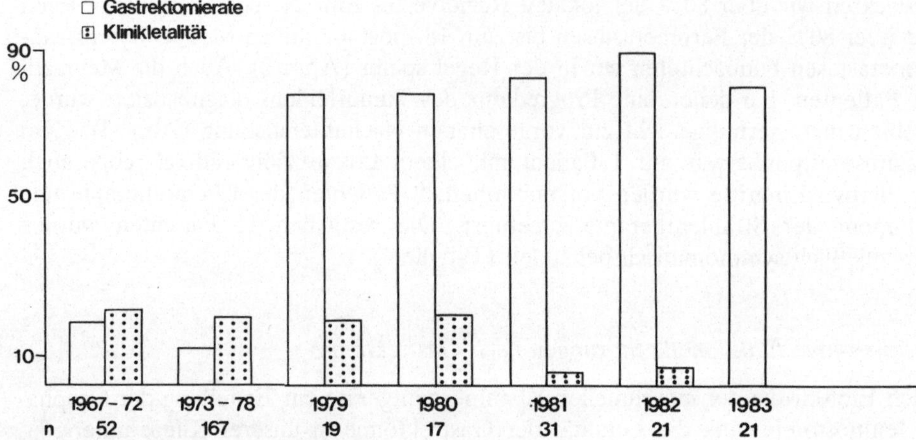

Abb. 4. Kurative Eingriffe bei Magenkarzinom (1967–1983)

Tabelle 4. Magenkarzinom-Tumornachsorge – Therapie bei Rezidiv/Metastasen

	n	%
Chirurgische Therapie		
radikal	1	4,4
palliativ	2	8,8
Chemotherapie	8	35,0
Strahlentherapie	1	4,4
Symptomatische Therapie	11	47,4

Tabelle 5. Magenkarzinom-Tumornachsorge – Nachsorgeuntersuchung nach Gastrektomie und maschineller Ösophagojejunostomie (n = 30)

Nachuntersuchungszeitraum 3–28 Monate	n	%
Männer/Frauen	21I9	
Frühkarzinome	8I30	
Rekonstruktion Roux/Longmire	28I2	
Beschwerden		
p. op Gewichtsverlust (1–30 kg, $\overline{x}$ 12,7 ± 7,4 kg)	27	90
Dumping/Speiseintoleranz	18	60
Refluxsymptome	6	20
Befunde		
Anämie	11	37
Eisenmangel	11	20
erniedrigtes Gesamteiweiß	0	
path. Chymotrypsinausscheidung im Stuhl	14	47
path. Glukosebelastung (n = 23)	13	56
path. Xylosebelastung (n = 18)	1	5
Reflux (gastroskopisch, radiologisch)	6	20
unzureichende Vitamin-B_{12}-Substitution	21	70

bei gleichzeitiger Zunahme dieses Verfahrens (Abb. 4). 30 Patienten wurden zwischen 3 und 28 Monaten nach der Gastrektomie untersucht. Im Vordergrund der Beschwerden stand ein postoperativer Gewichtsverlust zwischen 1 und 30 kg, im Mittel 12,7 ± 7,4 kg, der von 90% der Patienten beklagt wurde. Über Speiseintoleranz und Dumping unterschiedlichen Ausmaßes berichteten 60% der Patienten. Anämisch waren 37% und einen Eisenmangel wiesen 20% der Nachuntersuchten auf. Eine pathologisch erniedrigte Chymotrypsinausscheidung im Stuhl ermittelten wir bei 47% des Patientenkollektivs. Der bei 23 Personen durchgeführte Glukosetoleranztest führte in etwa der Hälfte der Fälle zur Dumpingsymptomatik. Bei 17 von 18 Patienten fiel der Xylosebelastungstest normal aus. Anamnestisch ermittelten wir bei 70% der Nachuntersuchten eine unzureichende Vitamin-B_{12}-Substitution (Tabelle 5).

Diskussion

Knapp ⅔ aller Patienten stellten sich nach Operation wegen Magenkarzinoms ambulant in unserer Tumornachsorge vor. Sie kamen jedoch nicht immer regelmäßig und auch verspätet. Dies trifft auch auf die Mehrzahl der Patienten mit diagnostiziertem Tumorrezidiv bzw. Fernmetastasierung zu.

Trotz umfangreicher Nachuntersuchungen konnte die Mehrzahl der Patienten mit erfaßter Progredienz des Tumorleidens keiner kurativen Therapie zugeführt werden. Somit konnte unsere Nachsorge in der jetzigen Form weder deren Heilungschance wesentlich verbessern, noch den Verlauf der Krebserkrankung beeinflussen. Offen muß bleiben, ob durch eine Intensivierung der Nachsorge, z. B. durch Verkürzung oder andere zeitliche Abfolge der von uns gewählten Nachuntersuchungsintervalle während der ersten beiden postoperativen Jahre, eine Besserung der Prognose erzielt werden kann, wobei hier ggf. auch eine Beschränkung auf noch festzulegende Zielgruppen erforderlich wäre. Ein denkbarer Ansatz, die Effizienz der Nachsorge zu verbessern, sehen wir in einer noch zu verstärkenden Motivation der Patienten zur regelmäßigen und termingerechten Nachsorge. Möglicherweise ergeben sich aus in Erprobung befindlichen neuen Tumormarkern weitere Aspekte. Gravierende funktionelle Störungen nach Gastrektomie bestanden bei etwa der Hälfte aller daraufhin gezielt untersuchten Patienten. Die Erfassung und Therapie der Folgeerscheinungen des Organverlustes erwies sich als eine wesentliche Aufgabe der Tumornachsorge. Eine ausführliche diätetische Beratung, Überprüfung der adäquaten Substitution mit Fermenten, Eisen und Vitamin-B_{12} bietet in Kooperation mit den behandelnden Hausärzten einen Ansatz, die postoperative Lebensqualität der Patienten zu bessern.

Literatur

1. Ehlers CTh et al (1966) Bedeutung und Organisation der Krebsnachsorge. Langenbecks Arch Chir 316:765
2. Scheibe O (1978) Die Nachsorge Krebskranker in Klinik und Praxis. Anästh Prax 15:81
3. Stock W et al (1979) Praxis der Nachsorge beim operierten Krebspatienten. Dtsch Ärztebl 76:429

Resümee

R. PICHLMAYR

Es ist Sinn und Aufgabe von Symposien, die sich auf ein einziges Thema konzentrieren, den derzeitigen Wissensstand zu umreißen und bestmögliche Klarheit über das diagnostische und therapeutische Vorgehen zu erreichen. Die Forschung und Wertung von Behandlungsergebnissen beim Magenkarzinom sind voll im Fluß. Aufgabe eines Symposions über das Magenkarzinom ist also auch das Aufzeigen noch offener Fragen und unterschiedlicher Auffassungen; hieran kann sich dann das individuelle Vorgehen orientieren. Einen solchen Überblick über den Stand unserer diagnostischen und therapeutischen Bemühungen beim Magenkarzinom ermöglichte dieses Symposion. Nachstehend soll versucht werden, einige wesentliche Aspekte der Hauptpunkte Diagnostik, Therapie und Nachsorge aus der Sicht des Autors zusammenzufassen und zu werten.

Diagnostik

Sehr viel klarer als bei früheren Diskussionen stellt sich heute das diagnostische Vorgehen dar. Röntgen und Endoskopie haben beide ihren großen und unverzichtbaren Wert; bei exakter Technik besitzen sie beide einen hohen Sicherheitsgrad. Szirrhöse Formen können nach wie vor endoskopisch leicht übersehen werden; röntgenologische Verdachtsmomente verlangen stets eine endoskopische histologische Abklärung. Besonders hervorzuheben ist, daß heute zunehmend bereits präoperativ aus dem Biopsiematerial eine Differenzierung eines Magenkarzinoms in die intestinale und diffuse Form (Laurén) vorgenommen werden kann. Die Bedeutung dieser Differenzierung erscheint auch für das therapeutische Vorgehen immer größer zu werden und zieht sich somit auch durch alle Diskussionen dieses Symposions.

Auch die computertomographische Untersuchung bei bereits gesichertem Magenkarzinom bekommt offensichtlich einen klaren Stellenwert; eine breite Infiltration in das Retroperitoneum, besonders im Bereich des Tr. coeliacus oder der Arteria mesenterica superior sowie ausgedehnte paraaortale Lymphknotenvergrößerungen weisen auf Inoperabilität hin bzw. können diese bereits heute weitgehend sicher beweisen. Sofern in einer solchen Situation keine Operation zur Verbesserung der Magenpassage möglich oder erforderlich ist, erscheint die Vermeidung einer Probelaparotomie richtig. Das CT gewinnt weiter zunehmend an Bedeutung in einem präoperativen Staging des Magenkarzinoms. Dennoch braucht keineswegs eine computertomographische Untersuchung heute für eine adäquate Diagnose oder Therapie als Voraussetzung angesehen werden.

Auf dem Sektor des Magenfrühkarzinoms können auch in europäischen und deutschen Ergebnisberichten zunehmend die guten Erfahrungen der japanischen Autoren bestätigt werden; nach wie vor liegt das Problem jedoch in der immer noch sehr geringen Anzahl von Karzinomen, die in diesem frühen Stadium diagnostiziert werden; 100–150 dieser Fälle stellten auch für spezielle Institutionen meist bisher die Obergrenze dar, und dies sind in etwa nur 10% der beobachteten Magenkarzinomverläufe. Nicht klarer wurde also bislang das Problem, ob der Großteil der Magenkarzinomverläufe jemals ein symptomatisches, d. h. diagnostizierbares Magenfrühkarzinom-Stadium durchläuft bzw. warum in einem Fall das Magenfrühkarzinom symptomatisch, im anderen Fall völlig asymptomatisch verläuft. Die Mehrzahl der bisher diagnostizierten Magenfrühkarzinome haben einen symptomatischen Verlauf.

Fortschritte konnten sicher in letzter Zeit in der Erkennung und Deutung von Vorstadien der Karzinomentwicklung, besonders der Dysplasien, der borderline lesion u. a. erreicht werden. Von chirurgischer Seite gebührt dieser Forschung besondere Aufmerksamkeit, doch liegt es wohl weiterhin besonders in der Verantwortlichkeit des Pathologen, solche gefundenen Veränderungen unter Berücksichtigung des klinischen Bildes zu deuten und entsprechende Therapieratschläge zu geben. Noch immer bestehen eben auch zwischen pathologischen Institutionen, die sich mit dieser Frage intensiv beschäftigen, Meinungs- und Klassifizierungsdifferenzen. Rein morphologisch werden solche Vorstadien vielleicht in Zukunft nicht mehr ausreichend beurteilbar sein; eine Kombination mit biochemischen Analysen, etwa der im Symposion erwähnten CEA-PAS-Relation, mögen weiter zur Klärung beitragen; dies würde mehr den Weg auf eine zusätzliche immunologische Diagnostik entsprechender Vorstadien oder auch Frühformen des Magenkarzinoms lenken.

Zunehmend klarer wurde, daß eine recht hohe Anforderung an die histologische Aufarbeitung und die daraus folgende Klassifizierung und Stadieneinteilung der Magenkarzinome zu stellen ist. Die schon erwähnte Unterteilung in diffuse und intestinale Formen nach Laurén wird vor allem für wissenschaftliche Aussagen, aber eben möglicherweise auch für die Therapieart mehr und mehr als obligat angesehen. Ähnliches gilt für die differenzierte Beurteilung der Zahl und Lokalisation von Lymphknotenmetastasen, therapeutisch wiederum gerade dann, wenn man unterschiedliche Operationsverfahren (Milzerhalt oder Splenektomie etc.) davon individuell oder auch statistisch generell abhängig machen will. Die somit geforderte Präzision der histologischen Aufarbeitung erfordert sicher an den meisten Institutionen einen zusätzlichen Ansatzpunkt.

Chirurgische Therapie

Nach dem Übersichtsreferat von Herrn Schumpelick befinden wir uns heute in der Phase der Verfeinerung der Magenkarzinomchirurgie. Zweifellos ist nach einer Phase der Stagnation wieder der Wille erwacht, durch Forschung und Präzision der Klinik auf diesem Gebiet weiterzukommen. Vor allem in folgenden drei Bereichen ist eine Verfeinerung, eine Differenzierung des Vorgehens bzw. der Diskussionen festzustellen:

1. Frage des Ausmaßes der Magenresektion
(prinzipielles Vorgehen oder individuelles nach Sitz und Stadium des Karzinoms)

Hier sind zwei Fakten der letzten Jahre klar ersichtlich und auch in diesem Symposion zum Ausdruck gekommen: Es ist die deutliche Senkung der Letalität jeder Form der Magenresektionen, ganz besonders auch der Gastrektomien und eine wesentliche Erhöhung der Gastrektomiefrequenz, sowohl der geforderten als auch der tatsächlich durchgeführten. Zunehmend klarer erscheint es auch, daß verläßlichere Kriterien für ein stadiengerechtes, individuelles Vorgehen vorhanden sind. Freilich erfordert ein solches, auf guten Kriterien beruhendes stadiengerechtes Vorgehen einen recht hohen Grad an prä- und intraoperativen Voraussetzungen. Hierzu gehört eben die präoperative Unterteilung nach Laurén, eine sehr genaue Lokalisationsdiagnostik und, wenn irgend möglich, eine intraoperative Schnellschnittuntersuchung. Sofern diese Voraussetzungen gegeben sind, kann nach bisherigen Resultaten sehr wohl ein stadiengerechtes, individuelles Vorgehen empfohlen werden und scheint gegenüber jedem „prinzipiellen" Vorgehen besser begründet. So ist es zumindest die weit überwiegende Auffassung, daß bei einem intestinalen Typ eines Karzinoms im distalen Magenbereich, ohne Befall der im höheren Magenabschnitt und am Milzhilus gelegenen Lymphknoten, eine subtotale Magenresektion ein geeignetes Vorgehen darstellt und daß in diesen Fällen eine Gastrektomie kaum zusätzliche Sicherheiten bietet. Freilich ist diese Frage heute statistisch noch nicht abgeklärt, aber argumentativ wird man es so empfehlen können. Allerdings sind die für ein solches stadiengerechtes Vorgehen eben erforderlichen Voraussetzungen heute nur an den wenigsten Stellen gegeben. Zwar ist ein individuelles stadiengerechtes Vorgehen auch bei manchen der genannten Voraussetzungen nicht unberechtigt – und wird sehr wohl geübt –, doch ist es dann mit einer erhöhten Gefahr von Fehlbeurteilungen verbunden. In einer solchen Phase der Entwicklung scheint somit auch weiterhin die Gastrektomie aus Prinzip – nach eigener Definition mehr: Gastrektomie als Regeloperation – berechtigt. Hier wird um den Preis einer individuell ggf. zu hohen Radikalität in allen Fällen die maximale Radikalitätschance genutzt.

Inwieweit können diese Gedanken zu klaren Richtlinien führen? Wohl nicht zu allgemein verbindlichen, mehr als bisher aber doch wohl zu klinikinternen Konzepten und Richtlinien. In sie müssen und können die jeweils gegebenen Voraussetzungen, der Erfahrungsgrad mit der Gastrektomie, ihre Letalität, die Möglichkeiten einer exakten prä- und intraoperativen histologischen Befundung u. a. einbezogen werden. Danach kann beurteilt werden, zu welchem Konzept für eine Magenwandradikalität die besten Voraussetzungen gegeben sind. Sicher wäre es falsch, abrupt eine wesentliche Erhöhung der Gastrektomiefrequenz zu fordern; festzustellen bleibt jedoch, daß gerade die erwähnten Argumente doch einen recht hohen Prozentsatz von Gastrektomie erfordern oder ratsam erscheinen lassen.

Gleichzeitig muß wohl in allen Bereichen, in denen Magenkarzinomtherapie größeren Umfanges betrieben wird, versucht werden, die Voraussetzung für ein sehr genaues Stadieneinteilungs- und Differenzierungssystem zu schaffen.

Die spezielle Frage des Resektionsausmaßes beim Kardiakarzinom wird nach wie vor unterschiedlich beantwortet; allerdings neigt die überwiegende Mehrzahl von Chirurgen heute zur Gastrektomie anstelle der oberen Magenteilentfernung, die im allgemeinen mit höherer Komplikationsrate und schweren Folgeerscheinungen belastet ist. Ein relativ neuer Versuch, möglicherweise die kurativen Erfolge, besonders aber die palliativen zu verbessern, zielt auf die Entfernung von Magen und Ösophagus mit Wiederherstellung der Passage durch retrosternalen Kolonhochzug (Siewert). Sicher sind bei diesem logisch erscheinenden Konzept vorläufig weitere Erfahrungen abzuwarten.

2. Frage des Ausmaßes der Lymphadenektomie, Frage der Splenektomie

Eine exakte Lymphadenektomie wird heute in aller Regel gefordert und für wichtig angesehen. Allerdings kann auch hierüber noch kein abschließendes Urteil abgegeben werden.

Zur Diskussion steht besonders, ob die Kategorie R3 wichtig ist, d. h. im Falle der Metastasierung in diesen Lymphknotenbereichen eine Exstirpation noch therapeutisch relevant wäre. Dies muß sicher offen bleiben; derzeit wird auf die Kategorien R1 und R2 besonderer Wert zu legen sein. Das mit einer subtilen Lymphadenektomie kombinierte streng anatomische Vorgehen mit Darstellung der Gefäße, besonders der Arteria hepatica communis und des Truncus coeliacus, erscheint einen zusätzlichen positiven Effekt auf den Operationsverlauf zu haben. Besonders zu achten ist auf die geringstmögliche Traumatisierung des Pankreas bei radikaler Lymphadenektomie, besonders in Kombination mit der Splenektomie.

Die Frage des Milzerhaltes oder der prinzipiellen Splenektomie ist derzeit wohl am wenigsten klar zu beantworten. Hier liegen widersprüchliche Ergebnisse vor, die jedoch in ihrer Aussagefähigkeit durch meist zu kleines Material bzw. ohne Randomisierung unzureichend sind. Manche Befunde könnten darauf hindeuten, daß die Milzerhaltung gerade in frühen Karzinomstadien bedeutsam ist. Somit könnte beim derzeitigen Kenntnisstand folgendes Vorgehen berechtigt erscheinen: Bei nachweisbarem Milzbefall (wohl sehr selten) sowie Sitz des Karzinoms im oberen Magenanteil wie auch bei Lymphknotenbefall am Pankreasoberrand *Splenektomie*, bei anderen Stadien und Formen, besonders beim Frühkarzinom *Milzbelassung*, wobei beim fortgeschrittenen Karzinom hauptsächlich die Verminderung der Gefahr von Abszessen in der Milzloge nach Splenektomie eine Rolle spielen könnte. Zur Diskussion steht, ob mit ausreichender Sicherheit auch eine Lymphknotenentfernung im Milzhilus ohne Splenektomie möglich ist bzw. ob hierbei doch sehr häufig dann eine Milzentfernung erforderlich wird. Mit der Frage der Milzerhaltung werden sich in nächster Zeit mehrere Arbeitsgruppen und Symposien beschäftigen.

3. Rekonstruktionsverfahren nach Gastrektomie

Es erscheint klarer geworden zu sein, daß wesentliche Unterschiede zwischen den hauptsächlich verwandten Magenersatzmethoden, der Longmire-Interposition sowie der Ösophagojejunostomie mit Roux-Y-Schlinge keine wesentlichen klinischen Unterschiede bestehen; dies gilt auch für etwas kompliziertere Verfahren, wie die Tübinger Ersatzmagenbildung mit zwischengeschaltetem anisoperistaltischen Segment. Als zunehmend obsolet wird die Ösophagojejunostomie mit doppelläufiger Jejunumschlinge wegen der hohen Refluxgefährdung bezeichnet. Es besteht jedoch Einigkeit darüber, daß eine abschließende Wertung dieser und anderer Magenersatz- bzw. Ersatzmagenmöglichkeiten erst aufgrund einer feineren biochemischen oder auch kontrolliert randomisierten Verlaufsbeurteilung möglich sein dürfte. Ein nicht allzu kleiner Teil von Patienten ist nach Gastrektomie ernährungsgestört, wobei hauptsächlich zu geringe Nahrungsaufnahme verantwortlich ist. Schwerere agastrische Symptome legen jedoch stets den Verdacht auf technische oder methodische Unzulänglichkeiten nahe.

Die Naht einer Ösophagojejunostomie wird mit unterschiedlicher Präferenz weiterhin von Hand und von Nahtgeräten vorgenommen. Eine spezielle Indikation zu der Verwendung letzterer liegt wohl in der von abdominell durchführbaren höheren, intrathorakal gelegenen Ösophagojejunostomie vor. Bei einer geplanten Umstellung der manuellen auf die maschinelle Naht können wohl durch entsprechenden vorgeschalteten Erfahrungsaustausch früher beobachtete Anfangsschwierigkeiten und Mißerfolge weitgehend vermieden werden.

Das Magenstumpfkarzinom, das heißt Karzinom im operierten Magen, läßt sich pathogenetisch noch immer nicht klar genug erklären; manches, was früher schon mehr gesichert erschien, ist wieder fragwürdiger geworden. Es bleibt jedoch der Rat, nach Magenoperationen und einem gewissen Zeitabstand regelmäßig endoskopisch zu kontrollieren; Zeitabstand und ausreichende Frequenz müßten jedoch wohl mehr individuell überlegt werden.

3. Nachsorge

Unbezweifelt ist der Wert regelmäßiger postoperativer Endoskopien nach partieller bzw. subtotaler Magenresektion zur Früherkennung eines Rezidivs im Anastomosenbereich. Davon abgesehen ist jedoch der therapeutische Wert einer generellen, auch sehr aufwendigen Nachsorge bezüglich eines Rezidivs nach Magenkarzinomoperation heute noch recht gering. Da nach einer adäquaten Karzinomoperation, speziell nach einer Gastrektomie mit Lymphadenektomie, praktisch das Maximum an Chirurgie ausgeschöpft wurde, ist es nur in den seltensten Fällen möglich, bei Erkennung eines Rezidivs eine sinnvolle Maßnahme, etwa eine Umgehungsanastomose, durchzuführen. Eine solche palliative Maßnahme bedarf jedoch nicht einer Erkennung in einem noch asymptomatischen Zustand. Eine solche wäre für den weiteren Versuch einer kurativen Behandlung entscheidend, sie entfällt aber in aller Regel. Auch die Einbeziehung von Tumormarkern in das Nachsorgeprogramm hat hier kaum etwas geändert. Freilich hat die Nachsorge zunehmend ergeben, daß fast alle Todesfälle nach Magenkarzinomoperation Karzinomtodesfälle sind, aber diese sind offensichtlich derzeit auch mit einer sehr intensiven Nachsorge und daraus folgenden evtl. operativen Konsequenzen nicht aufzuhalten. Der Hauptwert einer Nachsorge liegt somit heute in dem Erkennen von Ernährungsstörungen und deren entsprechende Behandlung sowie in der allgemeinen, besonders auch psychologischen Führung des Patienten.

Auf chemotherapeutischem Sektor ist zumindest in einigen neueren Studien der Beweis für die Möglichkeit eines Fortschritts gegeben (Klein). Eine hohe Quote von

Remissionen, darunter auch komplette Remissionen, konnte hier bei symptomatischen Formen erzielt werden. Es ist Aufgabe der nächsten Zeit, diese vielversprechenden Ergebnisse zu untermauern. Im positiven Falle wäre dann auch wieder die Frage eines adjuvanten Einsatzes der Chemotherapie bei kurativer Resektion des Magenkarzinoms gegeben, eine Richtung, die derzeit wegen bisher meist gefundener Ineffektivität weniger praktiziert wird.
Gerade wenn chemotherapeutische Methoden erfolgreicher werden, erscheint die Bedeutung einer subtilen Operationsweise mit einem hohen Grad von Radikalität noch entscheidender zu werden als bislang. Gerade dann könnte es wohl am ehesten gelingen, kleinere Residualtumorbereiche effektiv chemotherapeutisch zu behandeln.

Sachverzeichnis